과식의 종말

THE END OF OVEREATING
Copyright ⓒ 2009 by David A. Kessler, MD
All rights reserved

Korean translation copyright ⓒ 2015 by Moonye Publishing Co., Ltd.
Korean translation rights arranged with The Robbins Office, Inc.
through EYA(Eric Yang Agency)

이 책의 한국어판 저작권은 EYA(Eric Yang Agency)를 통한
The Robbins Office, Inc.사와의 독점계약으로
한국어 판권을 (주)문예출판사가 소유합니다.
저작권법에 의하여 한국 내에서 보호를 받는 저작물이므로
무단전재와 복제를 금합니다.

과식의 종말

탐욕스러운 식욕을 어떻게 통제할 것인가

데이비드 A. 케슬러 지음
이순영 옮김

문예출판사

기쁠 때나 슬플 때나,
언제나 한결같이 함께해준
폴렛, 엘리스, 그리고 벤에게

차 례

서문 – 당신이 타깃이다 __ 11

1부 설탕, 지방, 소금

1 무언가가 변했다……, 사람들이 무거워졌다 __ 25
2 항상성 체계와 보상 체계 __ 30
3 설탕, 지방, 소금은 더 많은 설탕과 지방과 소금을 먹게 만든다 __ 36
4 높은 보상 자극을 만드는 식품 산업 __ 44
5 세틀링 포인트가 올라가다 __ 50
6 설탕, 지방, 소금은 음식에 대한 충동을 강하게 만든다 __ 59
7 설탕, 지방, 소금은 뉴런을 자극한다 __ 67
8 우리는 가장 두드러진 자극에 관심을 집중한다 __ 74
9 보상을 주는 음식은 강렬한 자극이 된다 __ 80
10 단서는 행동을 유발하는 뇌 회로를 활성화한다 __ 85
11 감정이 음식을 기억하도록 만든다 __ 91
12 보상을 주는 음식은 뇌의 작동을 바꾼다 __ 95
13 섭식행동은 습관이 된다 __ 98

2부　식품 산업

14　칠리스를 방문하다 __ 105
15　시나본의 저항할 수 없는 맛 __ 114
16　음식은 엔터테인먼트다 __ 120
17　몬스터 딕버거의 시대 __ 126
18　포만감을 모르다 __ 141
19　그들이 좋아하는 것을 주라 __ 145
20　소비자들이 모르는 것 __ 150
21　저항할 수 없는 음식의 요소들 __ 154
22　세계의 요리가 미국화되다 __ 163
23　진짜는 없다 __ 167
24　쾌락의 요소들을 최적화하라! __ 174
25　판매의 과학 __ 180
26　보라색 소 __ 190

3부 조건반사 과잉 섭취

- 27 과식은 더 위험해진다 __195
- 28 비만 치료 약물에서 우리가 배운 것들 __202
- 29 왜 우리는 "노"라고 말하지 못하는가? __206
- 30 우리는 어떻게 함정에 빠지는가? __217
- 31 조건반사 과잉 섭취 __221
- 32 조건반사 과잉 섭취의 근본 원인 __229
- 33 유전인가 환경인가? __233
- 34 아이들에게서 나타나는 위험 신호 __237
- 35 과식을 조장하는 문화 __241

4부 치료 이론

- 36 뇌에게 보내는 초대장 __251
- 37 습관을 바꾸기 __255
- 38 습관을 바꾸는 규칙 __263
- 39 정서 학습 __271

5부　음식의 재구성

40　치료의 기초 __281

41　계획해서 먹기 __285

42　과거를 놓아주기 __295

43　무엇을 먹느냐는 개인의 선택에 달려 있다 __306

44　함정 피하기 __312

45　비판적인 인식의 변화 __316

6부　과식의 종말

46　우리의 성공이 문제다 __321

47　식품 산업은 조건반사 과잉 섭취의 암호를 해독한다 __324

48　전략과 해결책 __328

맺음말 __335

감사의 말 __339

옮긴이의 말 __343

감수자의 말 __346

*옮긴이주는 〔 〕로 표시했습니다.
**이 책의 미주(Endnotes) 사항은 원서에서 확인할 수 있습니다.

서문
당신이 타깃이다

나는 레스토랑에서 식사를 할 때면 과식 습관이 있는 사람을 찾아내곤 한다. 어렵지 않다. 과식을 하는 사람들은 뭔가 다르게 행동하기 때문이다. 그들은 유달리 활기차게 음식을 공격한다. 입에 있는 음식을 미처 삼키기도 전에 또 음식을 입에 넣으려 하고, 맞은편으로 포크를 뻗어 동료의 프렌치프라이나 마지막 한 입 남은 디저트를 찍기도 한다. 음식이 마법의 힘이라도 발휘하는 양, 그들은 웬만해서는 접시에 음식을 남기지 않는다.

그 충동적인 힘을 보노라면, 그들의 머릿속에서 치열한 싸움, "먹고 싶다"와 "먹으면 안 된다"의 싸움, "내 책임이야"와 "나도 어쩔 수가 없어"의 싸움이 벌어지고 있을지도 모른다는 생각이 든다. 우리가 건강을 지키기 위해 치러야 하는 싸움도 바로 이런 종류의 싸움이다.

───────

　이 책 《과식의 종말》의 탄생 배경은 〈오프라 윈프리 쇼〉였다. 어느 날 〈오프라 윈프리 쇼〉를 보고 있는데, 한때 그 프로그램에 고정 출연했던 심리학자 필 박사가 사람들이 비만해지는 이유는 무엇이며 감량을 하려면 어떻게 해야 하는지 이야기하고 있었다.

　그가 방청석을 향해 지원자 한 사람만 나와달라고 하자, 사라라고 하는 덩치가 크고 잘 차려입은 여자가 앞으로 나왔다. 필 박사는 한 손을 사라의 어깨에 대더니 자신을 파괴하는, 그러니까 체중을 늘게 하는 행동에 대해 솔직하게 말해보라고 했다. "원하지 않는 행동을 하도록 만드는 것"이 무엇인지 알고 싶다고 했다.

　처음에 사라는 활짝 웃으며 이야기했다. "나는 계속 먹어요." 그러면서 작은 소리로 킥킥 웃기도 했다. "배고플 때도 먹고 배가 고프지 않을 때도 먹어요. 기쁠 때도 먹고 슬플 때도 먹죠. 밤에도 먹어요. 남편이 집에 올 때도 먹고 있어요."

　필 박사는 사라에게 그럴 때 어떤 느낌이 드는지 얘기해보라고 했다. 실패했다는 느낌이 든다고 고백할 때부터 사라의 얼굴빛이 변하기 시작했다. 사라는 스스로를 "뚱뚱하고 추하다"고 표현하는가 하면, 그런 행동 때문에 실망감과 좌절감과 분노를 느낄 때가 많다고도 했다. "마음먹은 대로 되지 않는다는 느낌이 들어요. 나는 할 수가 없다고, 내게는 의지력이 없다고 느끼는 거죠."

　사라는 눈물을 참으면서, 모든 관심이 먹는 것에 집중된다고 이야기했다. "왜 먹는지, 무엇을 먹는지, 언제 먹는지, 누구와 먹는지에 대해서만 온통 생각하는 거예요. 나 자신이 싫어요."

필 박사가 방청석을 돌아보며 물었다. "사라의 이야기에 공감하는 분이 얼마나 되나요?" 방청객 중 3분의 2가 손을 들었다.

사라가 치르고 있는 전쟁은 분명 많은 사람들이 공감하는 내용이었다. 사실, 나도 공감하는 부분이었다.

어느 날 오후, 나는 유혹과 의지력이 싸우도록 해보았다.

샌프란시스코에 있는 어느 빵집에 들어가 적당히 달콤한 초콜릿 칩 쿠키 두 개를 샀다. 집으로 돌아와서는 쿠키를 봉투에서 꺼내 내 손이 닿을락 말락 한 거리에 놓았다. 쿠키는 도톰하고 부드러웠다. 초콜릿 덩어리가 쿠키 구멍들에 올록볼록하게 박혀 있었다.

나는 쿠키에 정신을 집중하면서 내 반응을 감시했다. 크게 한숨을 내쉬면서 아랫입술을 깨물었다. 식탁 위 꽃이나 심지어 조리대에 놓인 액자 속 아이들 사진조차 눈에 들어오지 않았다. 오직 쿠키만 바라보다가 가까스로 시선을 돌렸다. 그러다 어느 순간 정신을 차려보니 내 오른손이 쿠키 가까이로 움직이고 있었지만, 그런 결정을 한 기억은 없었다. 신문 읽는 일에 집중하려고 해도 눈길이 자꾸만 접시 쪽으로 갔다.

막연한 불편함을 느끼면서 나는 주방에서 최대한 멀리 떨어진 2층 서재로 갔다. 하지만 멀찌감치 떨어져 있는데도 쿠키의 모습은 머릿속에서 좀처럼 지워지지가 않았다. 결국은 쿠키를 먹지 않고 집을 나섰다. 승리했다는 생각이 들었다.

그로부터 몇 시간 뒤, 나는 노스 비치의 명물인 카페 그레코로 갔다. 카푸치노가 그 도시에서 최고라고 소문난 곳이었다. 계산대에 놓인 커다란 유리 항아리에는 집에서 만든 쿠키들이 가득 들어 있었다.

나는 오렌지 초콜릿 쿠키를 주문해서 순식간에 먹어치웠다.

―――――

나는 무엇이 이런 종류의 행동을 유발하는지 알고 싶었다. 과식을 하면 비참한 기분을 느끼고 건강에 안 좋다는 걸 알면서도 사라가 끊임없이 먹는 이유를 알고 싶었다. 내 결심이 그처럼 쉽게 무너진 이유를 알고 싶었다.

사라와 나, 그리고 우리와 같은 몇백만 명의 사람들을 위해 할 수 있는 일을 찾아보기로 했다.

나는 체중 문제와 싸우는 사람들의 이야기를 의사의 관점에서 더 자세히 들어보았다. 그리고 사람들이 음식 앞에서 어떻게 행동하는지를 면밀하게 관찰했다. 사라 같은 사람이 얼마든지 있다는 것을 얼마 안 가 명확히 알 수 있었다.

앤드류라고 하는 마흔 살의 저널리스트와 이야기를 나누면서, 그 싸움이 성별도, 사회 경제적인 지위도, 나이도 가리지 않는다는 사실을 새삼 확인했다. 175센티미터 키에 몸무게가 110킬로그램 정도 나가는 앤드류는 세계의 전쟁터를 용감하게 누비며 기사를 쓴 사람이었다. 그는 성전주의자, 자살 폭파범, 전쟁으로 단련된 군인들 앞에서도 겁을 먹지 않았다. 하지만 내가 탁자에 엠앤엠스 초콜릿을 놓자 그는 굉장히 힘들어했다.

"어떤 사람을 만나거나 인터뷰할 때 탁자 위에 음식이 있으면, 그 음식에 대해 생각하느라 시간의 절반을 소비합니다." 앤드류는 이렇게 말했다. 그가 마음속에서 나누는 대화는 "이봐, 맛있어 보이잖아. 먹어도 돼"와 "내게는 필요 없는 음식이니까 먹지 않을 거야" 사이를 왔다 갔다 했다.

그의 갈등은 아침 일찍부터 시작해 시간이 지나도 절대 누그러지지 않는다. "아침에 눈을 뜨는 순간부터 음식은 내 적이며 나 또한 나 자신의 적이라는 생각을 합니다. 음식에 대한 욕구는 통제가 되질 않아요."

앤드류는 점심 시간이면 버터와 함께 나오는 따뜻하고 신선한 빵의 유혹에 흔들린다. 도심 거리에서는 스타벅스가 그를 부르는 것 같고, 집에서는 냉장고가 그의 마음을 사로잡는다. "유혹은 계속되고 계속되고 또 계속됩니다." 식욕 조절에 어려움을 겪는 많은 사람들처럼, 앤드류 또한 음식을 그가 거쳐야 하는 장애물 훈련장으로 본다.

앤드류에게는 슈퍼마켓과 편의점에 가는 일이 특히 힘든 도전이다. 캔디 통로를 어떻게 무사히 지나간다 해도, 계산대에 가면 더 많은 캔디가 있다. 대부분의 경우 앤드류는 캔디를 들었다가 놓았다가 다시 들었다가를 수도 없이 반복한다. 어떤 때는 그 줄다리기에서 이겨 캔디를 사지 않고 나오지만, 어떤 때는 그러지 못한다. 유혹에 못 이겨 캔디를 사는 날이면, 스스로에게 너무나 큰 혐오감을 느끼는 나머지 내용물의 반은 쓰레기통에 쏟아버리고 나머지는 먹어치운다.

앤드류는 자신이 "음식 사운드트랙"이라고 이름 붙인 것에 대해 설명해주었다. "아침에 시리얼 한 그릇을 다 먹어치우면 이렇게 생각하는 겁니다. '사무실에서 옥수수 머핀을 또 사 먹으면 안 되니까 출근할 때 바나나와 사과를 가져가자.'"

하지만 그것도 잠깐이고, 이내 음식 생각으로 머릿속이 가득 찬다. "나는 혼잣말을 합니다. '점심때는 뭘 먹을까?' '세 시에 배가 고프면 어떻게 하지?' '저녁때는 뭘 먹지? 맛있는 걸 먹으면 좋겠는데……'"

앤드류의 경우 음식의 유혹을 참는 데 성공해 최대한 자제하는 날에는 약 1,500칼로리를 먹는다. 그가 감량을 위해 목표로 정해놓은 양이다. 하지만 그 다음 날에는 5,000칼로리를 먹는다. 그는 포만감을 좀처럼 느끼지 못하며, 자기처럼 음식에 집착하지 않는 사람들을 보면 당혹감을 느낀다.

"자살 테러보다 음식에 별 관심 없는 사람들이 더 이해가 되질 않습니다." 앤드류는 정말 진지하게 말했다.

앤드류는 피자를 좋아한다. 뜨거운 피자 조각의 냄새를 맡을 때면 정신이 혼미해진다. "그 순간에는 피자 외에 아무것도 생각할 수가 없습니다. 그 어떤 것도 피자처럼 내 관심을 온통 차지하지 못해요. 음식은 내게 말을 합니다. 모든 음식이 말을 해요.

장담하는데, 상습 도박꾼은 카지노로 들어갈 때 도박을 하면 잃을 거라는 사실을 이미 알고 있을 겁니다. 그 사실에 화가 나면서도 동시에 오기가 생기는 거죠. 그 도박꾼처럼, 나도 피자 가게에 들어

갈 때면 시간이 멈춘다는 생각이 들어요. 시간이 멈추고, 나는 더는 시간 속에 존재하지 않고, 더는 내 몸속에도 존재하지 않는 겁니다.

내 행동의 결과를 애써 외면해요. 존재하는 것은 오직 나와 피자뿐이죠. 나와 피자. 그것이 내가 갖는 느낌의 전부입니다."

앤드류 앞에 엠앤엠스를 놓고 어떤 느낌이 드는지 물을 때만 해도 앤드류를 고문할 의도는 아니었다.

하지만 앤드류는 이렇게 말했다. "이것은 상상을 초월할 만큼 날 괴롭힙니다."

"이걸 먹으면 기분이 좋아질까요?" 내가 물었다.

앤드류는 처음 한 개를 입 속에 넣으면 '폭발적인 만족감'이 느껴질 거라고 말했다. "하지만 계속 먹다 보면 서서히 기분이 나빠집니다. 열 개가 넘어가면 과하다는 생각이 들죠. 그 정도를 먹으면 설탕이 내 위에 구멍을 파는 것 같아요."

그런데도 계속 먹는다고 했다.

앤드류의 얘기 속에는 자기혐오의 감정도 얼마간 들어 있었다. "정말 고약한 것은 내가 엠앤엠스를 사지 않고는 못 배긴다는 거예요." 그는 보는 사람이 없기를 바라면서 계산을 끝내기 무섭게 캔디를 주머니에 밀어 넣곤 한다.

"나처럼 뚱뚱한 사람이 살찌기 딱 좋은 음식을 먹는 모습은 누가 봐도 흉하죠."

"다 먹고 나면 어떤 느낌이 드나요?"

"나 자신에게 이렇게 말해요. '또 자제력을 잃는 바람에 쓸데없이 240칼로리나 더 먹었어.' 하지만 세상의 온갖 이성적인 생각들을 다 끌어와도 엠앤엠스의 색과 유혹을 이기지는 못합니다."

주체적으로 인생을 살아가는 앤드류지만 음식이 갖는 힘만큼은 극복하질 못한다. "생명이 없는 물건, 생명이 없는 음식이 힘을 가지고 있어요." 그는 못마땅한 듯 말했다.

앤드류는 음식이 선사해줄 보상을 알아보았다. "음식은 하루하루 색을 더합니다." 그는 음식이 주는 '위안, 자극, 진정 작용, 행복, 일상의 즐거움'에 이끌린다고 고백했다.

"미국은 음식의 도깨비 집…… 맛있고, 지방이 많고, 소금기 있고, 달콤하고, 뿐만 아니라 어디서든 구할 수 있고 값싼 즐거움들로 가득한 카니발이 되었습니다. 카니발에 가서 어떻게 놀이기구를 타지 않을 수 있겠어요? 그곳은 밝고 화려하고 재미있고 흥미롭습니다. 거기에는 온갖 종류의 신기한 소리가 있어요. 당연히 사람들은 놀이기구를 타고 싶어 합니다. 물론 게임도 하고 싶어 하죠. 그런 자극에 돈을 쓰고 싶어 합니다."

"뭔가를 먹으면 기분이 좋아집니까?" 내가 물었다.

"재미있는 사실은, 끝도 없이 먹으면서 기분이 좋아지기 위해서라고 말하는 것은 앞뒤가 맞지 않다는 거예요. 좋은 느낌은 순간적이니까요. 그 느낌이 조금 더 오래가게 할 수는 있겠지만, 분명 한계가 있죠."

앤드류의 말은 우리 몸의 보상 체계를 그대로 설명하고 있었다. 내가 말했다. "좋은 느낌은 순간이지만, 바로 그 순간적인 느낌 때문에 우리가 행동하는 겁니다. 좋은 느낌이 오래 지속되지 않기 때문에 그 느낌을 다시 얻고 싶어 하는 거죠."

나는 앤드류에게 통제력을 상실한 이유를 아는지 물었.

그것은 앤드류에게 완전한 수수께끼였다. 그가 대답했다. "모르겠습니다." 그는 음식이 자신에게 그처럼 막강한 힘을 갖는 이유를 몹시 알고 싶어 했다.

내가 설명했다. "당신은 음식과 그 음식을 연상시키는 단서에 길들여진 겁니다. 그런 것들이 당신의 관심을 끌고, 기대를 조장하고, 욕구를 만듭니다."

나는 많은 사람들이 앤드류처럼 음식에 몰두하며 그들 역시 통제력을 발휘하지 못한다는 것을 앤드류에게 알려주고 싶었다.

식품 산업은 앤드류 같은 사람들의 관심을 사로잡는 식품 생산에 확실히 성공했다. 식품 회사들, 식품 개발자들, 레스토랑 소유주들은 비록 음식의 매력 뒤에 숨은 과학을 완전히 이해하지 못한다 해도 설탕과 지방과 소금이 팔린다는 것은 알고 있다. 앤드류는 마치 가슴에 과녁을 달고 있는 것만큼이나 분명하게 식품 산업의 타깃이 되고 있다.

아주 맛있는 음식 앞에서 통제력을 잃는 사람들은 얼마든지 있다. 그렇다고 해서 그들 모두가 과체중인 것은 아니다. 언젠가 사만다라고 하는 젊은 법대 학생과 이야기를 나눈 적이 있다. 스물다섯 살인 사만다는 167센티미터의 키에 몸무게가 54킬로그램이었지만 하는 말은 사라나 앤드류와 다를 바가 없었다.

사만다는 이렇게 말했다. "음식이 앞에 있으면 나는 먹지 않으려고 끝없이 갈등해요. 일하러 가기 싫은 이유도 그곳에 가면 사방에 캔디 그릇이 있기 때문이에요. 그래서 가능하면 도서관에 가려고 하죠. 도서관에서는 음식을 먹을 수가 없거든요.

나는 건강에 좋은 선택을 하는 것은 전혀 어려운 일이 아닌데 왜 그러질 못하는지 끊임없이 생각해요. 건강에 좋은 선택을 하는 대신 아주 괴상한 방식으로 먹는 것을 합리화하죠. 내 친구들도 나와 비슷해요. 우리는 먹는 것에 관심 없는 사람들을 신기하게 생각하죠. 그런 사람들을 이해하지 못하겠어요."

그래도 사만다는 음식의 유혹을 이겨내기도 하고 운동도 열심히 하기 때문에 날씬한 몸매를 유지한다. 하지만 그 싸움은 불안정하며, 사만다 역시 다른 과체중 사람들과 똑같이 좌절감을 느낀다.

"뭔가를 활동적으로 하지 않는 순간, 무엇을 먹을까에 대해 생각해요. 생각이 걷잡을 수 없이 커지죠. 그 생각을 소리 내서 말할 때면 나 자신이 한심스럽게 느껴져요. 하루 종일 음식 생각만 할 수는 없잖아요. 나같이 똑똑한 사람은 살면서 해야 할 일이 많거든요. 그런데도 음식 생각에 그렇게 많은 시간을 허비하다니 미칠 노릇이에요. 오늘 허쉬 키세스를 얼마나 먹었는지가 아니라 로스쿨을 생각해야 하는데 말이에요."

내 동료인 클라우디아도 비슷한 얘기를 했다.

내가 물었다. "음식을 먹기 시작하면 어떻게 되죠?"

"멈출 수 없을 때가 있어요. 매끼 그런 건 아니지만요. 앞에 맛있어 보이는 음식이 있거나 왠지 음식 생각이 유독 많이 나는 날이면 계속 먹어요. 심지어 속이 불편할 정도로 먹죠."

나는 클라우디아에게 음식에 관련된 얘기를 들려달라고 했다.

"음식 꿈을 꾸는 날이 있어요. 어떤 때는 예전에 먹었던 맛있는 음식이 생각나기도 하고, 그때 음식을 보면서 느꼈던 기대감, 행복,

충만함을 다시 느껴보고 싶기도 해요."

클라우디아는 예전 즐거웠던 기억이 끊임없이 떠오르는 것 같았다. 5년 전 생일에 치즈케이크 팩토리에서 먹었던 저녁…… 아주 늦은 밤에 먹었던 피자 한 조각…… 그리고 그녀가 "지상에서 먹은 천국의 작은 음식"이라고 한 찰리 쿠키.

클라우디아가 좋아하는 음식은 이게 다가 아니었다. 스무디…… 옥수수…… 캔디 바…… 포테이토칩. 어린 시절이나 행복한 추억과 연관된 음식들도 있었다. 클라우디아가 다섯 살 때부터 좋아했던, 병에서 숟가락으로 바로 떠먹던 파스타 소스가 바로 그런 음식이었다. "아버지가 내게 만들어주시던 음식과 대학 때 학교 식당에서 먹던 음식이 참 그리워요."

클라우디아가 영양 면에서 형편없는 음식들만 좋아하는 것은 아니다. 클라우디아는 신선한 과일과 맛있는 샐러드도 좋아했다. 하지만 중요한 건 좋아하는 음식에 지나치게 몰두한다는 것이다. "음식 생각만 하고, 음식을 먹고 싶어서 집에 가는 시간이 기다려져요. 하고 싶은 대로 하라고 하면 아마 나는 끊임없이 먹고 먹고 먹을 거예요."

"그 이유를 알아요?" 내가 물었다.

"아뇨. 몰라요."

몇백만 명의 사람들이 사라, 앤드류, 사만다, 클라우디아와 같다. 그들은 치료가 필요할 정도의 섭식장애 증상을 갖고 있진 않지만, 늘 음식 생각을 하면서 산다. 그리고 일단 먹기 시작하면 멈출 수 없는 듯하다. 포만감을 느끼고 한참이 지나서도 여전히 먹는다. 그들에게 무슨 일이 일어나고 있는지, 그들이 어떻게 음식 섭취를 조절할 수 있는지 누구도 설명해주지 못했다. 내가 이 책을 쓴 이유가 바로 여기에 있다.

1부
설탕, 지방, 소금

고당분, 고지방 음식을 먹을 때 만들어지는 오피오이드는
자극을 주는 효과 말고도 고통과 스트레스를 줄이고
마음을 진정시키는 효과도 있다.
적어도 단기적으로는 우리의 기분을 좋게 만든다.

Chapter 1
무언가가 변했다……, 사람들이 무거워졌다

몇천 년 동안 사람들의 몸무게에는 별다른 변화가 없었다. 성인기 사람들은 연소하는 데 필요한 음식 정도만 섭취했다. 일반인들 사이에서 과체중인 사람들은 특별한 부류에 속했다. 몇백만 칼로리가 섭취되었어도 사람들의 몸무게는 이렇다 할 증가나 감소를 보이지 않았다. 완벽한 생물학적 시스템이 작용하는 것처럼 보였다.

하지만 1980년대에 들어와서 무언가가 변했다.

캐서린 플레걸이 이런 변화의 흐름을 가장 먼저 인식했지만, 연구원들이 새로운 사실을 발견할 때 흔히 그렇듯 캐서린 플레걸 역시 자신의 통계가 잘못된 거라 생각했다. 연방질병통제예방센터 centers for disease control and prevention의 선임 연구원인 캐서린 플레걸은 '미국 가정의 건강과 영양 상태'란 주제로 광범위하게 실시된 정부 조사에서 나온 자료를 분석한 결과 과체중 인구가 현저하게 증가했다는 사실을 발견했다.

미국인들의 체중이 그처럼 급격한 증가를 보인 것은 처음이었다. 이전 몇십 년 동안 미국 성인들의 몸무게는 스무 살에서 마흔 살 사이에 보통 1킬로그램에서 2킬로그램 정도 증가했다가 육칠십대가 되면 다시 그만큼 감소했다.

특히 캐서린 플레걸의 관심을 끈 부분은 1988년에서 1991년까지 수집된 정부 조사 자료였는데, 스무 살에서 일흔네 살까지의 인구 중 3분의 1이 심각한 과체중이라는 내용이었다. 채 12년이 안 되는 기간 동안, 미국인들 중 8퍼센트 이상(2천만 명으로 대략 뉴욕 인구와 맞먹는다)이 과체중 부류에 들었다.

그동안의 교육과 연구 경험으로 플레걸은 신중해져야 한다는 것을 알았다. 복잡한 대규모 조사에서는 흔히 오류가 발생할 수 있으며, 좀 더 정밀한 조사를 통해 자료의 오류가 수정되는 경우도 종종 있었다. 플레걸은 사람들에게 알리기 전에 우선 정확한 정보를 수집해보기로 했다.

"우리는 최대한 철저히 확인했습니다." 플레걸은 이렇게 말하면서 지역 분석, 시간에 따른 추세 변화, 품질 관리 방식에 대한 연구팀의 검토 과정을 설명했다. 모든 면에서 타당해 보였다. 과체중 인구가 급격하게 증가했다는 근거는 확실해 보였다.

하지만 플레걸은 여전히 신중했다. 미국인들의 체중이 전반적으로 증가 추세에 있다는 사실을 누구도 명확히 인식하지 않는다는 것이 그 주된 이유였다. 이처럼 문제의 소지가 있는 연구 결과를 확실하게 증명하려고 플레걸의 연구팀은 기존에 발행된 연구 보고서들을 뒤졌지만 관련된 논문은 거의 없었다. 다른 연구원들을 만나는 자리에서 플레걸은 미국인들의 체중 변화에 대해 어떻게 생각하는지 물었다. 대부분의 사람들은 과거와 별 차이가 없다고 대답했다.

미국인들의 체중이 몇백만 킬로그램 늘어났지만, 초창기에는 아무도 이 사실을 알아차리지 못했다. 의학계와 과학계, 그리고 정부도 이 변화의 흐름을 제대로 인식하지 못했다.

플레걸의 연구팀은 연구 결과를 학술지에 실었다. 〈미국 의학 협회지〉 1994년 7월호에 실린 연구 논문에서 플레걸은 미국인들 체중의 현재와 과거를 비교했을 때 '모든 인종과 성에서 현저한 증가'를 보인다는 사실을 보고했다. 저명한 학술 논문에서 어떤 현상을 두고 '현저하다'고 보고할 때 이는 곧 긴급 상황임을 의미한다. 체중 증가 현상은 사실상 남녀노소와 인종을 가리지 않고 모든 범위에 걸쳐 나타났다. 미국 내 비만 인구의 비율은 확실히 폭발적인 증가를 보이는 것 같았다.

나는 캐서린 플레걸에게 시간이 흐르면서 미국인들의 평균 체중이 어떻게 변했는지 물었다. 플레걸이 작성한 그래프를 보면서 몇십 년 동안 미국인들이 점점 무거워졌다는 사실을 확인할 수 있었다. 미국인들의 체중이 아직은 비교적 안정적이던 1960년을 보면, 스무 살에서 스물아홉 살까지 여성들의 평균 몸무게는 58킬로그램이었다. 그러던 것이 2000년에 와서는 같은 나이의 여성들 평균 몸무게가 71킬로그램에 달했다.

마흔 살에서 마흔 아홉 살 사이의 그룹에서도 같은 경향이 뚜렷이 나타났다. 이 나이대의 평균 몸무게는 1960년에 64킬로그램에서 2000년에 77킬로그램으로 증가했다.

또한 성년기에 접어드는 사람들의 몸무게 역시 눈에 띄게 증가했는데, 이는 아동기와 청소년기에 이미 체중 증가가 시작되고 있다는 증거였다. 스무 살에서 마흔 살까지의 인구 중 다수가 지속적인 체중 증가를 보였다. 보통의 성인 남자는 이 시기에 2~3킬로그램 정도가 아닌 5~6킬로그램 이상 증가했다.

플레걸은 또 다른 현상에도 주목했다. 전반적으로 모든 사람들의 체중이 증가하는 한편, 과체중인 사람들은 그렇지 않은 사람들에 비해 특히 더 심한 증가를 보였다. 몸무게 곡선의 맨 위에 속하는 사람들과 맨 아래에 속하는 사람들 사이의 격차가 더 벌어졌다. 체중 증가는 과체중인 사람들이 더 심각한 과체중이 되는 과정에서 주로 나타났다.

그렇게 짧은 시간에, 그렇게 많은 사람들의 체중이, 그처럼 현저하게 증가한 이유는 무엇일까? 몇 년간에 걸친 연구 결과 얻어진 대답은 다소 뜻밖이었다.

1970년대와 1980년대에 이르러 음식이 흔해진 것은 사실이다. 이 시기에 접어들면서 1인분의 양이 늘어났고, 레스토랑 체인도 많아졌으며, 동네에 식당이 많아졌고, 외식을 부추기는 분위기가 형성되었다. 하지만 음식을 쉽게 얻을 수 있다고 해서 꼭 먹어야 하는 것은 아니다. 그렇다면 사람들은 무엇 때문에 과식을 하는 것일까?

앞으로 식량이 부족할지도 모른다는 두려움에서 비롯된 욕구 때문은 아니다. 한때는 그런 적도 있었다. 성경에 보면, 7년 동안 풍년이 오고 그 뒤에 반드시 7년 동안 기근이 따랐으므로 사람들은 지방을 축적해놓아야 했다. 하지만 추운 지역의 슈퍼마켓에도 사시사철 여름 과일이 그득한 미국에서 이런 논리는 통하지 않는다.

허기나 특별한 음식에 대한 사랑 때문도 아니다. 사라, 앤드류,

클라우디아를 비롯해 그들과 비슷한 많은 사람들의 통제되지 않는 식습관을 보면 이런 이유도 해당이 되지 않는다.

또한 알다시피 비만인 사람들만 과식을 하는 것은 아니다. 사만다처럼 마른 사람들도 음식에 대한 욕구와 싸우곤 한다. 그들은 음식을 향한 강렬한 욕구에 저항하기 위해 굉장한 절제력을 동원해야 한다.

지금까지 이런 사람들이 이용할 수 있는 도움은 거의 없었다. 가족, 친구, 동료 들도 도움이 되는 지식을 갖고 있지 않았다. 아직도 의사나 건강 관리 전문가를 비롯한 많은 사람들이 과체중인 사람들은 그저 의지나 자존감이 부족한 거라고 생각한다. 의료계 종사자나 영양학자, 심리 치료 전문가나 공중보건의 중에서도 미국 내 만연해 있는 과식의 경향을 분명하게 인식한 사람은 거의 없었다. 과식의 주된 특징을 통제력 상실로 본 사람은 아무도 없었다.

음식의 유혹에 굴복한 사람들은 비만 치료에 몇십억 달러를 써가면서 자기들 몸에서 무게를 덜어내려고 한다. 하지만 그들이 얻는 것은 단기간의 체중 감량일 뿐이다. 그런데도 그들은 체중 감량이 지속되기를 바라는 헛된 희망으로 돈을 낭비한다.

이는 어째서 특정한 음식을 먹으면 그 음식을 더 먹고 싶어질 뿐인지 이유를 이해하지 못하기 때문이다. 실제로 무슨 일이 일어나고 있는지 그 누구도 인식하지 못했다. 이제부터 그 얘기를 해보겠다.

Chapter 2
항상성 체계와 보상 체계

뚱뚱한 사람들은 마른 사람들보다 더 많이 먹기 때문에 살이 찐다. 이 말에는 의심의 여지가 없어 보인다. 그런데도 사람들은 이 사실을 두고 오랫동안 혼란스러워했다. 지금도 음식 섭취와 체중 증가 사이의 연관성을 의심하는 사람들이 있다. 하지만 체중 증가의 주된 원인은 과식이라는 분명한 증거가 있다.

혼란이 야기되는 이유는, 자신이 먹은 음식을 모두 기록한다고 할 때 마른 사람들과 과체중인 사람들 간의 차이가 근소해 보이는 경우가 흔히 있기 때문이다. 이런 이유로 신진대사, 영양 성분, 유전적 특징이 체중 증가에 미치는 주요 영향에 대한 온갖 종류의 이론이 나왔다. 한참 뒤에야 사람들은 그 이유가 훨씬 단순함을 깨달았다. 대부분의 사람들은 자기가 먹은 것을 제대로 기록하지 못하며 특히 과체중인 사람들은 부정확하게 기록한다. 사람들은 미처 의식하지 못하는 사이에 음식을 먹는 경우가 많기 때문에 실제로 자신의 몸에 얼마나 많은 음식을 집어넣었는지를 과소평가하곤 한다.

행동신경과학자 샤론 피어시와 존 데 카스트로는 최근 6개월 새에 체중이 이전 체중의 5퍼센트 이상 증가한 그룹과 같은 기간 동안 뚜렷한 체중 변화가 없었던 그룹의 음식 섭취량을 비교해보았다. 실험 참가자들에게는 식사 일기를 기록하도록 했다. 참가자들은 음식 한 입, 음료수 한 모금까지도 먹은 내용을 모두 기록해야 했을 뿐만 아니라 언제 어디서 누구와 함께 먹었는지도 기록해야 했다. 그리고 매번 음식을 먹기 전과 후에 얼마나 배가 고프고 목이 마르고 우울해지고 불안해졌는지도 기록했다. 더 정확한 기록을 위해 실험 참가자들은 음식을 먹기 전후에 반드시 음식 사진을 찍고 각각의 사진에 시간과 날짜를 표시해야 했다.

이 연구로 사람들은 자신이 섭취한 음식의 양을 대체로 과소평가하는 경향이 있음이 드러났다. 이는 실험에 참가한 두 그룹 모두 마찬가지였다. 그리고 이 실험으로 두 그룹이 뚜렷한 차이를 보인다는 사실도 나타났다. 몸무게가 증가한 그룹의 사람들은 그렇지 않은 사람들에 비해 하루 평균 약 400칼로리를 더 먹었다. 그 결과 그들은 3주마다 900그램 이상씩 체중이 증가했다.

어린이를 대상으로 한 실험도 있었다. 이 실험에서 몇 년간 체중 증가를 측정한 결과, 부모의 몸무게나 아이가 연소하는 에너지 양보다 섭취하는 칼로리 양이 체중 증가에 더 중요한 요소임이 밝혀졌다. 많이 먹는 아이들일수록 체중이 더 증가했다.

활발한 운동이 체중 조절에 도움이 될 수도 있지만, 연구 결과를 보면 신체 활동 정도가 반드시 체중 변화의 척도는 아니다. 더 놀라운 사실은, 신진대사 장애도 체중 증가에 대한 설명이 되지 못한다는 것이다. 실제로 여러 연구 결과에 따르면, 비만인 사람들(공식적으로 체질량 지수가 30 이상이면 비만으로 분류한다)이나 과체중인 사람들(체질량 지수가 25 이상인 사람들)이 마른 사람들보다 더 많은 에너지를 연소했다.

얼마나 많이 먹느냐가 체중이 얼마나 많이 나가는지를 말해준다. 가장 당연한 얘기가 가장 옳은 얘기일 때가 흔히 있다.

―――――――

1세기 가까이 과학자들은 인체에는 섭취하는 칼로리(에너지 섭취)와 연소하는 칼로리(에너지 소비) 사이의 균형을 맞추는 생물학적인 메커니즘이 있다고 믿었다. 이런 역학 과정 때문에 비교적 안정된 양의 지방이 체내에 유지되고 체중 변화가 억제된다고 생각한 것이다.

사람들은 몸의 상태가 항상성[생물체 내부 환경을 변화시키지 않거나 일정하게 유지하는 것]이라 알려진 피드백 시스템을 통해 유지된다고 믿었다. 비교적 좁은 범위에서 유지되는 체온이나 혈압처럼, 에너지도 신체 에너지 저장량을 안정되게 유지해주는 항상성이라는 과정으로 조절된다고 생각했다. 이러한 생물학적 전략에 따라 음식 섭취와 에너지 소비가 완벽에 가깝게 조화되어 몇십만 칼로리를 소모해도 몸무게가 크게 줄거나 느는 일이 없다는 것이다.

이는 아주 복잡한 체계지만 간단하게 설명될 수 있다. 그러니까, 몸의 여러 부분들이 서로 신호를 교환하는 것이다.

뇌는 에너지 조절에 반드시 필요한 지휘 본부로 정교한 통신망을 갖추고 있다. 이 통신망에는 뇌, 중추 신경계와 말초 신경계, 위장관, 호르몬 체계, 지방 조직 등이 포함된다. 뇌의 시상하부는 이 모든 부분에서 신호를 받아 정보를 통합한 뒤 체중을 일정하게 유지하려면 어떻게 해야 하는지를 판단한다.

하지만 이 항상성 체계가 중요한 게 사실이라 해도 많은 과학자들의 생각처럼 강력하지는 않다. 에너지 균형이 효율적으로 유지된다면 사람들의 체중이 그처럼 증가할 리가 없다. 더 많은 칼로리를 소모하거나 식욕을 차단하는 방식으로 체중이 조절될 것이다. 하지만 분명 이렇게 되지는 않는다.

지난 10년간 과학자들은 항상성 체계의 결함을 찾아 체중 조절이 제대로 되지 않는 이유를 설명하려고 노력해왔다. 하지만 그들의 결론은 실망스러운 수준이었다. 유전적·화학적 결함이 일부 밝혀지긴 했지만, 그런 결함은 드물게 나타날뿐더러 비만의 가장 일반적인 형태에 대한 적절한 설명도 되지 않았다.

로버트 드 니로가 영화 〈성난 황소〉 출연을 위해 몸무게를 늘린 것(그러고 나서 감량한 것)은 항상성 체계의 한계를 보여준다. 할리우드의 유명 배우들은 일반인들과 다르다고 생각할지도 모르지만, 로버트 드 니로가 배역을 위해 그처럼 극단적으로 체중을 늘리고 줄인 것을 보면 다른 방법으로는 절대 얻을 수 없는, 그야말로 경험이 근거가 되는 정보를 얻을 수 있다.

로버트 드 니로는 칼로리를 섭취하는 방법으로 27킬로그램을 늘렸고 다시 그 무게 대부분을 뺐다.

내가 드 니로에게 어떻게 그렇게 할 수 있었느냐고 묻자, 그는 처음 15킬로그램에서 18킬로그램 정도를 빼는 것은 쉬웠다고 했다.

"고무 밴드를 늘렸다가 다시 원래 상태로 돌아오게 하는 거죠."

하지만 나머지 9킬로그램은 빼기가 훨씬 어려웠다. 체중을 늘리기 전보다 높은 수준에서 몸이 정착하려는 듯했다. 영화를 찍기 전 체중을 되찾기 위해서는 마음가짐을 단단히 해야 했다고 드 니로는 말했다. 그는 자신이 겪은 과정을 알코올 중독자가 술을 먹지 않고 버티려고 노력하는 과정에 비유했다.

생물학적인 배경 지식이 없었어도, 드 니로는 체중 변화에 항상성 체계만 작용하는 것은 아님을 느꼈다.

항상성에 초점을 맞추어 많은 연구가 이루어졌지만, 항상성이 음식 섭취에 미치는 유일한 영향은 아니다. 연구 결과에 따르면, 사람들이 섭취하는 음식의 양이 일정한 체중 유지를 위해 뇌가 보내는 신호에 전적으로 따르는 것은 아니다. 뇌의 또 다른 영역 역시 음식 섭취와 관련된다. 이 영역은 보상 체계로 알려져 있다.

그리고 에너지 균형과 보상 체계 간의 싸움에서 보상 체계가 승리하고 있다.

항상성 체계와 마찬가지로 보상 체계 역시 생존에 반드시 필요하며, 섹스나 음식같이 즐거운 것을 찾도록 우리를 부추긴다. 보상 체계는 강력한 생물학적 힘을 발휘해 우리가 뭔가를 원하고 찾도록 만들며 일단 그것을 얻으면 일시적으로 기분이 좋아지도록 만든다. 보상에 대한 기대가 우리의 행동에 동기부여를 한다.

뇌에 있는 동기부여 경로는 몇천 년에 걸쳐 발달해오면서 인류의 생존에 관여했다. 동기부여 경로는 환경에 존재하는 여러 자극을 받아 작용하면서 감정적인 반응을 만들어내고, 이 감정적인 반응에 따라 우리는 행동을 한다. 다시 말하면, 정보를 받고 그 정보에 따라 행동하는 것이다. 동기부여 경로가 "이것은 좋아"라는 메시지를 보내면 우리는 그 좋은 것을 얻기 위해 좀 더 가까이 다가가고, "이것은 위험해"라는 메시지를 보내면 물러나려 한다.

뇌의 보상 중추reward center를 전극을 사용해 인공적으로 작동시키는 것이 가능한데, 쥐 실험에서 이따금씩 이 방법이 사용된다. 연구에 따르면, 쥐는 원외측시상하부 지점이 자극받을 때 다른 상황에서라면 멈췄을 지점을 훨씬 초과해 먹는다고 한다.

또 다른 실험은 보상 체계의 힘을 훨씬 더 극명하게 보여주었다. 이 실험에서는 방바닥에 기분 나쁜 충격을 주는 전기를 통하게 한 다음 한쪽 끝에 음식을 놓았다. 쥐들이 음식을 먹으려면 바닥을 가로질러 가야 했다. 처음에 쥐들은 전기 충격의 세기 때문에 바닥을 가로질러 가려 하지 않았다. 보통의 상황에서는 배고픔이 전기 충격을 감수하면서까지 행동할 만한 동기가 되지는 않았다. 하지만 보상 중추를 자극하자 상황이 완전히 달라졌다. 배고픔을 느끼지 않는 쥐들도 보상을 얻기 위해 전기가 흐르는 바닥을 기꺼이 건넜다.

물론 실험실 밖에는 여러 자극들이 있다. 그리고 이런 사실이 민감한 질문들을 제기한다. 그런 자극들 역시 뇌의 보상 중추를 자극하는가? 어떤 특정한 음식을 먹는 것이 우리가 계속 먹도록, 먹고 또 먹도록 자극할 수 있는가?

Chapter 3

설탕, 지방, 소금은 더 많은 설탕과 지방과 소금을 먹게 만든다

음식 섭취가 어떻게 더 많은 음식 섭취로 이어지는지, 그리고 왜 항상성이 지속적인 공격을 받는지 이해하려면 과학적으로 사용되는 용어로서 '감칠맛palatability'의 개념을 먼저 이해할 필요가 있다. 일상생활에서 사람들은 어떤 음식이 입에 맞으면 그것이 맛이 좋다고 말한다. 하지만 과학자들이 어떤 음식을 두고 맛이 좋다고 할 때, 이는 식욕을 자극하고 사람들로 하여금 더 먹게 만드는 그 음식의 특성을 주로 말한다. '감칠맛'에는 물론 맛이 포함되지만, 결정적으로 그 용어에는 그 맛을 찾도록 하는 동기도 포함된다. 바로 이런 이유 때문에 사람들이 더 많은 음식을 원하는 것이다.

'감칠맛'은 특정한 음식이 사람들의 모든 감각을 어떻게 끌어들이는가로 주로 결정된다. 아주 맛있는 음식에는 대개 설탕과 지방과 소금이 함께 들어 있다. 맛있는 음식들의 감각 특징들(밀크셰이크의 시원한 크림 맛, 초콜릿 케이크의 향기, 허니 머스터드 디핑 소스로 맛을 낸 바삭바삭한 닭날개의 식감) 모두가 식욕을 자극한다. 필요한 칼로리를 섭취한 지 한참이 지나서도 계속 입 속에 음식을 집어넣게 만드는 것은 진짜 배고픔이라기보다는 자극, 혹은 그 자극에 대한 기대다. 잉글랜드 브리스틀 대학교의 생물심리학자 피터 로저스는 이렇게 말한다. "맛있는 음식은 식욕을 자극합니다. 맛있는 음식은 먹도록 자극하는 역할을 합니다."

대부분의 사람들이 달콤한 음식을 좋아한다. 설탕물 몇 방울을 신생아에게 먹이면 얼굴 표정이 금방 환해진다. 맛이 달콤할수록 신생아들은 더 좋아한다.

시애틀 워싱턴 대학교의 아담 드레브노프스키는 사람의 미각과 음식에 대한 선호 경향, 음식의 선택에 대해 30년간 연구했다. 다른 동료들과 마찬가지로 아담 드레브노프스키 역시 처음에는 설탕에 초점을 맞추었지만, 사람들이 단 음식을 그처럼 좋아하는 이유가 단지 설탕 때문만은 아니라는 사실을 확인했다. 다른 맛에 전혀 관계되지 않는다면 대부분의 사람들은 설탕 봉투를 열고 설탕을 먹을 것이다.

1980년대에 이르기까지 아무도 지방에 관심을 기울이지 않았다. 드레브노프스키는 이렇게 말했다. "마치 사람들이 음식을 먹을 때 설탕의 맛에만 반응을 하는 것처럼, 설탕에서 느끼는 즐거움에만 모든 초점이 맞춰졌습니다." 하지만 분명 그 이상의 무엇이 있었고, 드레브노프스키는 이를 밝혀내려 노력했다. 그 결과, 사람들이 좋아하는 맛이 설탕만이 아닌 지방과 설탕의 결합이라는 사실을 알아냈다. "지방은 음식의 고유한 특징, 맛, 향기의 근원이며 음식의 감칠맛을 결정합니다."

지방이 입 속에서 그처럼 여러 감각들을 자극하기 때문에, 사람들은 어떤 음식에 가장 많은 지방이 함유되어 있으며 어째서 자신이 어떤 설탕과 지방의 결합을 다른 설탕과 지방의 결합보다 더 좋아하는지를 항상 인식하지는 못한다. 하지만 어떤 맛을 좋아하는지는 분명히 지적할 수 있다.

드레브노프스키는 다섯 가지 유제품(무지방 우유, 일반 우유, 이 둘을 반반씩 섞은 우유, 유지가 많은 크림, 유지가 많은 크림과 홍화유의 혼합물)에 다양한 양의 설탕을 첨가했다. 무지방 우유에는 지방이 거의 없었지만, 크림과 홍화유의 혼합물에는 지방이 50퍼센트 이상 들어 있었다. 가장 좋아하는 것을 골라 보라는 요구를 받고서 사람들은 단맛이 첨가된 무지방 우유로 만든 제품(설탕은 많고 지방은 거의 없는)과 단맛이 없는 크림으로 만든 제품(지방은 많고 설탕은 거의 없는)에 낮은 점수를 주었다. 그리고 저지방과 고지방 제품에 똑같은 양의 설탕을 섞은 것을 두고는 예외 없이 고지방 제품을 선택했다. 지방과 설탕의 수준 모두가 선호도에 영향을 주었다.

미국의 패밀리 레스토랑인 치즈케이크 팩토리의 요리사들은 레스토랑의 설립자인 데이비드 오버톤에게 새로운 메뉴를 승인받을 때 이 사실을 강조했다. 닭요리에 시럽을 입혀 단맛을 내거나 음식에 버터를 더 많이 넣어 요리하는 방법으로 충분한 '후광 효과'를 내서 오버톤을 설득했노라고 레스토랑의 연구 요리사 중 한 사람이 얘기해주었다.

설탕과 지방이 결합된 맛이야말로 사람들이 좋아하는 맛이며 가장 많이 찾는 맛이다. 미각을 만족시키는 기술은 이 두 가지를 최적의 양으로 혼합하는 데 달려 있다. 이 기술은 음식을 맛있게 만드는 것에 그치지 않는다. 그 기술로 음식을 '최고로 맛있게' 만들 수 있다.

하지만 자칫하면 음식을 너무 달거나 너무 기름지거나 너무 짜게 만들 수도 있다.

대개의 사람들에게는 지복점bliss point(至福點)이라는 것이 있다. 지복점이란 사람들이 설탕, 지방, 혹은 소금에서 최대한의 즐거움을 얻는 지점을 말한다. 과학자들은 이 점을 거꾸로 된 U자형 곡선으로 설명한다. 이 곡선의 꼭대기에 있는 지복점에 도달할 때까지는 설탕이 많이 첨가될수록 음식은 더 좋은 맛이 난다. 하지만 그 지점을 넘어서면 맛이 떨어진다. 달콤한 음료수의 경우 지복점은 약 10퍼센트다. 그 이상으로 당분이 들어가면 너무 단맛이 나며, 사람들은 그런 음료수를 별로 즐기지 않는다.

프리토레이에서 근무한 경험이 있는 식품 산업 전문가 드와이트 리스키에 따르면, 소금 곡선도 설탕과 비슷하지만 좀 더 가파르다고 한다. 농도에 같은 변화를 준다고 했을 때 소금은 설탕에 비해 더 큰 효과를 낸다고 그는 설명한다. 그렇기 때문에 소금 양이 조금만 많아져도 음식이 짠맛을 낼 수 있다. 소금에 대한 지복점은 음식에 따라 조금씩 달라진다. 가령, 사람들은 수프를 먹을 때는 포테이토칩이나 크래커에 비해 소금이 덜 들어 있는 것을 선호한다. 또한 사람들이 즐기는 소금 함유량의 정도는 이전에 맛보았던 음식에 따라 결정되기도 한다.

설탕과 소금과 지방의 혼합이 적당할 때 음식은 더 자극적이 된다. 설탕, 지방, 소금이 많이 든 음식을 먹다 보면 설탕, 지방, 소금이 많이 든 음식을 더 많이 먹게 된다. 쥐를 대상으로 한 실험과 사람을 대상으로 한 실험 모두에서 이 사실은 분명하게 나타난다.

뉴저지 의과대학의 의사며 교수인 베리 레빈은 쥐를 대상으로 한 실험에서 이 사실을 증명했다. 이 실험에서 한 그룹의 쥐는 고칼로리 음식을 먹을 수 있을 때 많은 양을 먹는 품종으로 길러 비만 경향을 띠게 했고, 다른 한 그룹의 쥐는 많이 먹지 않는 비만 저항 경향을 띠게 했다. 필요한 칼로리를 다 섭취하고 나자 비만 저항 경향을 띠는 쥐들은 비만 경향을 띠는 쥐들보다 음식 섭취를 훨씬 빨리 줄였다.

하지만 양쪽 쥐들 모두에게 설탕과 지방이 많이 든 진한 액체를 주자 상황이 달라졌다. 쥐들 모두 실컷 먹었다. 레빈은 "그처럼 맛있는 혼합물을 주자 쥐들이 정신없이 먹었다"고 말했다. 비만에 저항하는 쥐에게 지방 함유량만을 늘린 음식을 주는 것으로는 과식하거나 비만이 되도록 만들지 못한다. 하지만 지방과 설탕 함량을 모두 높인 음식을 먹이면, 고칼로리 음식을 먹는 비만 경향 쥐만큼 빨리 뚱뚱해진다.

음식의 종류가 다양하고 음식을 어디서든 쉽게 얻을 수 있는 환경은 과식을 더욱 조장한다. 앤서니 스클라파니는 시카고 대학 대학원생이던 1960년대 후반에 과식을 부추기는 요인이 무엇인지를 연구하기 시작했다. 고지방 음식을 먹인 쥐들은 특별한 맛이 없는 일반적인 실험실용 사료를 먹인 쥐들보다 무게가 더 늘었지만, 그 결과가 특별히 주목할 만한 것은 아니었다.

그러던 어느 날 앤서니 스클라파니가 실험실 의자에 쥐 한 마리를 놓았는데, 우연히도 바로 옆에는 고칼로리, 고당분 시리얼인 후르트링이 떨어져 있었다. 그때 쥐가 시리얼을 재빨리 집어 먹는 것을 보고 그는 놀랐다.

스클라파니는 우연하게 발견한 이 사실을 근거로 좀 더 체계적인 실험을 했다. 우선 실험용 쥐들이 후르트링의 맛에 익숙해지도록 만든 다음 쥐들을 마당에 풀어놓았다. 마당 맞은편에 실험실용 사료를 놓았을 때는 굳이 가서 먹으려 하지 않고 그냥 구석에 있던 쥐들이 후르트링을 놓자 얼른 그쪽을 향해 뛰어갔다.

다음에는 '슈퍼마켓 음식'으로 실험을 해보았다. 가당연유, 초콜릿 칩 쿠키, 살라미 소시지, 치즈, 바나나, 마시멜로, 밀크초콜릿, 피넛버터 등 그가 쥐들에게 먹인 음식은 어느 식료품점에서나 살 수 있는 것들이었다. 열흘이 지나자 슈퍼마켓 음식을 먹은 쥐들은 담백한 음식(실험실용 사료)을 먹은 쥐들보다 무게가 더 많이 나갔다. 슈퍼마켓 음식을 먹은 쥐들은 계속 무게가 늘었고, 결국에는 음식을 조절한 다른 쥐들에 비해 두 배가 되었다. 스클라파니는 쥐에게 "아주 맛있는 여러 슈퍼마켓 음식을 먹이는 것은 식이성 비만을 초래하는 굉장히 효과적인 방법"이라고 결론지었다.

쥐들이 왜 계속 먹었을까? 에너지 섭취와 소비에 균형을 이루는 항상성 체계에 무슨 일이 일어난 걸까? 왜 쥐들은 무게를 조절하지 못한 걸까?

스클라파니는 이러한 질문들에 단 한마디로 대답했다. "맛있는 음식에 자유롭게 접근할 수 있다는 것은 체중 증가를 유발하는 충분조건입니다."

다른 과학자들이 수집한 증거들과 스클라파니의 연구 결과를 종합해보면, 동물이 설탕과 지방 함량이 높은 다양한 음식에 쉽게 접근할 수 있을 때 에너지 균형을 유지하는 생물학적 체계는 무너질 수 있다는 결론이 나온다.

사람을 대상으로 한 실험 역시 이와 유사한 결과를 보인다. 특히 사람들에게 그가 좋아하는 음식을 제공할 때 그렇다. 한 연구에서, 실험 참가자들에게 일주일 동안 먹은 음식을 계속 기록하고 식사 때마다 자신의 선호 정도를 1에서 7까지로 등급을 매기도록 했다. 대부분의 사람들이 고지방과 고당분 음식에 높은 점수를 주었다. 당연한 결과겠지만, 사람들 역시 그런 음식들을 더 많이 먹었으며, 매끼 3점 이하의 음식에 비해 7점인 음식을 44퍼센트 정도 더 섭취했다.

또 다른 실험에서 미국국립보건원national institute of health의 연구원들은 남성 피실험자들을 방에 가두어놓고 그들의 음식 섭취 경향을 관찰했다. 처음 며칠 동안은 그들에게 당시의 체중을 유지할 수 있는 음식을 제공했다. 피실험자들 중 대부분이 심각한 과체중이었기 때문에, 체중 유지를 위해서는 하루 평균 3,000칼로리 가까이 먹어야 했다.(칼로리 중 약 50퍼센트는 탄수화물, 30퍼센트는 지방, 20퍼센트는 단백질로 구성되었다.)

그 다음에는 참가자들에게 다양한 앙트레와 스낵이 들어 있는 무료 자동판매기에서 원하는 대로 먹을 수 있게 했다. 그들은 고기, 치즈, 빵, 토르티야와 강낭콩, 시리얼, 패스트리, 프렌치프라이와 팝콘, 칩 같은 디저트, 과일, 채소, 땅콩, 음료수를 하루 24시간 동안 마음대로 먹을 수 있었다. 단, 가능하면 평소 식습관을 비슷하게 따르라는 조건이 있었다.

아마도 결과가 짐작될 것이다. 무제한으로 먹을 기회가 주어지자 참가자들은 매일 평균 4,500칼로리를 먹었다. 그들이 일정한 몸무게를 유지하는 데 필요한 칼로리의 1.5배였다. 어떤 사람은 7,000칼로리 가까이 섭취했는데, 이는 햄버거 2킬로그램과 맞먹는다. 무제한으로 먹는 것이 허용된 기간 동안 실험 대상자들은 대체로 지방을 더 많이 먹고 단백질을 더 적게 먹었다. 일반적으로 그들의 식단은 탄수화물 48퍼센트, 지방 40퍼센트, 단백질 12퍼센트로 구성되었다.

이 모든 결과는 대부분의 사람들이 경험으로 알고 있는 사실을 과학적으로 증명해준다. 다양한 음식을 선택할 수 있고 고당분, 고지방, 고염분 음식이 그중 많은 부분을 차지할 때, 대개의 사람들은 필요한 양보다 더 많이 먹는다.

Chapter 4
높은 보상 자극을 만드는 식품 산업

"고당분, 고지방, 고염분 식품은 사람들로 하여금 더 많이 먹고 싶게 만든다." 어느 식품 회사의 고위 임원이 내게 한 말이었다. 이런 말을 학술 논문에서 읽기도 했고 신경과학자와 심리학자들과의 대화에서 들은 적도 있었다. 그런데 이제 식품 산업 종사자까지 똑같은 말을 하고 있었다.

내 정보원은 대형 식품 회사에 근무하는 헨리 포드라는 푸드 컨설턴트였는데, 그는 식품 산업이 어떻게 움직이는지에 대한 비밀을 알려주기로 했다. 하지만 자신의 회사를 보호하기 위해 회사 이름은 밝히지 않겠다고 했다.

헨리 포드는 굉장히 솔직하게 이야기해주었다. 우선 그는 식품 회사들이 그가 '나침반의 세 점'이라 명명한 것에 해당하는 식품을 만든다는 얘기를 해주었다. 설탕, 지방, 소금이 음식을 흡인력 있게 만든다고 했다. 설탕, 지방, 소금은 사람들을 음식에 탐닉하도록 만든다. 이 세 가지는 쾌락이라는 가치를 높이며 사람들에게 즐거움을 준다.

"사람들의 쾌감을 자극하는 식품을 만드는 겁니까?" 내가 물었다.

"그렇습니다." 그가 조금의 주저함도 없이 말했다. "설탕과 소금과 지방의 혼합물에 가능한 한 많은 자극을 집어넣으려고 하는 겁니다."

사람들이 어디서든 맛있는 음식을 구입하고 먹을 수 있는 능력은 지난 20년간 폭발적으로 증가했다. 이 폭발적 증가의 핵심에는 레스토랑이 있다. 레스토랑은 오늘날 미국인들이 식비의 반을 소비하는 곳이기도 하다.

레스토랑에서는 수많은 새로운 음식들을 고객에게 소개했으며, 그중 대부분이 나침반의 세 점에 해당했다. 설탕, 지방, 소금이 고기나 채소, 감자, 빵과 같은 핵심 재료 안에 들어가 있거나 그 위에 쌓여 있거나 아니면 둘 다였다. 기름을 듬뿍 넣어 튀긴 토르티야칩은 소금, 설탕, 지방이 안에 들어 있는 음식의 예인데, 더구나 지방은 토르티야칩 그 자체에도 들어 있다. 치즈와 사우어 크림과 소스를 바른 감자는 설탕과 소금과 지방이 층을 이룬 음식의 한 예다.

나는 정보원에게서 오늘날 유명한 레스토랑들에서 공통적으로 사용하는 음식 재료에 대한 설명도 들을 수 있었다.

먼저 포테이토 스킨을 예로 들어보자. 포테이토 스킨을 만들려면 감자 속을 파낸 다음 껍질을 구워야 한다. 이렇게 하면 그 푸드 컨설턴트의 표현대로 '지방 확보'를 위한 넉넉한 공간이 마련된다. 여기에 베이컨 조각과 사우어 크림과 치즈를 첨가한다. 그 결과 지방 위에 지방 위에 지방 위에 지방이 쌓이며, 그 지방의 대부분에는 소금이 들어 있다.

치즈 프라이는 "고지방 음식에 더 많은 지방을 첨가하는 것"이라고 푸드 컨설턴트는 말했다. 기본 재료인 감자는 탄수화물이지만, 이 탄수화물은 체내에 들어가면 분해되어 설탕과 같은 단당류가 된다. 그러므로 감자를 튀기고 치즈를 바르면, 설탕 위에 지방 위에 지방 위에 소금을 먹는 것과 같다.

버팔로 윙으로 말하자면, 닭날개를 기름에 넣어 튀긴 음식이다. 그리고 여기에 소금이 듬뿍 들어간 진하거나 달콤한 딥핑 소스가 곁들여진다. 대개는 생산 공장에서 한 번 튀기고 레스토랑에서 다시 튀기므로 지방이 두 배가 된다. 그 결과 사람들은 지방 위에 지방 위에 소금 위에 설탕을 먹게 된다.

'시금치 딥'은 엄밀히 말해 잘못된 명칭이다. 시금치 색과 맛이 약간 날 뿐 시금치 딥의 주 재료는 고지방, 고염분 유제품이다. 시금치 딥은 지방과 소금이 합해진 맛있는 요리다.

치킨 텐더는 튀김옷과 지방으로 뒤범벅되어 있어서 내 정보원은 그것이 UFO, 그러니까 미확인 튀김 물체 unidentified fried object라며 농담을 한다. 소금과 설탕과 지방이 뒤섞여 있는 것이다.

스타벅스의 화이트 초콜릿 모카 프라푸치노는 설탕과 지방과 소금의 혼합물을 희석한 커피다. 여기에 휘핑 크림을 넣어 먹기도 한다.

아웃백 스테이크하우스의 트레이드마크인 블루밍 어니언은 아주 인기가 좋은데, 이 요리 역시 지방을 흡수하는 면적이 아주 넓다. 튀김옷을 입히고 기름에 튀겨 소스를 입힌 이 요리의 맛은 지방과 설탕과 소금이 합해진 맛이다.

샐러드에는 물론 채소가 들어 있지만, 오늘날의 레스토랑에서 나오는 샐러드는 크림이 주가 되는 랜치 소스를 덮고 치즈 덩어리와 베이컨 조각, 기름기가 많은 크루통〔빵을 주사위 모양으로 썰어 기름에 튀기거나 오븐으로 구운 것〕으로 맛을 낸다. 푸드 컨설턴트는 이런 샐러드를 "약간의 양상추를 곁들인 지방"이라고 한다. 물론 소금도 들어 있다. 그나마 양상추는 지방을 운반하는 수단일 뿐이다.

나는 내 정보원에게 치즈케이크 팩토리의 메뉴를 읽어주었다. 그는 널찍한 공간과 그에 못지않게 많은 양으로 유명한 그 레스토랑 체인을 '탐닉의 상징'이라고 표현했다.

우선 애피타이저부터 읽기 시작했다.

"텍스 맥스 에그 롤: 양념 치킨, 옥수수, 검은콩, 후추, 양파, 녹인 치즈. 아보카도 크림과 살사 소스가 곁들여진다." 푸드 컨설턴트가 아보카도에만 약 15~20퍼센트의 지방이 있으며, 그것도 마요네즈나 진한 크림을 얹기 전에 그렇다고 말했다. 겉면을 튀기므로 지방과 소금을 더 많은 지방으로 감싸는 것이다.

"로드사이드 슬라이더: 한 입 크기의 빵으로 만든 버거와 구운 양파, 피클, 케첩." 말만 들어서는 앙증맞고 작은 햄버거일 것 같은데, 푸드 컨설턴트 말로는 고기에는 소금과 지방이 들어 있고 캐러멜화한 양파와 케첩에는 설탕과 소금이 들어 있다고 했다. 말하자면 이 요리는 소금, 설탕, 소금, 설탕의 층으로 둘러싸인 지방이며,

이 또한 나침반의 세 점에 해당한다.

"치킨 팟 스티커 : 전통 방식으로 팬에서 튀긴 동양식 만두. 우리 레스토랑만의 간장 딥핑 소스가 함께 제공됨." 치킨 팟 스티커를 기름에 튀기는 과정에서 만두피의 수분은 지방으로 바뀐다. 그리고 만두 속의 고기에는 소금이 들어 있고, 소스의 겉면에는 설탕과 소금이 잔뜩 들어 있다. 내 정보원이 말했다. "이 요리 역시 나침반의 세 점에 해당됩니다." 그 목소리가 애처롭게 들릴 지경이었다.

"버팔로 블라스트 : 닭가슴살, 치즈, 향긋한 버팔로 소스, 이 모든 것을 맛있는 밀가루 피에 넣고 바삭바삭해질 때까지 튀긴다. 샐러리와 치즈 소스를 곁들여 먹는다."

푸드 컨설턴트가 잠시 웃더니 말했다. "더 이상 무슨 말을 할 수 있겠어요? 이 요리는 그냥 지방과 설탕과 소금이에요." 닭가슴살은 저지방 식품이므로 먹는 사람은 부담감을 덜 느끼고 샐러리 역시 건강식품이라고 생각한다. 하지만 치즈는 지방이 50퍼센트 이상을 차지하고 소금 덩어리가 들어 있으며, 버팔로 소스에는 소금과 설탕이 들어 있다. 탄수화물인 밀가루 피는 기름에 튀기면 기름을 그대로 흡수해 푸드 컨설턴트의 표현대로 '지방 폭탄'이 된다.

닭고기가 버팔로 블라스트에 들어 있는 지방의 운반 수단인 것처럼, 피자 크러스트는 설탕과 지방의 운반 수단이다. 시저 샐러드 역시 지방과 설탕을 운반하는 수단이다. 보통 프렌치프라이는 기름에 두 번 튀기는데, 한 번은 제조 회사에서 그 다음에는 레스토랑에서 튀긴다. 햄버거에는 베이컨과 치즈가 들어 있다. 시금치에는 치즈를 뿌리며, 생선은 반죽을 입혀 기름에 튀긴다. 그리고 멕시코 음식에는 치즈를 듬뿍 바른다. 그럴 때 이 음식들 모두는 "더 유혹적이고 더 쾌락적이 된다"고 컨설턴트는 말했다.

대화가 끝나고 나서 컨설턴트는 자기 사무실 문까지 나를 배웅했다. 문 앞에서 그는 잠깐 동안 뭔가를 골똘히 생각하더니 이내 식품 산업을 잘 아는 사람답게 확신에 찬 어조로 말했다. "식품 산업은 소비자들의 마음과 욕구를 조종하고 있습니다."

Chapter 5
세틀링 포인트가 올라가다

지난 몇 년간 나는 내가 뚱뚱한 이유를 두고 몹시 궁금해했다. 과학적인 설명을 보면 뚱뚱한 것은 나의 운명이라는 의미 같았다.

'세트포인트 이론set point theory'을 보면, 성인의 체중은 미리 결정된 수준으로 유지되며 우리 몸은 체중을 세트포인트 수준으로 유지하기 위해 에너지 섭취와 소비를 조절한다고 한다. 세트포인트 이론에 따르자면, 내가 뚱뚱한 이유는 내 몸의 '자동온도 조절장치'가 높게 설정되었기 때문이다. 음식을 부족하거나 과도하게 섭취해도 체중이 유지된다는 것은 항상성 체계가 작용하고 있음을 의미한다. 이 이론에서는 만일 내가 체중이 줄면 내 몸은 원래 체중을 회복하기 위해 세트포인트에 다시 이를 때까지 신진대사를 늦춘다고 설명한다. 이런 시각에서 보면, 사람들이 다이어트에 실패하는 원인이 항상성 체계로 명확하게 설명된다.

하지만 정말 그런 세트포인트가 작용한다면, 내 체중이 줄지 않을 뿐 아니라 늘지도 말아야 했다. 내가 더 많이 먹으면 신진대사도 더 활발히 이루어져서 더 많은 에너지가 소모되어야 말이 되었다. 하지만 그렇게 되지 않았다. 지난 몇 년간 몸무게가 상향 곡선을 그린 이유가 무엇이었는지를 이해하기 위해서는 몸의 '세틀링 포인트settling point'에 대해 생각해보는 편이 합당하다.

세틀링 포인트 이론에서는 항상성 체계 외에도 수많은 요소들이 복합적으로 작용해 체중이 결정되는 것으로 본다. 다소 미묘한 개념인 이 이론은 체중이 예정된 수준으로 결정되는 것이 아니라 많은 요소들이 균형을 이루면서 결정된다는 전제를 기초로 한다. 식욕이라는 면에서 보면, 먹고자 하는 충동과 포만감을 느끼는 정도가 가장 중요하다. 소모라는 면에서 보면, 지방을 산화시키고 칼로리를 연소하는 능력과 신체 활동의 정도가 중요한 요소가 된다. 세틀링 포인트는 이 모든 것들이 균형을 이루는 지점이다.

나는 동기부여와 음식 섭취 가능성이 체중을 결정하는 중요한 요소라고 생각한다. 다시 말하면, 얼마나 음식을 먹고 싶어 하며 얼마나 쉽게 그 음식을 획득할 수 있느냐가 중요하다는 얘기다. 단기간은 음식 섭취를 억제하고 몸무게를 줄여 새로운 세틀링 포인트에 도달할 수 있을 것이다. 하지만 이전의 행동 패턴과 익숙한 환경으로 돌아간다면, 또다시 보상을 찾고, 체중이 늘고, 예전의 세틀링 포인트로 돌아간다. 그래서 다이어트에 실패하는 것이다.

설탕 플러스 지방, 소금 플러스 지방, 설탕 플러스 지방 플러스 소금을 끊임없이 섭취하다 보면 세틀링 포인트는 올라간다. 몸이라는 용광로가 우리가 흡수하는 에너지와 보조를 맞출 정도로 충분한 연료를 태우지 못하기 때문에 체중은 곡선을 따라 움직인다. 마침내는 우리가 감각적 충동에 반응해 음식 섭취를 늘리는 능력에 도달할 때 상향식 곡선은 끝난다. 하지만 그때 우리의 체중은 전혀 다른 영역에 고정된다.

음식에 대한 반응이 보편적인 것은 아니다. 지방과 설탕이 잔뜩 든 음식에 대해 느끼는 반응은 사람에 따라 다 다르다. 어떤 사람들은 무관심하게 반응하고, 또 어떤 사람들은 조금 먹다 만다. 하지만 그 음식에 사로잡힌 수많은 사람들의 경우에는, 보상을 얻고자 하는 충동이 균형을 이루고자 하는 충동을 지배한다. 세트포인트로 돌아가는 것은 우리의 생물학적 운명이 아니다.

보상 충동은 강박관념이 될 수도 있지만, 대부분의 사람들은 그런 성향을 드러내지 않는다. 얼린 초콜릿피넛버터 쿠키에 대한 내 동료 클라우디아의 반응을 예로 들어보자. 클라우디아는 그 쿠키를 찰리 쿠키라고 부르며 자신이 좋아하는 디저트라고 한다. 그 쿠키에는 초콜릿 칩과 피넛버터 외에도 비교적 적은 양이지만 귀리, 옥수수 시럽, 갈색 설탕, 버터나 마가린, 바닐라, 소금 등 여러 가지 재료들이 들어 있다. 그나마 귀리가 있어서 식사 대용이 되기도 한다. 귀리가 없다면 세 종류의 감미료, 그리고 지방과 소금의 혼합물에 지나치게 달지 않은 초콜릿 칩과 피넛버터를 입힌 과자에 불과할 것이다.

어느 날 나는 클라우디아가 그 쿠키 한 접시를 들고 복도를 걸어가는 것을 보고는 쿠키의 매력을 설명해달라고 청했다. 클라우디아는 이렇게 대답했다. "이 초콜릿 냄새는 정말 나를 미치게 만들어요. 나는 쿠키에서 눈을 떼지 못한 채 입에 넣으면 얼마나 맛이 좋을까를 계속 생각하죠. 내 위는 벌써 반응을 시작해요. 혀 뒤쪽도 따끔거린다니까요."

클라우디아는 그 얼린 쿠키를 입에 넣으면 그 다음에는 어떻게 되는지 과거의 경험으로 잘 알고 있었다. "몇 번 씹지도 않아서 초콜릿피넛버터 층이 녹아버려요. 단단하고 차가운 덩어리가 혀의 한 부분에 닿으면 이내 아주 따뜻하고 말랑말랑하고 짭짤하면서도 달콤하고 부드럽고 흐물흐물하게 변하면서 입 안 전체에 맛이 퍼지죠."

식감과 맛의 조합이 마법을 부리는 것이다. 클라우디아는 열다섯 입이면 쿠키 대부분을 먹어치우고 여섯 번 정도만 더 씹으면 남아 있는 귀리와 초콜릿 조각들까지 다 삼켜버린다는 것을 알고 있다. "씹는 동안 어떤 일이 벌어지는지 확실히 알 수 있어요. 쿠키가 녹고, 모든 맛이 합해지면서, 입 뒤쪽에서 점점 더 많은 맛이 나와요."

클라우디아는 생생하고 실감나게 설명을 하면서 쿠키 두 개를 먹었다. "한 입을 삼키고 나서 가장 강력한 맛이 나요. 그러면 맛에서 느껴지는 즐거움과 씹고 먹고 삼키는 즐거움을 함께 느끼고 싶어 더 많이 먹으려고 하죠."

쿠키의 모양, 냄새, 맛, 식감, 이 모든 것이 클라우디아를 사로잡았다. 관계되지 않는 감각은 청각뿐이었다. 그냥 쿠키일 뿐이지만, 클라우디아나 그 비슷한 사람들에게 그것은 강력한 정서적 가치를 발휘한다.

나는 지방과 설탕에 대한 반응을 알아보려고 다양한 부류의 동료 몇 명을 모았다. 과체중인 클라우디아와 마리아가 기꺼이 참여해주었고, 날씬한 로잘리타와 제이콥도 협조해주었다. 우선 나는 그들에게 좋아하는 간식을 얘기해달라고 했다. 다음에 그들이 얘기한 간식(리틀 데비의 스위스 롤, 피넛버터 엠앤엠스, 스니커즈 바)의 봉투를 열고 내용물을 탁자 위에 늘어놓았다.

나는 그들에게 탁자 앞에 앉았을 때 머릿속에서 일어나는 생각들을 얘기해달라고 했다.

케이크 롤을 유독 좋아하는 마리아가 감각적인 언어로 설명하기 시작했다. "부드럽고 촉촉한 맛도 맛이지만, 그 모양 좀 봐요. 한 입 깨물어 먹기에 딱 좋은 모양이잖아요. 입 속에 넣었을 때 어떤 맛일지 상상이 돼요. 달콤하지만 지나치게 달지는 않죠." 초콜릿과 크림이 합해진 맛은 그녀의 마음을 사로잡았다. "얼른 집어서 한 입 깨물어 먹고 싶은 마음뿐이에요." 마리아가 이렇게 말하며 한숨을 내쉬었다. 그녀의 욕구가 눈에 보이는 듯했다.

마리아는 내가 과자의 포장을 벗기기 전에는 음식에 대해 생각하지 않았고 배도 고프지 않았다고 했다. 하지만 일단 포장을 벗기자 케이크 롤에서 눈을 떼지 못하면서 그것을 입에 넣는 상상을 했다. 마리아는 그 욕구를 오래 참지는 못할 거라는 걸 알고 있었다. "눈을 떼지 못하겠어요." 마리아가 솔직히 고백했다. "겉면의 코팅이 정말 맛있거든요. 딱 한 개만 먹겠다고 생각하지만 절대 그렇게 되지 않아요."

다음 순간 마리아가 갑자기 신경질적으로 말했다. "아니, 먹고 싶지 않아요. 하지만 먹겠다는 내 욕구를 조절할 수가 없어요. 벗어날 수가 없어요. 절대 통제가 안 돼요."

마리아의 머릿속에서 일어나는 갈등은 대부분의 사람들이 느끼는 것이다. 나는 마리아나 그 비슷한 사람들이 경험하는 감정을 과학적으로 설명하는 일이 중요하다는 사실을 깨달았다.

클라우디아도 마리아와 비슷한 감정적 반응을 보였다. 찰리 쿠키를 좋아하는 클라우디아였지만 스니커즈 바 역시 그것 못지않게 좋아했다. 클라우디아는 초콜릿 바에 대해 계속 생각했다. 마리아처럼 클라우디아 역시 배가 고프지 않았지만 초콜릿 바에 완전히 정신을 빼앗겼고 눈을 떼지 못했다.

클라우디아가 말했다. "나 자신과 나의 충동을 조절하지 못하겠어요. 생각이 제멋대로 날뛰는 것 같아요. 아마 나 혼자였다면 순식간에 먹어치웠을 거예요."

다른 이들과 함께 있어서 클라우디아는 겨우 충동을 억제할 수 있었다. 클라우디아가 말했다. "당신들 앞에서는 먹지 않을 거예요. 그렇지만 내가 먹고 싶어 하지 않더라도 결국에는 먹게 될 거예요. 그건 기정사실이에요. 이걸 다 먹을 거예요."

그런 말을 하는 동안 초콜릿 바를 먹을 것인가 말 것인가에 대한 클라우디아의 고민은 사라졌다. 클라우디아는 내가 초콜릿 바의 포장을 벗길 때 안절부절못했다고 말했다. 아닌 게 아니라 그때 클라우디아는 손가락으로 탁자를 초조하게 두드리고 있었다. 클라우디아는 초콜릿 바를 먹고 나면 혐오감이 느껴질 거라고 말했지만, 그 순간에는 차분했다.

클라우디아가 설명했다. "초콜릿 바를 먹는 것은 단지 시간 문제이기 때문에 고민하지 않아요. 나 자신과 씨름해야 하는 가장 어려운 문제는 끝났어요. 불쾌하고 괴로울 때는 먹기 전과 먹고 난 다음이에요."

이번에는 로잘리타 차례였다. 로잘리타는 마르긴 했어도 누구 못지않게 음식에 집착했다. 그녀는 그날 오전에 이미 초콜릿을 먹었고 그곳에 오기 직전에도 쿠키 네 개를 먹었다고 했다. 로잘리타는 엠앤엠스의 향기에 대해 말하면서 보통 때 어떻게 그 캔디를 먹는지 이야기했다. "처음에는 많이 안 먹고 몇 개만 먹어요. 그러고 나서 몇 개 더 먹죠. 그러다가 속이 거북해질 때까지 계속 먹는 거예요."

그걸 상쇄하기 위해 로잘리타는 물을 많이 마시고 채소를 꼭 먹으려고 노력했다. 로잘리타는 그런 종류의 전략에 노련했다. 그녀는 스니커즈 바는 너무 크다는 이유로 별 관심을 갖지 않았으며, 그것을 먹으면 죄책감이 느껴질 거라고 했다. 대신 한 입 크기의 캔디처럼 작은 것에 주로 손이 갔다. 그렇다면 동료가 쿠키를 주면 어떻게 할까? "하나를 먹고 나서 내 자리로 가긴 하는데, 자리에 앉아서도 계속 쿠키 생각을 해요. 그래서 다시 가서 하나를 더 먹죠. 오후 내내 그렇게 한답니다."

로잘리타는 웬만해서는 포만감을 느끼지 않는다. 음식을 남기는 법도 없다. 주변에 음식이 있으면 끊임없이 그 음식에 대해 생각하지만, 체중을 유지할 수 있는 나름의 방법을 가지고 있다.

제이콥도 피넛버터 엠앤엠스를 좋아하지만, 꼭 그걸 먹어야 하는 것은 아니다. 그가 개봉된 봉투를 보며 말했다. "지금은 배가 불러요. 한 시간 반 전에 쿠키를 먹었거든요. 그래서 별로 관심이 안 가요." 그는 단 음식을 좋아하긴 하지만 배가 고프지 않을 때는 먹고 싶다는 생각이 들지 않는다고 말했다. "흥미가 생기질 않아요."

제이콥은 주로 활동할 힘을 얻으려고 음식을 먹는다. 그는 이렇게 말한다. "그저 빨리 배를 채우고 싶을 뿐이에요." 그는 평소에 음식 생각을 별로 하지 않는다. 클라우디아와 마리아는 제이콥을 이해하지 못했다.

아주 맛있는 음식이 만들어낼 수 있는 강력한 반응을 보니 보상을 마주할 때 세틀링 포인트가 올라가는 이유를 이해하는 데 도움이 되었다. 그 사람들 중 누구도 탁자에 놓인 음식을 먹지 않았지만, 음식이라는 존재는 사람들이 통제력을 잃도록 만드는 데 충분했다.

클라우디아, 마리아, 로잘리타의 행동은 섭식장애의 공식적인 범주에 속하지 않는다. 그러니까, 그들은 빵가게마다 들러서 케이크 열다섯 개를 먹어치우는 행동은 하지 않는다. 이는 연구 논문에 올라가야 하는 폭식증 사례라 할 수 있다. 그들은 짧은 시간 내에 엄청난 양의 음식을 먹는 폭식증 환자들이 아니다. 또한 섭식장애에 흔히 동반되는 우울증 같은 문제를 보이지도 않는다.

하지만 그들은 어떤 음식 앞에서는 무력감을 느낀다. 이런 반응이 감정적 혹은 충동적 음식 섭취의 주요한 특징이 될 수 있지만, 이를 규정하는 공식적인 용어는 없다. 그들의 태도는 음식에서 얻을 수 있는 감각 자극에 대한 보상 지향 반응reward-driven response으로 설명하는 것이 가장 적절하겠다.

과체중 사람들만 이런 반응을 보이는 것은 아니다. 마른 사람들

중에도 같은 충동을 갖는 경우가 많이 있다. 로잘리타처럼 그들은 통제할 수 있는 방법을 찾은 것뿐이다. 인간의 마음속에서 음식이 발휘하는 힘은 강력하다. 피넛버터 엠앤엠스나 찰리 쿠키, 케이크 롤과 같이 생명이 없는 음식들이 어떻게 우리를 그처럼 강력하게 지배할 수 있을까? 그 음식의 무엇이 우리의 관심을 그렇게 철저하게 지배하는 것일까?

이런 음식들은 어떻게 해서 그처럼 많은 사람들이 통제력을 잃도록 만드는 것일까?

Chapter 6

설탕, 지방, 소금은 음식에 대한 충동을 강하게 만든다

보상을 주는 음식들은 음식에 대한 충동과 욕구를 더 강하게 만드는 경향이 있다. 그러니까, 이 음식들을 먹으면 먹을수록 더 먹고 싶어진다는 의미다. 엠앤엠스 하나를 입에 넣는다. 맛이 있다. 하나 더 집는다. 캔디에 든 설탕과 지방이 계속 먹으려는 욕구를 강하게 만드는 것이다.

과학자들은 동물들이 어떤 음식 앞에서 욕구가 강해지는지 아닌지 판단하는 기준으로 두 가지 질문을 한다.

- 그 음식을 얻기 위해 애를 쓰는가?
- 그 음식과 관련되어 있다고 알고 있는 다른 자극에 반응하는가?

이런 기준에 따르면, 설탕과 지방과 소금은 분명 욕구를 강하게 만드는 요소다.

여기에는 한 가지 결정적이며 간단한 증거가 있다. 프랑스 연구자들이 한 그룹의 쥐들에게는 자유롭게 먹도록 하고 다른 그룹의 쥐들에게는 음식을 제한했다. 그런 다음, 두 그룹 쥐들이 보통 음식을 향해 달려가는 속도와 설탕과 지방이 많이 들어 있고 초콜릿 맛이 나는 시리얼인 초크앤크리스프를 먹으러 달려가는 속도를 비교해보았다.

보통 음식의 경우, 당연히 배가 고픈 쥐들이 그렇지 않은 쥐들보다 빠른 속도로 달려갔다. 하지만 초크앤크리스프로 달려가는 속도에는 배가 고프고 아니고가 아무런 영향을 미치지 않았다. 양쪽 그룹 모두 비슷한 속도로 달려갔다.

한때 사람들은 배고프지 않은 상황에서는 음식이 효과적인 보상 역할을 하지 못한다고 생각했다. 하지만 이런 생각은 틀렸음이 입증되었다. 위의 실험이 증명하듯, 동물들은 배가 고프지 않아도 설탕과 지방이 많이 든 음식을 먹으려 한다. 그리고 염분이 부족하다고 느끼면 소금 용액을 먹으려고 애를 쓴다. 동물들이 설탕이 많이 든 음식을 먹으려 애쓴다는 사실을 입증하는 또 다른 실험도 있다. 오타와의 칼턴 대학교에서 행해진 이 실험에서는 쥐들이 다음 보상을 얻기 위해서는 점점 더 많은 노력을 해야 하는 '점진적 비율 기술'을 사용했다.

처음에는 보상을 쉽게 얻을 수 있도록 했다. 레버를 한 번만 누르면 첫 번째 보상을 받았다. 그리고 두 번째 보상은 레버를 세 번 두르고 난 뒤에 얻도록 했다. 다음 보상은 레버를 여섯 번 누르고 난 다음에 얻을 수 있었다. 네 번째 보상은 레버를 열 번 누르고 난 다음에, 다섯 번째 보상은 열여섯 번 누르고 난 다음에, 그리고 여섯 번째 보상은 레버를 스물세 번 누르고 난 다음에 얻을 수 있었다.

연구자들은 한계점, 그러니까 쥐들이 더는 보상을 찾기 위해 레버를 누르지 않는 지점을 찾았다. 이 실험에서 쥐들은 당분이 많이 들어 있는 음식일수록 그것을 얻기 위해 더 열심히 노력했다. 다시 말해 레버를 더 많이 눌렀다. 평균적으로, 쥐들은 당분이 없는 용액은 다섯 번의 보상을 얻기 위해 레버를 눌렀고, 10퍼센트의 당분이 들어 있는 용액의 경우에는 여섯 번, 20퍼센트의 당분이 들어 있는 용액은 여덟 번을 얻기 위해 레버를 눌렀다. 20퍼센트의 당분이 들어 있는 용액은 여덟 번을 찾았고, 그러기 위해 레버를 마흔네 번 눌러야 했다.

이 실험을 통해, 쥐들이 좋아하는 용액의 달콤한 정도에는 한계점이 있다는 흥미로운 사실도 밝혀졌다. 쥐들은 30퍼센트 농도의 용액에는 별다른 열의를 보이지 않았다. 평균 일곱 번 이하의 보상을 얻을 정도만 레버를 눌렀다. 사람들처럼 쥐들도 당분에 대한 지복점을 가지고 있었다(적어도 이 실험에서는 사람보다 높아 보였다).

하지만 그 정도라 해도 보상을 얻기 위해 꽤 많은 노력을 하는 것이고, 이런 결과는 설탕이 욕구를 강하게 만든다는 사실을 명확히 입증하는 것이다.

지방이 많이 든 음식도 비슷한 결과를 보인다. 채플 힐에 위치한 노스캐롤라이나 대학의 사라 워드는 쥐를 대상으로 실험을 하면서, 배가 안 고플 때에도 옥수수유 용액을 얻기 위해 애쓰는 쥐의 행동을 관찰했다. 사라 워드 또한 '점진적 비율'을 사용하면서, 쥐가 구멍에 코를 일정한 숫자만큼 찔러 넣어야 보상을 얻도록 했다. 쥐들은 10퍼센트 옥수수유 용액에서 가장 큰 반응을 보였는데, 열두 번 조금 넘게 보상을 찾은 이후에야 한계점에 이르렀다. 그만큼의 보상을 얻기 위해 쉰 번 넘게 코를 찔러 넣어야 했다. 지방 역시 동물들이 노력하도록 자극하는 보상 가치를 지닌 강화 인자다.

동물들은 고당분 고지방 음식을 얻기 위해서는 훨씬 더 열심히 노력한다. 워드는 이 두 가지를 함유한 영양 음료인 엔슈어를 사용해 또 다른 '코 찔러 넣기' 실험을 했다. 옥수수유 실험에서와 마찬가지로 점진적 비율 방식을 채택한 이 실험에서, 쥐들은 한 시간에 약 열네 번의 보상을 얻기 위해(마지막 보상을 얻기 위해서는 일흔일곱 번 코를 찔러 넣어야 했다) 노력했다.

이런 실험 결과는 지방과 설탕의 혼합물이 강력한 강화 인자라는 과학적인 증거다. 나는 사라 워드에게 지방과 설탕이 든 음식물의 영향이 얼마나 강력한지 물었다. 사라 워드는 쥐들이 보상을 얻기 위한 노력을 더는 하지 않는 한계점이 코카인에 대한 한계점보다 약간 아래라고 대답했다. 쥐들이 둘 중 어느 쪽을 얻을 때도 거의 비슷하게 노력을 한다는 의미였다.

내 경우 바닐라 밀크셰이크를 보면서 설탕과 지방이 갖는 강화 가치를 확인했고 무엇이 가장 중요한지를 조금 더 분명히 이해할 수 있었다. 식품의 어떤 특징들이 사람들로 하여금 그것을 찾도록 동기부여를 하는지 알아보려고 이 분야의 전문가인 워싱턴 대학과 웨스턴 워싱턴 대학 동료들과 함께 연구를 했다. 그리고 이 연구를

통해 설탕과 지방, 향신료가 결합된 식품에서 설탕이 가장 큰 영향력을 발휘한다는 사실을 확인했다. 지방 역시 충동을 자극하지만 뭐니 뭐니 해도 가장 중요한 요소는 당분이다.

바닐라 밀크셰이크를 비롯한 고당분, 고지방 식품의 힘은 단서가 그것과 연관될 때 더 커진다. 맛이나 그 외 감각 특징들뿐만 아니라, 이전에 그 음식을 먹었던 장소나 음식에 관련된 여러 사건들 역시 강화 인자가 될 수 있다. 사람들이 특정 음식을 찾을 때 이러한 단서들은 음식 그 자체만큼이나 중요한 영향을 미친다.

예를 들면, 엠앤엠스는 내가 하나를 집어 들기도 전에 내 욕구를 자극할 수 있다. 내가 과거에 그 캔디를 먹어보았다면, 캔디가 보상을 준다는 걸 알기 때문에 보는 것만으로도 자극을 받는다. 나는 엠앤엠스를 집으려고 손을 뻗고, 먹고, 보상을 경험한다. 시각적인 단서가 욕구와 충동을 자극하는 것이다.

기쁨 반응과 연관된 단서들이 우리의 관심을 끌고, 행동을 부추기고, 먹고 싶다는 충동을 자극한다. 그러한 단서들이 존재할 때, 우리는 기대되는 보상을 반드시 얻기 위해 더 열심히 그 음식을 손에 넣으려고 한다. 경험을 통해 단서와 음식은 더 밀접하게 관련을 맺고, 우리는 그 음식에 더 몰두하고 그것을 손에 넣으려고 한다. 그리고 더 많이 먹는다. 그 음식을 더 자주 찾고, 그로 인해 얻는 즐거움 때문에 먹는 행동을 반복하게 된다. '단서-충동-보상'이라는 연속적인 사이클이 시작되고, 이것이 결국은 습관이 된다.

'조건장소 패러다임'은 장소라는 특정한 단서가 어떻게 반응을 이끌어내는지 평가하기 위한 과학적 방법으로 오랜 세월에 걸쳐 그 정확성이 입증되었다. 실험에서는 일단 실험 대상자가 좋아하는 음식을 특정한 장소에 놓아둔다. 다음에는 음식을 치운 다음 그 장소에 있는 것과 처음부터 음식이 놓여 있지 않았던 장소에 있는 것 중 어떤 쪽을 더 좋아하는지 비교해본다.

쥐들은 이전에 아편, 각성제, 모르핀 등의 약물을 얻을 수 있었던 장소를 더 좋아했다. 이를 입증하는 과학적 자료가 오랜 세월에 걸쳐 상당한 양이 축적되었다. 최근에 과학자들은 특정 음식도 동물들이 어떤 장소를 더 좋아하는 데 영향을 미치는지에 관심을 돌렸다.

이를 위해 쥐들이 음식을 장소와 연관 짓는지를 관찰하는 실험이 이루어졌다. 우선 쥐가 두 개의 방 중에서 어떤 방을 더 좋아하는지부터 알아보았다. 이는 쥐가 그 방에서 얼마나 많은 시간을 보내는지로 판단했다. 두 개의 방 모두에 음식은 놓지 않았다.

실험 당시 배가 고프지 않았던 쥐들은 두 집단으로 나뉘었다. 우선, 첫 번째 그룹이 좋아하지 않는 방에 흐루트 링을 놓아두었고, 두 번째 그룹은 좋아하는 방에 보통 음식을 놓아두었다. 다음에는, 두 번째 그룹이 덜 좋아하는 방에 칼로리와 지방이 높은 간식인 치토스를 놓았고 첫 번째 그룹이 좋아하는 방에 평범한 음식을 놓았다. 양 그룹 모두 처음에 덜 좋아하던 방에서 더 많은 시간을 보냈는데, 아마도 흐루트 링이나 치토스로 동기부여를 받는 듯했다.

그런 다음 다시 장소에 대한 선호도 실험을 했다. 이번에도 쥐들은 자유롭게 좋아하는 방을 선택할 수 있었으며, 역시 양쪽 방 모두 음식은 없었다. 결과는 명확했다. 이전에 어떤 방을 선택했든 관계없이 양쪽 그룹의 쥐들 모두 흐루트 링이나 치토스가 있었던 방을 더 좋아했다. 설탕이나 지방 함량이 높은 음식을 먹어본 쥐들은 그 경험을 했던 장소를 더 좋아했다.

사람들에게도 장소는 아주 강력한 단서 중 하나다. 레스토랑 루비 튜스데이가 있는 쇼핑몰이나 최고의 피자를 먹을 수 있는 동네를 지날 때면 방금 전에도 없던 욕구를 경험하는 식이다.

고당분, 고지방 음식이 욕구와 충동을 강하게 한다는 증거는 동물 실험의 두 가지 핵심적인 결과에서 알 수 있다. 첫째, 동물들은 고당분, 고지방 음식을 먹기 위해 더 열심히 노력하며 둘째, 장소를 비롯한 여러 단서들은 고당분, 고지방 음식과 연관될 때 그 영향력이 훨씬 커진다.

음식의 세 가지 특징 역시 더 많이 먹으려는 욕구에 강력한 영향을 발휘한다.

첫째는 양이다. 한 덩이보다는 두 덩이의 음식을 줄 때 쥐는 더 많이 먹고, 사람도 한 스쿱보다는 두 스쿱의 아이스크림을 줄 때 더 많은 양을 먹는다. 양이 중요한 요소가 된다.

둘째는 보상을 주는 재료의 농도다. 음식에 설탕이나 지방을 더 많이 첨가할수록 그 음식의 매력은 커진다(단, 한계점은 존재한다. 한계점을 초과하면 매력이 감소할 수 있다).

마지막으로, 다양함이 중요한 역할을 한다. 앤서니 스클라파니가 슈퍼마켓 음식이 몸의 에너지 균형 체계를 망칠 수 있지만 다양한 종류의 음식을 접할 수 있게 하는 것만이 자극을 높이는 유일한 방법이라는 사실을 증명한 데서 다양함의 중요성을 알 수 있다. 사람들은 음식이 제공되는 환경에 여러 특징을 덧붙이기도 한다. 음식을 불이나 소리와 같은 외부 신호와 연관 짓거나, 아이스크림에 초콜릿 칩을 얹는 것처럼 감각을 더하기도 한다. 음식을 다양하게 만드는 또 하나의 방법은 동적 대비dynamic contrast를 통해서다. 대조되는 맛이 결합된(쓴 초콜릿 과자와 달콤한 크림) 오레오 쿠키는 동적 대비를 갖는 음식의 전형적인 예다.

 설탕과 지방은 자극과 욕구를 강화하며, 단서와 양과 농도와 다양함 모두가 그 강화의 정도를 더한다. 그렇다고 해서 모든 사람들이 이런 음식을 먹기 위해 똑같은 강도의 노력을 한다는 뜻은 아니다. 사람에 따라서 특정 음식에 더 큰 자극과 욕구를 느끼는 사람이 있으며 그래서 그 음식을 얻기 위해 더 열심히 노력한다. 이런 연구 결과를 토대로, 설탕과 지방뿐 아니라 설탕과 지방을 얻을 수 있다는 것을 알려주는 단서들도 유혹에 약한 사람들의 행동을 좌우한다는 사실을 알 수 있다.

Chapter 7
설탕, 지방, 소금은 뉴런을 자극한다

고당분, 고지방, 고염분 음식을 입에 넣을 때 우리 뇌의 기본 세포인 뉴런이 자극을 받는다. 뉴런은 회로로 연결되어 있으며 서로 연락을 하면서 느낌을 만들어내고 정보를 저장하고 행동을 조절한다. 뉴런은 보상을 주는 음식에 반응을 하면서 전기 신호를 일으키고 화학 물질을 분비하며 이런 과정에서 다른 뉴런들과 서로 정보를 주고받는다. 이를 가리켜 뉴런들이 '감칠맛'에 '인코딩encoding(부호화)'된다고 한다.

"뉴런이 인코딩된다는 것이 무슨 뜻입니까?" 나는 샌프란시스코 캘리포니아 대학의 신경학과 생리학 교수인 하워드 필즈에게 물었다.

필즈는 이렇게 대답했다. "뉴런이 빨간색에 인코딩되면, 다른 어떤 색보다 빨간색이 나타날 때 더 강렬하게 반응합니다. 인코딩이란 뉴런이 좋아하는 대상에 더 강렬하게 반응하는 것을 의미합니다."

 뉴런들 중 일부는 음식의 한 가지 감각 특징에만 반응하도록 독특하게 인코딩되어 있다. 예를 들어, 하나의 뉴런은 맛에만 반응하고, 또 다른 뉴런은 식감에만 반응하는 식이다. 그 밖의 뉴런들은 음식의 모양, 냄새, 혹은 온도에만 자극을 받을 수도 있다. 그런가 하면 훨씬 더 구체적인 특징에 반응을 하는 뉴런들도 있다. 맛 중에서도 달콤하거나 짜거나 시거나 쓴맛에 반응을 하는 것이다.

 당분에 인코딩된 뉴런들은 단 음식에 활발하게 반응한다. 필즈는 이렇게 설명한다. "설탕 용액이 달수록 뉴런은 더 활발하게 반응합니다. 뉴런이 활발하게 반응할수록 쥐는 더 많은 당분을 섭취합니다." 인공 감미료 또한 똑같은 효과를 낸다.

 그런가 하면, 여러 가지가 결합된 감각에 반응하는 뉴런들도 있다. "하나의 세포가 여러 구강감각의 특징들이 결합된 맛에 반응할 수 있습니다." 영국 옥스퍼드 대학의 실험심리학 교수 에드먼드 롤스는 이렇게 말했다. 롤스는 기능성 자기 공명 영상functional magnetic resonance imaging 기법을 사용해, 뇌가 자극을 받으면 어떻게 반응하는지를 영상으로 나타냈다. 그의 연구 결과 특정한 신경 회로가 작용하는 것을 볼 수 있었다. 가령, 우리가 에클레어[가늘고 긴 슈크림에 초콜릿을 뿌린 것]를 먹을 때는 지방과 당분이 결합된 맛에 자극을 받은 뉴런이 활동을 한다.

 하나의 음식에 여러 개의 뉴런이 동시에 자극을 받을 수도 있다. 일련의 뉴런들이 음식의 단맛에 자극을 받고, 다른 일련의 뉴런들이 크림 같은 식감에 반응하고, 또 다른 일련의 뉴런들이 냄새에 자극을 받는 식이다.

결론적으로 말하자면, 감각 자극들이 뉴런을 더 활발하게 반응하도록 만든다. 그래서 먹으라는 메시지가 더 강렬해지고, 사람들은 더 열심히 자극을 찾는다.

―――

고도로 '감칠맛'을 내는 음식이 발휘하는 힘의 대표적인 요소는 단 하나의 감각, 바로 맛이다. 다른 감각 자극을 비롯해 음식의 모양과 냄새 또한 음식의 매력을 더하고 사람들에게 그것을 먹도록 동기유발을 하지만, 맛은 인체의 보상 체계에 가장 직접적으로 연결된다. 여러 감각 중에서 오직 맛만이 쾌감에 반응하는 뇌 세포에 직접 관련된다. 맛은 가장 강력한 감정적 반응을 일으킨다.

뉴욕 프레스비테리언 병원에 근무하는 식습관 분야의 개척자 제러드 스미스는 맛있는 음식을 먹을수록 뇌가 자극을 받아 그 음식을 더 원하게 되는 순환 과정을 설명하기 위해 '구강감각 자기자극 orosensory selfstimulation'이라는 용어를 만들었다. 욕구와 충동을 강화하는 음식의 특징들은 미각을 자극하는 능력으로 주로 나타난다. 우리가 어떤 음식이 특히 좋다고 말할 때 이는 주로 음식의 구강감각 특징들을 나타낸다고 스미스는 말한다. "어떤 음식이 먹고 싶다거나 어떤 음식에 더 끌린다고 말할 때 이는 예외 없이 구강감각 효과를 말하는 겁니다."

맛을 비롯해 사람들을 유혹하는 음식의 여러 특징에 자극을 받는 뇌의 뉴런들은 오피오이드 회로 opioid circuitry의 일부분이며, 이는 몸의 주요한 '쾌감 체계'다. 엔도르핀이라고도 알려져 있는 '오피오이드'는 뇌 속에서 분비되는 화학 물질로 모르핀이나 헤로인 같은 약과 유사한 보상 효과를 갖는다. 오피오이드 회로가 음식으로 자극을 받으면 사람들은 먹고 싶다는 충동을 느낀다.

아주 맛있는 음식을 처음 입 속에 넣으면, 혀의 미뢰는 이 신호를 뇌에서 호흡이나 소화 같은 불수의적(의지와 관계없이 스스로 작동하는 것) 활동을 조절하는 하위 체계로 보내는 방식으로 반응한다.

신호를 받은 뇌는 오피오이드 분자를 포함하는 신경회로를 활성화한다. 오피오이드 회로가 맛있는 음식으로 활성화되든 약으로 활성화되든 관계없이 우리는 보상을 경험한다. 그래서 자신도 의식하지 못하는 사이에 동물은 입과 혀를 움직이고 갓난아기는 웃음을 짓는다.

쾌감을 인식하는 것은 쾌감과 관련된 경험의 기록이므로 조금 더 상위 체계 뇌의 기능이다. 맛이라는 감각 경험은 저위 뇌에서 중뇌를 지나면서 음식의 감각 신호들이 합해지는 영역에 이른다. 이런 신호들은 마침내 보상의 중심인 측위 신경핵에 전달된다.

고당분, 고지방 음식을 먹을 때 만들어지는 오피오이드는 자극을 주는 효과 말고도 고통과 스트레스를 줄이고 마음을 진정시키는 효과도 있다. 적어도 단기적으로는 우리의 기분을 좋게 만든다. 아기들이 설탕물을 먹으면 울음을 그치는 것을 봐도 이 사실을 알 수 있다. 또한 쥐 실험에서 쥐들이 오피오이드류의 약을 복용했을 때 고통을 덜 느끼고 마음대로 당분을 섭취할 수 있을 때 역시 고통을 훨씬 덜 느끼는 것도 볼 수 있다.

아주 맛있는 음식을 먹으면 오피오이드 회로가 활성화되고, 이 회로가 활성화되면 맛있는 음식 섭취를 늘리는 식으로 순환 과정이 이루어진다. 이는 쥐들이 오피오이드 주사를 맞고 나서 고당분, 고지방 음식을 더 많이 먹는 것을 보여주는 실험으로도 입증되었다. 또한 오피오이드 회로를 자극하는 약을 복용한 사람들이 맛있는 음식에 더 쾌감을 느끼고 더 많은 음식을 섭취하는 모습도 볼 수 있다.

과학이 발달해 뇌의 회로에서 오피오이드와 관련된 분자가 어떻게 변화하는지를 관찰할 수 있게 되면서, 사람들을 자극하고 진정시키고 즐겁게 하는 오피오이드의 기능이 명확히 증명되었다. 예를 들어, 우리가 초콜릿을 오랫동안 먹으면 체내에서 오피오이드를 생산하는 분자 기계가 변화한다는 것을 알 수 있다.

오피오이드 메커니즘은 맛 특정적 포만감taste-specific satiety이라고 알려진 현상과 충돌한다. 한 가지 음식을 일정 양만큼 먹고 나면 동물들은 일반적으로 만족하고 그만 먹는다. 단, 뭔가 다른 것을 얻을 수 있으면 계속 먹는다.

하지만 맛있는 음식이 오피오이드 회로를 자극할 때 그 패턴은 변한다. 샌프란시스코 캘리포니아 대학의 신경과학자 조쉬 울리는 당분과 지방이 주성분인 슈프림 미니 트리츠 초콜릿과 바나나 맛이 나는 사료를 이용해 이를 입증했다.

조쉬 울리는 먼저 실험용 쥐들이 한 시간 동안 원하는 만큼 초콜릿을 먹도록 했다. 그 다음에 90분 동안 바나나와 초콜릿을 마음껏 먹게 한 결과 쥐들이 주로 바나나를 더 먹는 것을 관찰할 수 있었다. 처음에 초콜릿을 먹은 탓에 그 맛에 대한 흥미가 현저하게 떨어진 반면 바나나라는 새로운 맛에 대한 식욕은 충분히 남아 있는 것 같았다. 반대의 경우에도 똑같았다. 먼저 바나나를 먹게 하면, 나중에 두 가지 맛을 선택할 때 초콜릿을 더 먹었다.

다음 실험에서는, 쥐들에게 초콜릿 맛이나 바나나 맛 사료를 먹인 뒤 뇌에 오피오이드를 주사해보았다. 그러자 전혀 다른 현상이 일어났다. 쥐들은 처음 먹었던 맛을 여전히 더 좋아했다. 오피오이드 회로를 자극하자 '맛 특정적 포만감'이라는 자연적 성향이 나타나지 않았다. 쥐들은 처음 먹었던 맛에 싫증을 내지 않았다.

오피오이드 회로의 역할을 입증하는 또 다른 방법은 오피오이드의 분비를 억제하고 그 결과를 관찰하는 것이다. 이 실험에서는 아편유사물질 길항제opioid antagonist로 알려진 날트렉손과 날록손 같은 약들이 사용된다. 일반적으로 이런 약은 사람들이 모르핀이나 헤로인에서 얻는 쾌락을 없애기 때문에 그런 약물에 대한 의존성을 치료하는 데 사용된다.

과학자들은 몸 안의 오피오이드가 식습관에 미치는 영향을 알아보는 실험에서도 이 아편유사물질 길항제를 사용했다. 이 실험에서 조쉬 울리는 날트렉손을 주사한 쥐는 초콜릿을 덜 먹는다는 사실을 알아냈는데, 이는 오피오이드의 신호를 차단하는 것이 초콜릿의 보상 가치를 없애기 때문이라 생각되었다.

다른 실험에서는 아편유사물질 길항제가 식사 시간을 단축시킨다는 사실이 입증되었다. 처음에 고당분 음식을 먹는 쥐들은 옥수수 녹말을 먹는 쥐들보다 더 오랜 시간 먹었다. 당연한 현상이었다. 하지만 날록손을 주사하자 상황이 달라졌다. 양쪽 그룹 모두 덜 먹었지만, 그 효과는 고당분 음식을 먹는 쥐들에게서 더 분명하게 나타났다. 오피오이드의 차단은 동물들이 좋아하는 음식에 가장 강한 영향을 미쳤다.

우리의 행동에 이렇게 영향을 주긴 하지만 뇌에서 쾌감의 원천은 그렇게 크지 않다. 과학자들은 쾌감중추pleasure center를 구성하는 오피오이드 회로들의 조직과 쾌감중추가 소금, 지방, 설탕에 반응해 활성화될 때의 모습을 확인했다.

그 모든 쾌감의 중심에 하나의 작은 영역이 있다. 미시간 대학교의 켄트 베리지는 이것을 '쾌감의 열점hedonic hot spot'이라고 불렀다. 켄트 베리지의 얘기에 따르면, 열점(측위 신경핵에 있는 1입방밀리미터, 핀의 머리 크기만 한 부위)이 자극을 받을 때 사람들은 뭔가를 좋아하게, 정말로 좋아하게 된다고 한다. 켄트 베리지는 이렇게 말한다. "열점은 맛에서 느끼는 쾌감을 확대하고 강화합니다. 열점은 맛이라는 감각에 쾌감이라는 광택을 더합니다."

Chapter 8
우리는 가장 두드러진 자극에 관심을 집중한다

먹는 행위와 먹으려는 욕구는 뇌의 개별적 메커니즘을 포함하는 개별적인 작용으로 이해되어야 한다. 먹으려는 욕구는 뇌에서 분비되는 또 다른 물질인 도파민의 영향을 받는다.

오피오이드가 음식을 먹을 때 쾌감을 느끼게 해주고 그 결과 계속 먹도록 한다면, 도파민은 우리의 행동을 자극해 음식 앞으로 가게 한다. 우리의 기대감을 키워서 우리가 추구와 획득pursuit-and-acquisition이라는 복잡한 행동에 관여하도록 만든다. 그래서 우리는 맛있는 음식이 주는 쾌감을 다시 떠올린다. 도파민은 '주의 편향attentional bias'이라고 알려진 생존을 기초로 하는 능력survival-based capacity을 통해 욕구를 일으킨다. 주의 편향은 "다른(중립적인) 자극은 무시하고 높은 보상을 주는 자극에 큰 관심을 기울이는 것"으로 정의되며 이로 인해 사람들은 가장 중요한 것을 선택해 추구한다. 도파민이 분비될 때 우리 마음속에서는 보상을 주는 음식들이 부각

된다. 음식이 주는 보상이 클수록, 우리는 그 음식에 더 큰 관심을 기울이고 그것을 얻기 위해 더 열심히 노력한다.

코네티컷 대학교의 심리학과 교수인 존 살라몬은 대학원생 시절에 배고픈 쥐들에게 사료를 주다가 그 쥐들이 굉장히 활동적이 되는 걸 보았다. 쥐들은 암페타민(각성제)을 먹은 것처럼 행동했다. 또한 살라몬은 도파민을 길항제로 차단하면 날뛰던 행동이 상당히 약해진다는 사실도 발견했다.

그는 보통 수준의 도파민을 지닌 쥐들이 도파민이 제거된 쥐들에 비해 음식이라는 보상을 얻기 위해 얼마나 열심히 노력하는지도 실험했다. 연구팀은 T자 모양의 미로 위 한쪽 끝에 맛있는 먹이 네 개를 놓았고 다른 쪽 끝에 두 개를 놓았다. 쥐들은 어느 쪽으로 가면 먹이를 많이 먹을 수 있는지 알고 있었으므로 T자의 교차점에 이를 때면 언제나 먹이가 많이 있는 쪽으로 향했다. 그리고 도파민을 제거하자, 속도가 줄긴 했지만 여전히 네 개의 먹이가 있는 쪽으로 향했다.

다음 단계에서 살라몬 연구팀은 먹이가 네 개 놓인 곳으로 접근하기가 더 어렵도록 45센티미터의 장애물을 세웠다. 보통 정도의 도파민을 가진 쥐들이 장애물을 넘어 먹이를 먹을 수 있기까지는 많은 수고가 필요했다. 쥐들이 장애물을 오르는 모습은 영화 〈사관과 신사〉에서 리처드 기어가 장애물 훈련을 하는 모습과 비슷하다고 살라몬은 말했다. "쥐들은 뛰어가서, 장애물을 향해 뛰어오르고, 장애물을 잡고, 장애물을 넘고, 다른 편으로 내려간 다음 네 개의 먹이를 먹습니다."

진화론적 관점에서 그런 노력은 의미를 지닌다. 살라몬은 이렇게 설명했다. "도파민은 섭식행동의 활동적 측면에 관련됩니다. 이는 생존에 아주 중요한데, 자극을 받고 충분히 활발하게 움직여 필요한 대상에 접근하는 것이 생존의 요소가 되기 때문입니다."

하지만 도파민이 제거된 쥐들은 전혀 다르게 행동했다. 쥐들은 장애물을 넘을 정도의 열의를 보이지 않았다. 대신 더 쉬운 선택을 해서 장애물이 없는 쪽으로 가 두 개의 먹이를 먹었다.

도파민으로 활동 능력이 높아질 때, 동물은 신중하게 목표를 설정해 움직인다. 가장 두드러진 자극이 있을 때 도파민이 분비되면서 가장 큰 보상을 찾아 활기차게 행동하는 것이다. 별로 중요하지 않은 '자극들'을 제거하는 것이 이 과정에서 절대적으로 중요하다.

하워드 필즈는 실험에서 두 개의 방 각각에 설탕물을 하나씩 놓고 쥐들이 두 방 사이에서 선택을 하도록 했다. 처음에는 맹물과 3퍼센트 농도의 설탕물을 각각 놓아두었고, 쥐들은 이 두 가지 중 하나를 선택해야 했다. 다음에는 3퍼센트 농도의 설탕물과 10퍼센트 농도의 설탕물 사이에서 쥐들이 선택을 하도록 했다. 두 가지 경우 모두에서, 쥐들은 더 단 쪽을 좋아했다. 맹물과 함께 있을 때는 3퍼센트 농도의 설탕물에도 충분히 만족했지만, 훨씬 더 단 것을 선택할 수 있게 되자 3퍼센트의 설탕물에는 별 관심을 보이지 않았다. 뇌의 측위 신경핵에 있는 뉴런들이 이런 선호 경향을 인코딩해서 짙은 농도의 설탕물이 앞에 있을 때 더 많은 도파민을 분비하는 것이다.

인간을 포함한 동물들은 자연 상태에서 얻을 수 있는 것보다 더 큰 것들을 선호하는 경향을 타고나는 듯하다. 동물 행동을 연구하는 동물행동학자들도 '초정상 자극 supernormal stimuli'이 갖는 매력을 밝히고자 노력했다.

검은색과 흰색의 깃털이 섞이고 부리가 붉고 다리 색이 밝은 물떼새류인 검은머리물떼새를 예로 들어보자. 1950년대에, 네덜란드의 동물행동학자 니콜라스 틴베르헨은 부화 과정에 대해 지금은 고전이 된 연구를 하던 중에 놀라운 현상을 발견했다. 자신의 작은 알을 품는 것과 훨씬 큰 새의 거대한 알을 품는 것 중에서 선택을 해야 할 때, 검은머리물떼새는 언제나 커다란 알 위에 앉는 쪽을 선택했다.

재갈매기와 회색기러기를 대상으로 한 연구에서도 이와 비슷한 현상을 보였다. 두 가지 새 모두 자신이 생물학적으로 도저히 낳을 수 없는 알을 더 좋아했다.

나비도 이런 현상을 보였다. 수컷은 구애를 할 때 암컷이 날갯짓을 하는 정도에 따라 이끌린다. 하지만 나비에게 훨씬 빠르게 퍼덕거리는 인공적인 자극을 보여주면, 수컷은 그것을 더 좋아한다.

최근에도 '초정상 자극'을 음식과 관련시킨 연구가 행해지긴 했지만, 이 주제에 관련된 중요한 연구 대부분은 몇십 년 전에 주로 이루어졌다. 나는 초창기에 그 분야를 연구한 사람의 이야기를 들어보고 싶었다. 듀크 대학교의 생물학과 신경생물학 교수인 존 스태든은 그 주제에 대한 전문가로 자신을 찾아온 것이 뜻밖이라는 듯 말했다. "이 주제로 논문을 쓴 것이 아주 오래전 일이거든요." 그는 내가 그의 논문을 찾아낸 것도 놀라워했다.

스태든이 초창기에 밝혀낸 사실들을 음식에 유추해보는 것이 가능하다고 생각되었으므로 새롭게 조사해볼 가치가 있을 듯했다.

스태든과 나는 '비대칭적 선별 압력asymmetrical selection pressure' 이라는 개념에 대해 이야기를 나누었다. 진화의 관점에서 볼 때, 새가 작은 알보다 큰 알을 좋아하는 것은 이치에 닿는다. 작은 알들은 생존하지 못할 가능성이 더 높고, 그러므로 작은 알을 고르는 새들은 종을 이어가지 못할 것이기 때문이다. 새들이 큰 알을 좋아하는 것은 생존 가능성이 높은 알을 더 좋아하는 것과 논리적인 연장선에 있다.

나는 스태든에게 오늘날 우리가 먹는 음식에 대해 질문했다. "요즘에는 에너지가 농축된 설탕과 지방을 먹습니다. 그리고 인공적으로 그런 식품을 만듭니다. 이런 식품은 자연 상태에서는 존재하지 않습니다. 이것이 '초정상 자극'입니까?"

스태든은 그렇다고 대답했다. "그런 식품들이 주는 자극은 거대할 뿐만 아니라 자연 상태에서는 절대 나타나지 않으니까요." '초정상 자극'이라는 용어에 이런 특징들이 그대로 반영되어 있다.

"왜 사람들이 거대한 자극을 더 좋아합니까?"

"우리 조상들은 보통보다 작은 자극을 좋아하는 것에 대해서는 처벌을 받았지만 보통보다 큰 자극을 좋아하는 것에 대해서는 처벌을 받지 않았습니다." 스태든은 이렇게 설명하면서 '비대칭적 선별 압력'을 다시 언급했다. 그는 또한 진화로 만들어지는 '선호의 경사도gradient of preference'에 대해서도 이야기했다. 그것이 거대한 알이

든 아주 맛있는 음식이든, 작은 것보다는 큰 것, 적은 것보다는 많은 것이 더 선호도가 높은 것 같다. 그와 같은 이유로 디즈니랜드나 라스베이거스 같은 거대한 오락물이 사람들의 흥미를 끈다. 오늘날 우리는 이 경사도를 따라 조금 더 위로 올라가면서 선택을 할 뿐이다. "종에 영향을 미치는 선택 압력 상황에서, 사람들은 언제나 적은 양의 설탕보다는 많은 양의 설탕을 좋아합니다." 스태든이 말했다. 오늘날 음식에 들어 있는 설탕의 양은 자연 상태에서 얻을 수 있는 수준을 넘어선다. 이는 우리가 더 많은 설탕을 원한다는 사실을 의미한다.

Chapter 9

보상을 주는 음식은 강렬한 자극이 된다

 눈에 띄는 음식들이 사람들의 주의를 끌며 도파민은 그런 음식 쪽으로 사람들이 다가가는 '접근행동approach behavior'을 조장한다는 사실을 나는 학문적인 수준에서 이미 이해했다. 또한 색설탕이 뿌려진 프로즌 요거트와 쿠키 도우에 대한 나의 열망을 보면서 개인적인 수준에서도 이 사실을 이해했다.
 불과 몇십 년 전만 해도 사람들은 아이스크림 가게에서 파는 한 가지 맛 아이스크림으로도 아주 만족했다. 그러던 것이 바닐라, 초콜릿, 딸기 맛 아이스크림으로 선택의 범위가 넓어지고 하나의 상자에 세 가지 맛을 한꺼번에 담아 살 수 있게 되자 사람들은 이를 굉장한 혁신으로 생각했다. 세월이 지나면서 훨씬 더 다양한 맛들이 나왔고, 아이스크림 전문 매장들이 등장해 프리미엄이나 고지방 아이스크림 등을 선보였다. 1970년대에 보스턴 지역에서 가장 유명한 아이스크림 가게였던 스티브 아이스크림이 히스바, 리시스 피넛버터컵을 비롯한 여러 맛들을 한 스쿱의 아이스크림에 섞는 제품을 판매하자 가게 앞에 손님들이 길게 줄지어 서기도 했다. 하지만 세월이 지나면서 이런 신기함도 극히 평범한 것이 되었다. 식품 산업은 무엇이 소비자의 마음을 사로잡는지 아주 잘 알고 있었다.

말할 것도 없이 오늘날 아이스크림은 모양과 맛이 아주 다양하다. 다른 대부분의 음식들 역시 마찬가지다. 예전에는 따끈하고 신선한 베이글의 종류가 별로 없었다. 기껏해야 플레인 베이글, 그러니까 참깨나 양귀비씨가 든 베이글이 있는 정도였다. 이제는 양파, 마늘, 시나몬과 건포도, 블루베리, 초콜릿 맛이 나는 베이글 등 그 종류가 정말 다양하다. 파네라 브레드 체인은 여기에서 그치지 않고, 체리 바닐라 베이글, 아시아고 치즈 베이글, 프렌치 토스트 베이글, 더치 애플 앤 레이즌 베이글을 선보인다. 이 모든 베이글에는 소금 위에 지방 위에 설탕이 쌓여 있다.

메릴랜드에 본점을 둔 전문 도매 빵집 업타운 베이커즈를 운영하는 마이크 맥클라우드는 이것을 '치장한' 베이글이라고 했다. 그는 이렇게 설명했다. "아무 재료도 섞이지 않은 베이글을 가지고 다양한 소비자의 기호에 맞추기 위해 '치장'을 하는 겁니다. 입 안에 넣을 때의 느낌과 식감을 바꾸기 위해 재료를 첨가하는 거죠. 안에 할라피뇨와 옥수수 알을 넣은 베이글은 사우스웨스턴 베이글이라고 합니다."

내 아들아이는 파네라 레스토랑의 시나몬 크런치 베이글이 자기가 먹어본 베이글 중 최고라고 한다. 그 베이글이 그 레스토랑에서 가장 잘 팔리는 제품이라고 해서 나도 한번 먹어보기로 했다.

우선 재료 목록을 보았다. 베이글에는 표백하지 않은 밀가루와

물 외에 설탕과 수소 첨가 팜 커널유가 섞인 바닐라 몇 방울, 설탕과 팜유가 섞인 시나몬 몇 방울이 들어 있었다. 그 밖의 재료로는 갈색 설탕, 꿀, 바닐라, 소금, 당즙, 더 많은 팜유, 그리고 설탕과 시나몬과 대두유가 있었다.

베이글을 한 입 베어 물고 입 안에 퍼지는 감각에 집중해보았다. 토핑 때문에 바삭바삭하면서도 달콤한 겉면은 부드러운 속과 절묘하게 조화를 이루었다. 시나몬의 향기는 기분 좋게 오래 맴돌았으며, 바닐라칩은 매혹적인 향기를 뿜어냈다.

이번에는 씹어보았다. 베이글은 입 속에서 금세 촉촉한 덩어리로 바뀌었으며, 바삭바삭한 부분은 녹을수록 더 맛있었다. 씹고 삼키기가 쉬웠고, 달콤함이 오래 남으면서도 다른 맛들은 그것대로 살아 있었다. 베이글 덩어리는 지방이 들어 있어 매끄러웠으며 내 타액과 섞여 완벽하게 녹아 몇 번 씹지 않아도 없어졌다.

시나몬 크런치 베이글은 완벽했다. 파네라는 소비자가 원하는 감각을 정확하게 제공하기 위해 지방과 설탕과 다른 재료들을 어떻게 배합해야 하는지를 알고 있었다.

인간의 뇌가 가장 두드러진 자극에 주의를 집중하도록 조절되는 과정을 분명히 이해하고 나면, 최고의 음식 축제를 표방하며 만들어진 레스토랑 T.G.I. 프라이데이가 내보내는 텔레비전 광고가 이전과는 다르게 들릴 것이다.

그냥 한 입의 음식이 아니라 고객의 마음을 사로잡는 음식입니다. 프라이데이는 고객의 입맛을 놓치지 않기 때문입니다. 우리는 고객의 미뢰가 불꽃처럼 폭발할 만한 맛을 제공합니다. 글레이즈를 떨어뜨리고 스모키 소스를 붓고 기름에 튀겨 이전에는 절대 맛볼 수 없었던 요리를 만들어냅니다. 세 가지 코스와 새로운 맛을.

이것은 음식이 어떻게 두드러진 자극이 되며 거기에 우리가 어떻게 반응하는지를 적절하게 설명하고 있다. 메뉴를 보면 애피타이저인 파르마 크러스티드 시실리안 퀘사디아를 이렇게 설명해놓았다. "튀긴 닭과 소시지, 부르스케타 마리나라, 베이컨이 들어 있고 몬트레이 잭 치즈가 배어 나온다. 파르마 치즈를 발라 바삭하고 황금색이 될 때까지 튀긴 다음 발사믹 소스를 뿌린다."
디저트 역시 다감각적이다. 휘핑 크림을 얹은 초콜릿 피넛버터 파이와 리시스 피넛버터 컵, 칩스 아호이! 쿠키 가루, 뜨거운 퍼지, 캐러멜 소스, 휘핑 크림을 얹은 아이스크림 선디.
T.G.I. 프라이데이의 퀘사디아나 파네라의 시나몬 크런치 베이글이 도파민에 미치는 영향을 연구한 사람은 없었지만, 이 음식들이 자극을 주는 여느 성분들의 혼합물과 같은 영향을 준다고 말해도 크게 틀리진 않을 것이다. 지방이 많이 든 초콜릿과 설탕은 방금 전에 배고프지 않을 만큼 먹은 동물들의 도파민 분비를 증가시킨다. 설탕과 알코올을 혼합할 때도 이와 똑같은 다감각 효과를 낸다. 그리고 세 가지 자극제를 다 합하면 훨씬 더 큰 자극이 된다. 설탕, 초콜릿, 알코올의 혼합물을 섭취하면 많은 양의 도파민이 분출된다.

여러 가지 재료가 층층이 쌓인 음식일 때 그 영향은 더 강력해진다. 사이다가 내는 효과는 달콤한 맛만으로 이루어지는 것이 아니다. 사이다의 온도, 그리고 탄산화 작용과 산에 의한 3차 신경의 자극에서 비롯되는 톡 쏘는 맛 역시 사이다 맛에 꼭 필요한 요소다.

"자극의 구성이 복잡할수록 보상과 더 밀접하게 연결됩니다." 이탈리아 칼리아리 대학의 신경과학과 약리학 전문가인 가에타노 디 키아라가 말했다. 그러한 복합성의 요소에는 익숙하고 좋아하는 맛(특히 언제든 쉽게 경험할 수 없는 맛일 때 더 큰 자극 요소가 된다)과 여러 가지 감각, 과거에 그 음식에서 얻었던 기분 좋은 경험이 포함된다.

자극을 다감각적으로 만들면 만들수록, 즉 여러 적합한 자극들을 첨가할수록 욕구와 충동을 강화하는 효과가 커진다. 음식이 강력하고 다감각적일수록 제공할 수 있는 보상은 더 커지며, 사람들은 그 음식을 얻기 위해 더 열심히 애쓴다. 사람들이 흥분하는 것은 주로 뇌의 안와전두피질에서 뉴런이 보상을 주는 음식들에 반응할 때다. 우리가 아주 맛있는 음식을 더 많이 원할수록, 안와전두피질은 더 활발하게 움직인다. 다양한 자극들로 인해 뇌의 부분이 활발하게 움직일수록 사람들은 자극에 대한 욕구를 더 많이 느낀다.

식품 회사들이 광고를 하면서 이런 종류의 설명을 하지는 않는다. 하지만 과학적인 연구 덕에 우리는 미국의 유명한 레스토랑들 안에서 어떤 일이 일어나는지 이해할 수 있게 되었다. 다시 말해, 음식이 어떤 이유로 우리에게 강렬한 자극이 되는지 이해하게 된 것이다.

Chapter 10
단서는 행동을 유발하는 뇌 회로를 활성화한다

뇌 활동은 음식 그 자체뿐만 아니라 음식이 근처에 있음을 암시하는 단서로도 자극을 받는다. 그러려면 우선 단서가 특정한 음식과 연결되어 있다는 것을 우리가 경험을 통해 알고 있어야 한다. 일단 이렇게 되면, 음식 그 자체보다 음식을 암시하는 신호가 도파민 반응을 일으킨다. 그 다음 이 신호는 욕구의 동기가 된다. 이것을 '조건반사 자극conditioned stimuli'이라고 한다. 이 단서들은 사람들의 관심을 끌고 행동을 유발한다.

고등학생 정도만 돼도 파블로프의 개 이야기를 알 것이다. 19세기 후반 러시아의 과학자 이반 페트로비치 파블로프는 개를 대상으로 '반사 반응'에 대해 연구했다. 오랜 연구 결과, 벨을 울리고 동시에 개에게 먹이를 주면 개는 벨 소리와 음식을 연관 짓는 법을 알게 된다는 것이 밝혀졌다. 개는 나중에는 먹이가 나오지 않아도 벨 소리만 들으면 침을 흘렸다.

벨 소리가 조건 자극이 되어 예측 가능한 반응을 만들어냈던 것이다.

조건반사는 빠른 시일 안에도 일어날 수 있다. 한 실험에서는 사람들에게 닷새 동안 연속해서 아침마다 고당분, 고지방 과자를 주었다. 사람들은 실험에 참가하기 이전에는 그 시간에 간식을 먹지 않았다. 하지만 며칠이 지나자 과자를 먹었던 그 시간만 되면 단것을 먹고 싶어 했다. 욕구가 이미 정착된 것이다.

케임브리지 대학 신경과학 교수인 볼프람 슐츠는 파블로프의 독창적인 연구 결과를 토대로 도파민 연구를 한 현대 과학자들 중 한 사람이다. 슐츠는 도파민이 활발하게 분비되는 원인과 타이밍에 관심을 가졌다.

동물은 자극을 받지 않을 때도 꾸준하고 일정하게 도파민을 분비한다. 하지만 동물에게 보상을 주면, 뇌에서 일시적으로 많은 양의 도파민이 분출된다.

슐츠는 동물의 측중경핵nucleus accumbens에 전극을 심어놓는 방법으로 도파민 분비의 타이밍과 정도를 기록했다. 이 실험에서 원숭이들이 기대하지 않았던 보상, 즉 달콤한 주스를 얻게 되었을 때 어떤 일이 일어나는지 관찰한 결과 원숭이들의 도파민 수준이 급격히 상승한다는 것을 관찰할 수 있었다.

이어서 슐츠는 원숭이들에게 시각적인 혹은 청각적인 단서를 준 다음 그 직후에 똑같은 주스를 주었다. 원숭이들이 사건의 순서에 일단 익숙해지자, 도파민 분비의 패턴이 변했다. 학습된 경험에 근거해서 원숭이들은 그 단서를 이제 곧 주스가 올 거라는 신호로 인식하기 시작했고, 단서를 보는 것만으로도 도파민이 활발하게 분비되었다. 도파민은 보상 그 자체보다는 보상을 예고하는 자극에 반응해서 분비되었다.

주의를 집중시키는 도파민의 역할을 고려할 때, 보상과 단서를 연결 짓는 것은 행동에 강력한 영향을 미쳤다.

채플힐에 위치한 노스캐롤라이나 대학 심리학 교수인 레지나 카렐리는 쥐의 뇌 속 전기 활동을 측정한 실험에서 유사한 결과를 얻었다. 어떤 단서가 맛있는 음식과 연관되어 있음을 알고 있는 쥐가 그 단서를 보게 되면, 즉시 조건 자극에 반응하면서 뉴런 소집단들이 활성화되었다. 하지만 단서가 음식이라는 보상을 예고하지 않을 때는 뇌가 전혀 다르게 반응했다. 어떤 뉴런들은 훨씬 적은 반응을 보였고 또 다른 뉴런들은 거의 움직임이 없었다.

반대 현상도 명확하게 나타났다. 보상과 연관되어 있는 단서들이 있을 때는 뇌 속에서 전기 활동이 시작되었다.

켄트 베리지가 만든 용어인 '유인 특성 incentive salience'은 이 현상을 설명하는 데 도움이 된다. 간단하게 설명하자면, '유인 특성'은 보상을 줄 무언가의 단서로 촉진되는 욕구를 말한다. 둘 사이의 연관성은 학습으로 이루어진다. 그러니까, 우리는 한때 좋아했던 음식이나 혹은 다른 물건을 원하는 법을 배운다. 그러나 시간이 지나면서 더는 그 음식을 좋아하지 않을 수도 있다(좋아하는 경우가 더 많긴 하지만). 하지만 그 음식이 좋아서가 아니라 그것이 없다는 사실 때문에 우리는 그것을 얻기 위해 노력한다.

베리지는 이렇게 말한다. "단서가 유발하는 갈망은 쿠키의 모양 혹은 옆에서 담뱃불을 붙이거나 술잔에 얼음을 짤랑거리거나 하는 누군가에 의해 촉발됩니다. 이런 종류의 단서는 그것을 다시 갖고 싶다는 욕구를 일으키는 힘을 가지고 있습니다." 경험은 그 단서에 '유인 특성'을 불어넣는다. 적극적인 감정들이 단서에 새겨지고, 그로 인해 이 단서들은 더 큰 힘을 갖는다.

우리는 앞에서 몇 가지 종류의 단서를 보았다. 동물을 대상으로 한 연구에서는 주로 빛이나 말투를 단서로 사용한다. 사람에게 시각적인 단서가 되는 것들은 음식의 모양을 비롯해 언젠가 그 음식을 먹었던 레스토랑의 모습, 레스토랑 가는 길에 지나쳤던 골목, 레스토랑을 광고하던 광고판의 모습 등이다. 하루 중의 시간이나 위치 같은 특징들뿐만 아니라 소리와 냄새도 같은 정도의 자극을 줄 수 있다. 긍정적이든 부정적이든 한때 자극과 관련되었던 분위기와 사람들 역시 단시가 될 수 있다. 체리 파이의 향기는 예전에 할머니가 집에서 만들어주시던 음식을 떠오르게 하면서 욕구를 만들어낸다.

이런 단서들은 도파민의 분비를 촉진하면서 기본적인 생존 도구인 보상을 찾는 행동을 유발한다. 일단 단서가 '유인 특성'을 띠면, 도파민이 분비되면서 사람들은 욕구의 대상을 얻기 위해 노력하며 웬만해서는 경로를 이탈하지 않는다.

하버드 대학의 학장이며 신경생물학 교수인 스티븐 하이먼은 이렇게 말했다. "보상을 얻으려 할 때는 여러 장애와 방해 요소가 있더라도 반드시 목적을 이루려는 경향을 보입니다. 내가 신경해부학 논문을 찾으러 서재로 간다고 할 때, 다른 것에 정신이 팔려 서재로 가서 논문을 읽으려는 계획을 포기할 수도 있습니다. 하지만 보상을 주는 뭔가를, 특히 굉장한 보상을 주는 뭔가를 얻으려고 한다면, 어떻게든 그 일을 완수하려고 할 겁니다."

시간이 흐르면서 단서와 보상은 더 밀접하게 연관된다. 이 연관성은 경험의 반복, 즉 민감화의 결과 더 강해진다. 민감화란 전형적인 약물의 효과로, 같은 분량의 약을 반복해서 복용하면 더 큰 효과를 나타내는 메커니즘이다. 베리지는 말했다. "단서가 '유인 특성'을 띨 때 동기부여의 힘을 갖게 됩니다. 민감화가 시작되면서 단서가 뉴런의 변화를 일으키거나 아니면 학습에 의해 그렇게 됩니다."

베리지는 일부의 사람들만이 '유인 특성'을 확대해 생각하며, 주로 그런 사람들의 경우 보상을 주는 음식이 과식을 유발한다는 이론을 제기했다. 이런 사람들은 그 음식을 실제로 좋아하든 아니든, 음식 단서에 더 강렬하게 반응하고 더 쉽게 압도된다는 것이다.

파블로프의 개처럼 슐츠의 원숭이 실험이나 카렐리의 쥐 실험에서도 단서 다음에 보상이 따라올 때 일어나는 현상이 관찰되었다. 그 결과, 단서와 보상을 연관 짓는 법을 배운 동물들은 단서만 보고서도 도파민을 분비한다는 사실이 증명되었다. 그리고 존 살라몬을 비롯한 연구원들이 한 실험에서는, 도파민이 사람들에게 보상을 주는 음식을 먹도록 유도하고, 이번에는 음식을 먹는 행위가 즐거움을 강화하는 오피오이드 회로를 자극한다는 사실이 입증되었다.

다양한 분야의 연구를 종합해보면 조금 더 완전한 사이클을 얻을 수 있다. 단서가 도파민의 분비를 촉진하고…… 도파민은 우리를 음식으로 이끌고…… 음식을 먹으면 오피오이드가 분비되고…… 도파민과 오피오이드의 분비는 더 많은 음식 섭취를 유도한다.

우리는 단서로 자극을 받고 보상을 얻으려 하며, 이때 우리 뇌에서 화학 물질이 분비되면서 긴장이 누그러진다.

우리는 단서를 보면 보상을 얻기 위해 열심히 노력한다. 이는 식품 산업에서 잘 알려진 개념이다. 식품 회사에서 식품을 생산할 때 가장 중요한 목표로 삼는 것은 사람들의 기대를 만들어내는 것이다.

Chapter 11
감정이 음식을 기억하도록 만든다

설탕, 지방, 소금이 갖는 감각적인 힘을 고려해보면, 모든 사람들이 같은 음식에 이끌릴 거라는 생각이 들기도 한다. 하지만 실상은 그렇지 않다. 사람들이 어떤 음식을 좋아하는가는 과거의 경험에도 큰 영향을 받기 때문이다. 각 개인의 경험의 역사는 특별한 음식에 정서적 가치를 부여하고, 그런 정서들이 각자의 기억 속에 쌓인다.

이 책 초반부에 나왔던 저널리스트 앤드류는 어린 시절 야구 경기에서 이길 때마다 승리를 축하하기 위해 뉴욕에 위치한 전설적인 아이스크림 체인인 카블로에 갔던 기억이 있다고 했다. 어린 시절의 기억은 지금도 아주 강렬하게 남아 있어서, 그가 뉴욕에 다시 갈 때마다 카블로에 가려는 욕구와 가지 않으려는 결심이 전쟁을 치른다. 유혹에 지지 않으려면 그가 장난으로 "알코올 중독 치료 도우미"라고 부르곤 하는 그의 아내가 필요하다.

내 얘기를 하자면, 정서적인 울림이 스며 있는 음식은 초콜릿으로 덮인 프레첼이다. 예전에 내가 그 프레첼을 샀던 호텔을 지날 때면, 프레첼과 관련된 즐거운 기억이 되살아나면서 먹고 싶다는 욕구가 더 강해진다. 보상을 주는 음식과 관련된 환경이 정서적 경험의 핵심이 되고, 그런 느낌이 기억에 저장되어 있다가 언제든 되살아난다. 단서가 그 기억을 되살아나게 하고, 기억이 되살아나면서 욕구가 자극을 받는다.

이런 식의 명확한 결합이 단단하게 자리를 잡으면, 나중에는 그 결합을 의식하기도 전에 행동을 하게 된다. 음식은 월터 미셸의 표현대로 '강렬한 자극'이 되고, 뇌의 감정 중추를 밝히고, 우리로 하여금 생각하고 느끼고 욕구에 반응하게 한다. 기억은 우리의 행동을 유발하는 보상 경로와 상호작용한다.

금전적인 보상을 얻을 기회에 연결된 그림과 그렇지 않은 그림을 보여주는 실험에서도 기억과 보상의 힘이 증명되었다. 당연한 얘기겠지만, 사람들이 금전적인 보상을 뜻하는 그림을 볼 때 뇌에서 도파민 분비가 활발하게 이루어진다는 사실이 뇌 단층 촬영 결과 확인되었다.

3주 뒤에 연구원들은 그 실험에 참가했던 사람들에게 그림에 대해 무엇을 기억하는지 질문했다. 참가자들은 보상과 관련된 그림을 훨씬 더 정확하게 기억했다.

연구원들은 이렇게 보고했다. "이 실험 결과는 도파민의 활발한 분비와 기억의 지속력 사이에 밀접한 관련이 있음을 증명한다."

스탠포드의 과학자 두 명은 이런 사실을 조금 더 시적인 언어로 표현했다. "보상 회로가 기억 회로의 귀에 속삭인다."

어느 화창한 주말 오후 나는 이스트 코스트에서 온 친한 친구인 빌 슐츠와 함께 차를 몰고 금문교를 지나 소노마 카운티에 갔다. 그곳에서 우리는 빌이 15년 전 독특한 디저트를 먹었던 레스토랑을 찾아 다녔다. 종이 백에 초콜릿을 채운 다음 얼려 그 안에 딸기 셰이크를 담은 디저트였다. 그 디저트의 모양과 맛의 조합이 친구의 마음속에서 여전히 크게 자리 잡고 있었으므로, 우리는 잊지 못할 맛을 만들었던 요리사를 찾아 이 레스토랑에서 저 레스토랑을 전전했다.

"사람들은 아주 좋아하긴 하지만 이런저런 이유로 손에 넣을 수 없는 음식을 기억할 때 욕구를 느낍니다. 그 음식에서 느꼈던 만족감에 대한 기억이 욕구로 이어지는 거죠." 모넬 화학감각연구소 monell chemical senses center에서 일하는 생리심리학 전문가인 마샤 펠챗이 말했다.

빌은 그 밀크셰이크의 독특한 모양과 맛 모두를 기억했지만, 무엇보다도 그의 갈망을 부추긴 것은 셰이크를 먹을 당시의 상황과 그의 기분이었다. 빌이 그 디저트를 만난 날은 특별한 날이었다. 모험적인 국토 횡단 여행을 끝내고 캘리포니아 포도원에서 친구들과 기념으로 식사를 하던 날이었다. 그리고 그때 빌은 결혼도 앞두고 있었다.

그런 기분 좋은 감각과 한 개인의 역사가 밀크셰이크에 대한 생각 속에 묻혀 있었고, 빌은 캘리포니아 북부를 지나던 그날의 오후 여행에서 맛과 기억 모두를 떠올렸다.

그런 기억의 힘은 부정할 수 없다. 사람들에게 1963년 11월 21

일, 혹은 2001년 9월 10일에 무엇을 했는지 물어보라. 아마도 잘 기억하지 못할 것이다. 하지만 그 다음 날, 그러니까 케네디 대통령 암살 사건이 있었던 1963년 11월 22일이나 9.11 테러가 일어난 2001년 9월 11일에 대해서는 대부분 미국인들의 기억 속에 세세한 것까지 생생하게 새겨져 있을 것이다. 이는 무언가가 정서적으로 자극을 받은 사건과 연관되어 있을 때 더 자세하고 생생하게 기억 난다고 발표한 수많은 연구로도 증명된다.

    식품 회사들이 텔레비전 광고를 할 때 삼는 목표가 바로 이런 것이다. 그들은 우리에게 영양이나 포만감을 파는 것이 아니다. 정서를 파는 것이다. 애플비라는 레스토랑의 "편안한 분위기에서 맛있는 식사"이나 "사람을 모으는 향기"와 같은 광고 문구는 모두 정서를 자극한다.

Chapter 12

보상을 주는 음식은
뇌의 작동을 바꾼다

이론상으로 보면, 보상을 주는 음식들이 만들어내는 자극에는 한계가 있다. 도파민이 갖는 생물학적 가치라면 동물이 음식을 얻기 위해 열심히 노력하도록 만드는 힘에 있다. 음식이 당장 필요하지 않을 때 뇌는 도파민을 적게 분비한다. 우리는 자극 쪽으로 움직이도록 만드는 신경 반응을 줄이는 방법으로 적응한다. 이는 균형을 찾으려는 노력의 한 부분이다. "항상성은 과도함을 용인하지 않습니다." 펜실베이니아 주립대학교의 신경과 행동과학 부교수 안드라스 하즈날은 이렇게 말한다.

이탈리아의 연구원 가에타노 디 키아라가 한 실험에서도 이것은 사실로 증명되었다. 그가 처음에 쥐에게 치즈맛 스낵을 주자 쥐의 뇌 속에서 도파민 분비가 증가했다. 하지만 시간이 지나 습관이 되면서 도파민의 분비 정도는 감소했으며, 쥐는 더 이상 그 음식에 강렬한 반응을 보이지 않았다.

하지만 이게 다가 아니다. 자극이 굉장히 강력하다면, 아주 새롭다면, 혹은 충분히 간헐적으로 일어난다면, 도파민 분비는 계속된다는 사실도 밝혀졌다. 욕구가 여전히 높은 수준으로 유지되는 것이다. 코카인 복용에서도 이런 현상을 볼 수 있다. 코카인은 습관이 되지 않는다. 일반적으로, 약물을 복용하는 사람에게서는 처음 약물을 복용했을 때와 같은 정도로 도파민이 계속 분비된다.

아주 맛있는 음식들 역시 이와 아주 흡사한 방식으로 뇌의 신호 체계를 바꾼다. 나는 쥐에게 반복해서 고당분, 고지방 초콜릿 음료를 주고 난 뒤에 어떤 현상이 일어나는지 실험해달라고 디 키아라에게 부탁했다. 그는 실험을 끝내고 나서 "중요한 결과!!!"라는 제목의 이메일을 내게 보내왔다. 계속 초콜릿 음료를 마신 뒤에도 도파민 반응이 감소하지 않았다는 것이 그의 실험 결과였다. 여기에는 습관이 적용되지 않았다.

새로움도 습관을 방해하는 요소다. 초콜릿을 먹은 다음 이어서 치즈맛 스낵을 먹으면 도파민 분비는 계속 증가했다. 하나의 보상 식품에 습관이 된다고 해서 다른 식품에도 습관이 되는 것은 아니다.

간헐성 역시 또 하나의 요소다. 동물에게 설탕이 듬뿍 든 음식을 주고는 그 음식을 얼마 동안 치워놓았다가 다시 충분한 양을 주면 도파민 분비 정도는 감소하지 않는다.

안드라스 하즈날과 나는 고지방, 고당분 바닐라 음료에 지속적으로 노출되는 것과 간헐적으로 노출되는 것이 도파민 분비에 미치는 영향을 연구해보기로 했다. 동물에게 8주 동안 매일 아주 맛있는 음식을 주었을 때 뇌는 도파민을 계속 분비했다. 여기에서는 습관의 증거를 볼 수 없었다. 그 다음에는 1주에 단 이틀만 주어보았다.

그랬더니 자극이 훨씬 커지면서 도파민이 더 많이 분비되었다.

　습관을 극복하는 방법은 특정 음식이 동물에게 계속 "중요하도록 만드는 것"이라고 하즈날은 말했다. 그렇게 하려면 자극을 주는 음식을 감질날 정도로 조금씩 주면서 예상할 수 있는 일정한 시간에 먹게 하거나, 아니면 기대감을 유발할 수 있는 다른 방법을 써야 한다. 그러면 지속적인 자극에 습관이 되는 뇌의 능력이 제 기능을 발휘하지 못한다.

　보상을 주는 음식이 있을 때 도파민이 자극하는 동기 체계와 우리의 행동 사이의 연관성에 대해 아직 알려지지 않은 사실이 많이 있다. 하지만 고당분, 고지방, 고염분 음식이 뇌의 생물학적 회로를 바꾼다는 사실은 확실하다. 큰 보상을 주고 욕구와 충동을 강하게 만드는 음식들(그리고 그 음식과 관련된 단서들)이 뇌의 회로를 어떻게 변화시키는지는 과학적으로 입증되는 부분이다. 위스콘신 대학 메디슨 분교에서 실험을 지휘하는 크레이그 쉴츠는 그가 '기능적 연결functional connectivity'이라고 부르는 뇌의 영역에서 변화가 있음을 지적했다. 자극과 단서에 반복적으로 노출이 되면 신경 회로 간의 연결 관계가 변하며 신경 회로의 반응 형태 역시 변한다는 것이다.

　보상을 주는 음식들은 우리의 뇌를 변하게 한다. 이때 우리는 보상을 주는 음식을 암시하는 단서에 더 민감해진다. 이처럼 영속적인 순환 속에 책 앞부분에서 이야기한 사라, 앤드류, 사만다, 클라우디아가 빠진 함정이 있다. 먹는 음식 때문에 뇌 구조가 변했기 때문에 그들은 아주 맛있는 음식에 대한 반응을 통제할 수 없는 것이다.

Chapter 13
섭식행동은 습관이 된다

   신경 통로가 같은 자극을 계속 받아 반복적인 행동을 만들어낼 때 이 행동은 습관이 된다. 같은 단서들을 보면 같은 방식으로 반응하는 것이다.

   높은 보상을 주는 음식을 먹는 행동은 시간이 지나면서 자동적인 반응이 된다. '행동 도식', 말하자면 '어떤 행동을 취할 것인가'와 '그 행동을 어떤 순서로 취할 것인가'에 대한 그림이 머릿속에 새겨진다. 이 '행동 도식'은 행동을 유발하는 자극들이 강할 때 더 빨리 더 분명하게 만들어진다.

   일단 각본이 뇌에 새겨지면, 각본이 지시하는 행동이 아주 자연스러운 것이 되어 우리는 자극을 의식하기도 전에 반응한다. 꽤 많은 학술 논문에서 이런 사실이 증명되었다. 실험 결과 피실험자들은 자신이 움직일 거라는 것을 미처 의식하기 전에 동작을 취했다. 우리가 인식하기도 전에 뇌가 활동하면서 운동 반응을 자극하는 것이다.

나는 같은 경험을 반복할 때 뇌 속에 있는 회로가 어떻게 변하는지 알기 위해 앤아버에 있는 미시간 대학교의 조슈아 베르케에게 연락을 했다. 그는 목표 지향적인 행동과 습관에 의한 행동 간의 모호하지만 엄연히 존재하는 차이를 내가 이해하기 쉽게 설명해주었다.

아이스크림에 대해 생각하고, 아이스크림을 먹고 싶어 하고, 아이스크림을 먹기 위해 의도적인 조치를 취하는 과정은 목표 지향적인 행동의 예에 속한다. 이 모든 과정에는 특정한 동기 신경 회로가 관련된다. 만일 내가 냉장고에 있는 아이스크림 통을 꺼내기 위해 집 안으로 들어간다면, 내 행동은 목표 지향적이며 보상을 의식하는 것이다. 아이스크림을 원하고 그것을 얻기 위해 행동하는 것이다.

하지만 내가 그런 행동을 굉장히 자주 한다면 의식 과정이 변한다. 나의 행동은 의도가 사라진 습관 지향적인 행동이 된다. 그리고 여기에는 다른 신경 회로가 관계된다. 아이스크림을 찾는 행동이 습관이 되었기 때문에 먹고 싶다는 욕구에 자극을 받지 않아도 집에만 가면 곧장 냉장고로 향한다. 나는 자동적으로 행동을 시작한다.

도파민은 뇌의 동기부여 회로를 활성화하고 습관의 힘을 강화하면서 이 두 가지 행동에 영향을 미친다. 뇌의 회로는 대략 유사한 두 가지 방향으로 작용하는데, 한편으로는 동기부여 정보를 처리하며 또 한편으로는 습관에 관련된 운동 행동을 다룬다.

음식 섭취를 조절하려는 사람에게 어떤 일이 일어날지는 명확하다. "습관이 학습되면서, 뇌는 행동의 모든 결과들을 특정한 배경에서 촉발될 수 있는 성과 단위 performance unit로 코드화한다"고 습관의 신경 표상을 연구하는 학자들은 설명한다. 그 환경에서 단서들은 예측 가능하고 자동적인 행동을 만들어낸다.

음식에 대해 말하자면, 우리는 본질적으로 뇌 회로에 새겨진 섭식 각본을 따르고 있다.

───────

습관은 생명체(고도로 발달된 뇌를 가진 생명체들과 덜 발달된 뇌를 가진 생명체들 모두)가 늘 접하는 사건들에 반응해 빨리 행동하는 것을 가능하게 한다. 습관이 되면 정신을 집중할 필요 없이 뭔가를 할 수 있으므로 편리할 수 있다. 얘기를 나누면서 신발 끈을 맬 수도 있다. 하지만 그런 편리함에는 치러야 할 대가가 있다. 습관이 된다는 것은 상황에 대한 인식 없이, 그리고 자신의 행동을 통제하지 않고 움직인다는 얘기다. 바로 이 통제력 상실이 핵심이다.

조슈아 베르케는 이렇게 말했다. "습관을 확고하게 만드는 것은 통제력의 상실입니다. 습관이 되면 의식적인 노력을 할 필요가 없어집니다. 습관이 된다는 것은 같은 상황에 반복해서 직면할 때 그 상황에 대해 생각하지 않아도 이미 정해진 반응을 하도록 체계가 마련되는 것을 말합니다."

습관은 천천히 학습되지만, 일단 우리 머릿속에 자리를 잡으면 그 특성상 없애기가 어렵다. 베르케는 또 이렇게 말했다. "습관의 한 가지 특징이라면 좀처럼 없어지지 않는다는 겁니다. 습관은 대개 불변하며⋯⋯ 상황 변화에 별로 영향을 받지 않습니다."

목표에 의한 행동과 습관에 의한 행동 간의 차이는 또 다른 실험으로도 명확하게 입증된다. 이 실험에서는 1주 동안 고당분 음식을 통로의 한쪽 끝에 놓고 쥐의 반응을 관찰했다. 쥐는 처음부터 음식을 향해 달려갔다. 그 다음에는 이 쥐를 다른 방으로 옮겨놓고 거기에서도 많은 양의 고당분 음식을 먹였다. 하지만 이번에는 쥐가 다 먹고 나면 아프도록 만들었다. 다음날 통로에 다시 왔을 때, 쥐의 행동은 눈에 띄게 달라졌다. 첫날 음식을 향해 달려가던 것과 달리 천천히 걸어가면서 먹는 데 별 관심을 보이지 않았다.

하지만 기간을 늘리자 결과가 달라졌다. 다음 실험에서는 1주가 아닌 3주 동안 통로 한쪽 끝에 고당분 음식을 놓고 먹게 했다. 이후의 과정은 모두 똑같았다. 3주가 지난 다음 동물들을 다른 방으로 옮기고 고당분 음식을 먹게 한 다음 아프게 만들었다. 다음날 통로로 돌아온 쥐의 행동은 아프기 전과 조금도 다르지 않았다. 다시 음식 쪽으로 맹렬하게 달려가 음식을 입 속에 넣었다.

"이 실험 결과는 동기 유발에 의한 행동과 습관 간의 차이를 명확하게 설명해줍니다." 베르케가 말했다. 쥐가 음식에 1주 동안 노출된 다음에는, 음식과 병이 연결되며 더 먹겠다는 동기가 사라졌다. 하지만 3주 뒤에는 습관이 자리를 잡았고, 따라서 쥐는 미처 의식하기도 전에 행동했다. 결과(예전에 병이 나게 했던 음식을 먹는 것)는 반복적인 행동에 더 이상 방해가 되지 않았다. 대부분의 사람들이 이런 경험을 했을 것이고 나 역시 그렇다. 이전에 피자를 너무 많이 먹었다가 배탈이 난 적이 있지만 그렇다고 해서 피자를 다시 안 먹거나 하지는 않았다.

보상이 큰 음식일수록, 더 분명하게 학습되어 자동적인 행동을 만들어낸다. 바로 이런 점이 습관이 갖는 위험성이다. 하지만 습관 형성이 좋은 결과로 이어질 가능성도 있다. 만일 우리가 상황을 바꿀 의지를 갖는다면, 새로운 습관, 즉 더 건강한 보상을 추구하도록 동기를 부여하는 습관을 만들 수도 있다.

2부
식품 산업

소비자들은 음식에 들어 있거나
음식 위에 얹혀 있는 재료에 현혹되기도 한다.
브로콜리를 좋아한다고 말하지만,
사실 그들이 정말로 좋아하는 것은
기름에 튀기고 치즈 토핑을 얹은 브로콜리다.

Chapter 14
칠리스를 방문하다

몇 년 동안의 연구 결과를 보면서 나는 설탕과 지방, 소금이 어떻게 뇌의 작동을 바꾸는지 알게 되었다. 그리고 아주 맛있는 음식과 약물의 몇 가지 유사점, 감각의 자극과 단서와 기억 간의 연결고리를 이해했다. 또한 클라우디아나 마리아 같은 사람들을 많이 만나면서 음식에 대한 생각만으로도 통제력을 잃는 과정도 이해했다.

하지만 저항할 수 없는 맛과 톡 쏘는 맛, 몬스터 딕버거와 베이크드! 치토스 플래밍 핫, 탐닉하게 하는 식품과 독특한 식품이 어떻게 만들어지는지에 대해서는 더 자세한 조사를 해보아야 했다. 기초 과학에 대한 이해가 없어도 식품 회사들은 그들이 무엇을 파는지 알고 있었다.

어느 늦은 밤에 나는 시카고 오헤어 공항에 있는 칠리스 그릴 앤 바에 앉아서 탑승 시간을 기다리고 있었다. 옆 테이블에서는 40대 초반으로 보이는 커플이 한창 식사에 열중하고 있었다. 여자는 160센티미터가 조금 넘는 키에 체중이 80킬로그램이 넘어 보이는 과체중이었다. 여자 앞에 놓인 접시에는 제1요리인 사우스웨스턴 에그 롤이 수북이 쌓여 있었다. 메뉴에서 에그 롤에 대한 설명을 보니 "훈제 치킨, 말린 콩, 옥수수, 할라피뇨 잭 치즈, 피망, 시금치를 토르티야로 말아서 바삭바삭하게 튀긴 요리"라고 적혀 있었다. 여기에 크림 같은 아보카도랜치 딥핑 소스가 함께 나왔다. 이름과는 달리 이 요리는 미국에서만 맛볼 수 있는 퓨전 요리인 에그 롤보다 오히려 부리토〔고기와 치즈를 토르티야로 싸서 구운 요리. 멕시코 요리의 일종〕처럼 보였다.

여자는 맹렬하고 빠르게 음식을 먹어치웠다. 한 손으로는 에그 롤을 쥐고 소스에 찍어 입으로 가져가는 동시에 다른 손으로는 포크를 쥐고 소스를 떠서 먹었다. 이따금씩 포크를 뻗어 상대 남자의 프렌치프라이를 찍어 먹기도 했다. 여자는 쉴 새 없이 먹었다. 이야기를 나누거나 잠깐 쉬는 법도 거의 없이 접시를 비웠다. 그녀가 마침내 식사를 끝냈을 때 접시에는 양상추만 몇 가닥 남아 있었다.

누군가가 자신을 보고 있다는 걸 알았다면 여자는 분명 그런 식으로 먹지 않았을 것이다. 그리고 뭘 먹었는지 얘기해달라는 요구를 받는다면 아마도 먹은 양보다 훨씬 적게 이야기했을 것이다. 자신이 먹은 음식에 정확히 어떤 재료들이 들어 있는지 안다면 여자는 깜짝 놀랐을 것이다.

설탕, 지방, 소금을 나침반의 세 점이라 표현했던 내 정보원은 그 여자가 먹은 음식에 대해 이렇게 설명했다. "토르티야를 기름에 푹 담가 튀기면 수분 함량이 40퍼센트에서 5퍼센트로 정도로 낮아지고 대신 지방이 채워집니다. 토르티야가 상당한 양의 지방을 흡수하는 거죠. 그렇게 하면 토르티야가 제 모양을 띕니다. 바삭바삭해지고 겉면이 노릇노릇해지는 겁니다."

내 정보원인 푸드 컨설턴트는 성분 분석표에 있는 다른 재료들도 읽어 내려가면서 설명을 계속했다. "닭고기로 요리를 하고, 전분을 첨가하고, 연기 향을 냈어요. 사람들은 연기 향을 좋아해요. 야생의 느낌을 주거든요."

그는 시금치를 가리키며 말했다. "재료 중에 녹색 채소도 있는데요, 이걸 보면서 사람들은 자신이 건강에 좋은 음식을 먹는다고 생각하죠. 잘게 부순 몬트레이 잭 치즈…… 1인당 치즈 섭취량이 증가하는 정도는 측정이 불가능합니다. 고추에 대해 말하자면, 향기를 조금 낼 뿐 다른 맛을 없앨 정도로 많이 들어 있지는 않아요."

그는 닭고기를 고기 덩어리와 흡사하게 자르고 모양을 만들고 전분을 첨가했기 때문에 목에 쉽게 넘어간다고 말했다. 여기에 자가 분해 효모엑기스, 인산나트륨, 농축 콩단백을 비롯해 수분을 함유하는 재료들이 들어가면 음식이 더 부드러워진다. 나는 성분 분석표에 소금이 여덟 번, 감미료가 고형 옥수수 시럽, 당즙, 꿀, 황설탕, 설탕의 형태로 다섯 번 나와 있다는 것에 주목했다.

"이 음식은 가공 처리된 겁니까?" 내가 물었다.

"그렇습니다. 이 모든 재료는 사람들이 더 빨리 삼킬 수 있도록 가공 처리 되었습니다……. 잘게 썰고 맛을 훨씬 높인 거죠……. 굉장히 맛있어 보이고, 먹을 때 기분이 좋아지고, 칼로리가 집약되어 있어요. 씹을 필요가 없도록 만드는 겁니다."

요즘의 음식은 가공 처리가 되어 있어서 사람들은 음식을 씹을 필요 없이 바로 넘길 수 있다. 컨설턴트는 이렇게 말했다. "이런 음식들을 먹을 때 사람들은 자신도 모르는 사이에 500, 600, 800, 900칼로리를 섭취하게 됩니다. 그야말로 자신도 모르는 사이에요." 가공 처리된 음식들은 입 안에 들어가는 즉시 녹는다.

2007년 당시 칠리스는 전국에 1,400개 이상의 체인을 두고 한 곳에서 320만 달러의 매출을 올릴 정도로 큰 인기를 누렸다. 나는 그 레스토랑을 열두 군데 정도 가보았고 각 체인들 대부분을 한 번 이상 찾았다. 갈 때마다 레스토랑은 사람들로 가득 차 있었고, 사람들이 문 앞에 모여 서서 빈자리가 나기를 기다리는 때도 있었다.

한번은 친구와 함께 금문교 북쪽에 위치한 칠리스에 가보았다. 그곳에서 나는 대표적인 애피타이저인 킥킨 잭 나초와 두 가지 요리, 본리스 상하이 윙과 마르가리타 그릴드 치킨을 주문했다.

먼저 킥킨 잭 나초에 대해 말해보자면, 요리는 예술적으로 장식되어 있었다. 울긋불긋한 샐러드 위에 피코 데 갈로 살사와 사우어 크림이 수북이 쌓여 있고 그 주위로 감자 칩이 빙 둘러 있었다. 감자 칩마다 한가운데 할라피뇨 고추 한 조각이 놓여 있었다. "인생을 즐기자"라는 캐치프레이즈 아래 판매되는 킥킨 잭 나초는 그 레스토랑의 전통적인 나초에 변화를 준 것이다. 프라이드 콘칩은 으깬 블랙빈과 강한 맛이 나는 몬트레이 잭 치즈(킥킨 잭 나초에는 전통적인 나초에 비해 치즈가 더 많이 있다)를 운반하는 역할을 한다. 마르가리타 스파이스 믹스는 킥킨 잭 나초에 '특별한 쾌감'을 준다.

이번에는 본리스 상하이 윙을 보기로 하자. 메뉴를 보면 "닭가슴살에 바삭바삭한 빵가루를 묻힌 다음 달콤하고 향긋한 생강 감귤 소스와 참깨를 뿌린 요리. 시원하고 톡 쏘는 와사비 랜치 드레싱을 찍어 먹는다"고 설명되어 있다. 기름기가 많고 쫄깃쫄깃한 치킨 너겟 열두 개가 내 앞에 놓였다. 보기에도 그럴듯했고 맛 역시 모양새에 어울렸다.

마지막으로 마르가리타 그릴드 치킨이 있었다. 메뉴에는 이렇게 적혀 있었다. "부드럽고 즙이 많은 닭가슴살을 칠리스 고유의 마르가리타 양념에 담근 다음 그릴에 완벽하게 구운 요리." 라이스, 블랙빈, 프라이드 토르티야 몇 조각, 살사 소스가 함께 나왔다. 내 식사 파트너는 그 요리가 비교적 건강에 좋다고 생각하는 것 같았다.

다른 요리들과 마찬가지로 마르가리타 그릴드 치킨의 모습 역시 예술적이었다. 뼈 없는 큼직한 닭가슴살 양면에 그물코 모양의 그릴 자국이 검게 나 있었고, 그 아래에는 색과 질감에서 대조를 이루는 재료들이 장식처럼 놓여 있었다. 생닭을 오렌지 주스와 테킬라, 트리플 섹, 새콤달콤한 혼합물, 인공 색소로 만든 양념과 섞기 때문에 자연히 설탕과 두 종류의 오일, 소금이 들어간다. 이런 상태의 닭이 냉동 상태로 자루에 담겨 레스토랑으로 배달되는데, 10킬로그램이 넘는 각각의 자루에는 약 50마리 닭고기와 농축유청단백, 변성 타피오카전분이 들어 있다.

칠리스에 고기를 공급하는 업체로 댈러스에 본점을 두고 있는 스탠더드 미트의 수석 연구원 닉 니켈슨은 콘크리트 믹서와 비슷한 기구를 이용해 닭고기와 양념을 섞는다고 말했다. "양념이 고기의 살 속으로 들어가면서 세포 조직을 찢기 때문에 그 과정에서 고기가 연해집니다."

양념을 고기에 넣는 또 하나의 일반적인 방법은 바늘 주사를 이용하는 것이다. 몇백 개의 바늘을 이용해 고기를 찌르고 결합 조직을 찢는다. "말하자면 고기를 미리 씹어놓는 것이죠." 스탠더드 미트의 전 회장인 빌리 로젠탈이 말했다.

이 모든 사실에도 불구하고, 칠리스 음식의 모양과 맛만 봐서는 거기에 얼마나 많은 설탕과 지방, 소금이 들어 있는지, 그리고 음식이 얼마나 쉽게 목을 타고 내려가는지 알기가 힘들다. 우리 근처에 앉아서 나초를 먹던 한 여성은 자기 몫의 3분의 2정도를 먹고 나서 접시를 테이블의 한쪽 구석으로 밀더니 몇 초 지나지 않아서 다시 끌어다 먹기 시작했다.

칠리스에서 음식을 주문할 때마다 나는 서빙하는 직원에게 툭 던지듯 질문하곤 했다. "이 요리에는 어떤 재료가 들어갔죠?" 가끔씩은 똑같은 질문을 지배인에게 하기도 했다. 내가 요리법을 물어본 것은 절대 아니었다. 요리법은 재산과도 같은 정보라는 것 정도는 나도 알고 있다. 어떤 양념과 조미료가 사용되는지에도 관심이 없었

다. 다만 내가 주문한 음식에 들어간 주요 재료가 무엇인지 알고 싶을 뿐이었다. 내가 무엇을 먹는지를 알고자 하는 것은 당연한 소비자의 권리라고 생각했다.

직원들은 대체적으로 내 질문에 대답하기를 꺼렸다.

"말씀드릴 수가 없습니다." 어떤 지배인은 딱 잘라 말하기도 했다.

"뭘 걱정하시는 겁니까? 알러지가 있으신가요?" 이렇게 묻는 직원도 있었다.

"말씀을 드려도 되는 건지 잘 모르겠습니다." 어떤 직원은 머뭇거리며 이렇게 말했다.

재료가 무엇이든, 나의 푸드 컨설턴트는 왜 음식들이 목을 타고 미끄러지듯 내려가는지 이해하는 것 같았다. 본리스 상하이 윙에 대해 그는 이렇게 말했다. "닭고기에서 뼈를 빼내는 것은 견과류에서 껍질을 떼 내는 것과 같습니다." 그런 처리 과정을 거치면 사람들은 씹는 수고를 덜고 음식을 더 빨리 먹게 된다.

닭날개에는 25퍼센트의 수분, 가수분해 콩단백, 소금, 인산나트륨이 들어 있다. 닭날개에 물을 넣는 데는 몇 가지 이유가 있다. 첫째, 물이 들어가면 치킨이 불어난다. 식품 회사는 그것을 "수축을 줄여준다"라고 말한다. 둘째, 물은 닭고기 가슴살보다 싸므로 생산 비용이 적게 든다. 마지막으로, 물이 들어가면 음식이 더 부드러워지고 쉽게 씹힌다.

생산 공장에서는 닭고기를 배에 싣기 전에 두들기고, 빵가루를 묻히고, 여분의 빵가루를 털어내고, 냉동시킨다. 이렇게 하면 기름에 튀겼을 때 겉면이 바삭바삭하고 짭짤해진다. 푸드 컨설턴트는 말했다. "닭고기에 지방이 흡수되고, 반죽과 빵가루가 건조되고, 물이 기름으로 대치됩니다. 그 결과 반죽과 빵가루에 약 40퍼센트의 지방이 함유됩니다." 옥수수 시럽 고형분, 건조 효모, 대두유를 함유하는 그 바삭바삭한 겉면은 접시 위에 놓인 너겟 양의 반에 이른다.

칠리스 레스토랑에서 치킨과 함께 나오는 생강 감귤 소스는 커다란 상자로 배달되어 오는데, 상자 하나에 소스 자루가 여덟 개 담겨 있고 자루 하나의 무게는 약 2킬로그램 정도 된다. 이 소스는 냉장 보관을 할 경우 유효기간이 네 달 정도다. 생강 감귤 소스는 설탕, 해선장, 식초, 간장, 마늘, 칠리 페이스트, 변성전분, 오렌지 주스 농축액과 같은 재료들이 들어 있어 건강에 좋을 것처럼 생각될 수도 있다. 하지만 주재료가 설탕이고, 소금은 세 번이나 적혀 있다.

생강 감귤 소스의 첫맛은 "달콤하고 향긋하고 끈적끈적하다"고 컨설턴트는 말했다. "설탕 위에 설탕이 있어요. 아주 다양한 설탕들이 들어 있죠. 그리고 소금도 꽤 많이 들어 있고요. 그래서 맛이 굉장히 강렬해요." 해선장은 짭짤한 맛을 내고 갈색으로 변하는 효과를 내며, 오렌지 주스 농축액은 톡 쏘는 과일 맛을 더해준다.

그런데 칠리스는 이런 것만으로는 소비자들을 유혹하기에 부족하다고 생각하는 듯하다. 기름에 튀긴 달콤한 닭요리에는 와사비 랜치 드레싱이 함께 나오는데, 마요네즈와 버터밀크와 향신료와 와사비 가루로 만들어진 이 드레싱은 기분 좋게 톡 쏘는 맛을 가지고 있다. 컨설턴트는 이렇게 말했다. "와사비는 시원한 녹색을 띠고 있어요. 사람들은 크림 같은 음식을 좋아하죠. 가장 인기 있는 샐러드 드레싱은 거의 크림 같은 모양이에요." 그러면서 컨설턴트는 한

마디 덧붙였다. "가장 인기 있는 수프도 크림 같은 모양이죠."

상하이 윙은 여분의 지방을 흡수하는 독특하게 생긴 바삭바삭한 국수 약간과 왁스지를 바구니에 깔고 그 위에 담아 내온다.

"이곳 요리가 얼마나 감각적이라고 생각합니까?" 내가 물었다.

컨설턴트는 이렇게 대답했다. "이곳 요리는 하나의 음식에 얼마나 많은 쾌감을 집어넣을 수 있는지를 보여주는 전형적인 예입니다." 분명 바늘이 나침반의 세 점 사이를 격렬하게 오갔을 것이다.

미국에 있는 대부분의 레스토랑 체인처럼, 칠리스 역시 씹을 필요가 별로 없고 쉽게 목을 타고 내려가는 아주 맛있는 음식을 내놓는다.

Chapter 15
시나본의 저항할 수 없는 맛

시나본 이야기는 시애틀 외곽 55킬로미터에 위치한 워싱턴 주 스노호미쉬의 농가에서 시작된다. 어느 일요일에 그곳에서 제릴린 브루소의 가족과 친구들이 모여 프라이드 치킨, 구운 콩, 시나몬 롤로 이루어진 잊지 못할 식사를 했다. 제릴린 브루소는 그때를 생생하게 기억했다. 그곳은 할머니 집이었고, 브루소는 할머니가 시나몬 롤에 쏟아 부었던 사랑과 손님들의 눈에 어리던 진정한 기쁨을 기억했다.

그 자신 또한 열정적인 요리사였던 브루소는 나중에 프렌치 스타일의 베이커리 앤 카페를 열었다. 브루소는 손으로 만든 크루아상, 키시, 페이스트리를 파는 세련된 장소를 상상했지만, 그녀의 가족은 할머니가 시골에서 만들던 시나몬 롤도 메뉴에 넣어야 한다고 고집했다. 카페는 얼마 가지 않아 맛있는 시나몬 롤로 유명해졌다. 사람들은 시나몬 롤을 맛보러 아주 멀리에서 찾아왔다. 그 거부할 수 없는 시나몬 롤 얘기는 《뉴욕타임스》에도 실렸다. 그러던 1985년 어느 날에 전화벨이 울렸다.

전화를 한 사람은 레스토랑즈 언리미티드의 설립자인 리치 코멘이었다. 레스토랑즈 언리미티드는 현재 스테이크하우스, 그릴, 피시하우스를 비롯해 약 서른 개의 아메리칸 스타일 레스토랑을 소유한 그룹이다.

"제릴린 브루소, 내게 좋은 생각이 있어요. 세계에서 가장 맛있는 시나몬 롤을 만들어보면 어떨까요?"

"좋아요." 브루소가 대답했다.

쇼핑몰과 공항을 비롯해 전국의 찾기 쉬운 장소에 신선하고 따뜻한 시나몬 롤을 파는 작은 베이커리를 만든다는 코멘의 계획과 브루소의 요리 솜씨가 합해져 시나본이 탄생했다.

두 사람은 시나본을 대표하는 빵을 만들기 위해 함께 주방에 서서 세세한 것까지 일일이 신경 써가며 열심히 연구했다. 브루소가 말했다. "리치 코멘과 나는 우리가 원하는 맛과 특징을 그대로 담은 빵을 만들어갔습니다. 우선 겉모양에서부터 시작했어요. 관능적이고 충만하고 둥글며 많은, 굉장히 많은 겹으로 된 그런 모양을 만들고 싶었어요. 독특한 향기를 뿜어내며, 자극적이고 아주 매력적이어서 사람들이 먹지 않으려야 않을 수 없는 그런 빵을 만들고 싶었습니다. 반죽은 베개처럼 말랑말랑하게 했고요……. 그런 다음 시럽, 그러니까 빵 가운데 있는 시나몬 캐러멜은 아주 부드럽고 달콤해서 겉면과 대조가 되도록 했습니다." 그들은 또 크림이 든 토핑도 생각했다. "롤 위에 크림을 놓아 순한 맛이 더 강조되도록 했습니다."

브루소와 코멘은 품질이 좋고 신선한 재료들을 열심히 찾았다. 향신료 전문가들에게 조언도 구했다. 전 세계에서 재배되는 시나몬의 품질에 대해 전문가들에게 듣고 나서 두 사람은 수마트라산 시나몬으로 결정했다. (나중에 시나본은 베트남산 시나몬도 사용했다.)

이들 파트너는 몇 달 동안 몇백 개의 시나몬 롤을 구워 맛을 보고, 다양한 특징들을 시험하고 또 시험했다. 그들은 대류식 오븐을 사용해, 주문을 받은 지 30분 안에 따뜻한 롤을 손님들 앞에 내놓는 특별한 도전도 했다.

그리고 결국에는 도전에 성공해 원하는 롤을 만들어냈다. 브루소가 말한 대로 "아주 자극적이고 매력적이어서 먹지 않으려야 않을 수 없는" 바로 그런 롤이었다. 2005년에 시나본은 20주년을 맞이했고 체인이 전 세계적으로 600여 개에 달했다.

나는 '세상에서 가장 맛있는 시나몬 롤'의 어떤 특징 때문에 사람들이 그토록 저항하지 못하는지 알고 싶었다. 브루소는 그 해답이 재료에만 있지는 않다고 말했다. 재료만으로는 시나본의 예술성이나 매력을 만들어낼 수 없다고 했다.

"사람들이 저항할 수 없도록 만드는 것은 친절, 관심, 시각적 효과, 그리고 향기와 식감과 조화라는 매력입니다. 또한 맛은 아주 충만합니다. 거기에는 사람들의 입맛을 다시게 하는 뭔가가 있어요." 브루소는 향기와 맛뿐 아니라 그것이 불러일으키는 기억 역시 중요하다고 말했다. "시나몬은 이 모든 것을 전달해주는 존재입니다. 이 음식에는 본질적인 따뜻함이 있어요."

나는 주재료의 역할을 말해달라고 졸랐다. "밀과 이스트는 빵의 기본 재료입니다. 여기에 어떤 재료들이 들어가 맛을 더하는 겁니까?"

"소금입니다." 브루소가 말했다.

"그 다음은요?"

"설탕이죠." 브루소는 세 가지 종류의 설탕을 사용하는 이유를 설명했다. 반죽에 과립 흰설탕을 쓰면 반죽이 달콤해지고 질감이 부드러워진다고 했다. 그리고 롤 겉면의 가운데 들어가는 끈적끈적한 내용물에는 황설탕을 써야 캐러멜 맛이 나고, 아이싱에는 가루 설탕을 써야 쉽게 녹고 가볍고 부드러운 맛이 오래간다고 했다.

브루소는 지방에 대해서도 이야기했다. 반죽에 기름을 넣으면 '탄성과 윤택'이 생기며, '맛좋은 황설탕과 시나몬 시럽과 캐러멜 같이 끈적이는 속'에 진한 맛을 더한다고 했다. 그리고 아이싱에 든 크림치즈는 "정말로 근사하고 크림 같은 식감을 주며" 사람들을 끌어들이는 향기를 만든다고 했다.

시나몬, 바닐라, 레몬도 각각의 맛을 내며, 롤의 따뜻함 또한 맛을 더하는 중요한 요소라고 브루소는 설명했다. "온도도 롤의 매력을 더하는 요소입니다. 따뜻해야 롤의 향기와 맛이 좋아지고, 먹을 때 모든 감각이 즐거워집니다."

"롤이 입 안에 들어가면 어떤 현상이 벌어집니까?" 내가 물었다.

우선 "시나몬의 향이 입 안에 퍼진다"고 브루소는 설명했다. 그런 다음 베개처럼 부드러운 반죽과 달콤하고 매끄러운 속과 크림 같은 아이싱이 다양한 맛과 질감을 선사한다고 했다. "롤은 입 안에서 그대로 녹습니다. 어느새 사라지죠. 목 넘김이 아주 훌륭합니다. 수많은 사람들이 시나본을 그처럼 좋아하는 걸 보면 나도 놀랄 정도예요."

―――

제릴린 브루소가 시나몬 롤로 엄청난 성공을 거두었으면서도 아동 비만에 대해 심각하게 걱정하는 것은 다소 의외였다.

브루소는 내게 솔직히 이야기했다. "만일 요즘 누군가가 나더러 세계에서 가장 맛있는 시나몬 롤을 만들어달라고 부탁한다면, 나는 아마도 예전과는 다르게 생각할 겁니다. 20년 전만 해도 시나몬 롤을 먹는 것은 사람들이 이따금씩 누리는 즐거움이었어요. 아이들의 비만에 대해 그리 걱정하지 않아도 되었죠. 하지만 지금은……. 자라나는 아이들이 시나몬 롤 같은 음식을 매일 너무 많이 먹는 것을 보면 굉장히 걱정됩니다."

하지만 브루소는 자신이 거둔 성공에 대해 미안해할 필요성을 느끼지는 않았다. "특별한 행사가 있을 때면 가족을 위해 시나몬 롤을 만들어요. 친구들을 위해서도 만들죠. 사람들에게 시나몬 롤의 혈통을 이야기해주는 것이 좋고, 사람들이 정말로 황홀한 감각을 느낄 수 있을 만큼 아주 잘 만들어진 이 평범한 음식에 대해 가르치는 것이 좋아요. 하지만 하루에 네 번씩 그것을 먹으라고 가르치지는 않습니다. 모든 것은 균형의 문제예요."

사실 브루소 자신도 살아오면서 바로 그 균형을 잃었던 시절이 있었다. 20대에서 40대 때까지 그녀는 다식증과 식욕 감퇴와 싸워야 했다. 요리사이자 레스토랑 운영자로 살면서 유혹적인 맛에 둘러싸여 지내다 보니 언제 배가 고픈지 언제 배가 부른지에 대한 감각을 완전히 잃었던 것이다.

Chapter 16
음식은 엔터테인먼트다

핑크스는 핫도그 매점이다. 처음 손수레로 시작한 핑크스는 65년 이상을 로스앤젤레스의 멜로즈와 라브레아 거리 모퉁이를 지켜왔다. 이곳 음식은 유명하다. 가족 소유의 레스토랑 핑크스 웹사이트에는 핫도그를 먹는 명사들의 사진들이 자랑스럽게 올라 있으며, 그 핫도그는 '베스트 오브 로스앤젤레스' 목록의 상위를 차지하기도 했다. 핑크스가 창립 60년을 기념해 핫도그를 하나에 60센트에 팔던 날은 사람들이 그걸 사려고 네 시간씩 줄을 서고 기다렸다. 핑크스에서 맛볼 수 있는 스물한 가지의 다양한 핫도그 종류에는 베이컨 칠리 치즈 도그, 브루클린 파스트라미 스위스 치즈 도그, 스리 도그 나이트 도그(세 개의 핫도그를 커다란 토르티야에 싼 다음 베이컨, 치즈, 칠리, 양파를 곁들인다) 등이 있다.

나는 핑크스의 설립자인 폴과 베티의 며느리, 글로리아 핑크에게 그 사업체가 세월이 지나면서 어떻게 변해왔는지 물었다. "우리의 관심은 오직 사람들에게 즐거움을 주는 것이었어요." 글로리아 핑크는 이렇게 설명하면서, 다양함과 특별한 맛을 제공하는 일의 중요성을 강조했다. "바로 그것이 우리의 목표였습니다."

엔터테인먼트 역할을 하는 음식이라고? 나는 음식을 그런 용어로는 한 번도 생각해보지 않았다. 그로부터 얼마쯤 지나서야 식품 산업에서 더 많이 쓰이는 용어가 있다는 사실을 알았다. 바로 '이터테인먼트eatertainment'였다.

―――――――

액자에 들어 있는 치즈 앤 페페로니 피자의 사진을 보니 식품 산업이 수많은 사람들이 누리는 엔터테인먼트가 될 정도로 발달했다는 생각이 강하게 들었다. 그 사진은 내 정보원인 푸드 컨설턴트의 사무실 벽에 붙어 있었다.

푸드 컨설턴트는 피자의 바삭바삭한 껍질과 소스, 그리고 맛있는 토핑에 대해 이야기했다. "우선 모양부터 시선을 사로잡는 데다…… 맛이나 식감, 입에 넣었을 때의 느낌이 정말 훌륭하죠. 생각만 해도 침이 고여요."

나는 그가 무슨 말을 하는지 이해했다. 사진만 보는데도 오븐에서 막 꺼낸 피자 향이 나는 듯했다. 맛도 느껴졌다. 대부분의 레스토랑 체인들이 이와 비슷한 사진들을 주로 메뉴판, 카드놀이용 테이블, 주문대 근처에 독특한 설명글과 함께 눈에 띄게 전시해놓는다.

그처럼 눈길을 끄는 사진과 함께 음식을 팔 때 어떤 일이 일어나는지 식품 산업은 정확하게 파악하고 있다고 내 정보원은 말했다.

피자가 약속하는 즐거움 앞에서 소비자들은 "좀 더 이성적인 생각을 보류하고 그 피자를 탐닉하고자 한다." 즐거움에 대한 기대로 정신이 산만해지면서 음식의 지방이나 칼로리에 대해서는 미처 판단하지 못한다.

"사람들이 탐닉하도록 만드는 겁니다. 사람들은 점점 빠져들게 되죠." 푸드 컨설턴트가 말했다.

푸드 컨설턴트의 말로는, 미국인들은 수입에서 식비가 차지하는 비율이 비교적 낮기 때문에 프리미엄 상품, 그러니까 아주 맛있고 탐닉하도록 만들며, 이에 따르는 결과로 식품 산업에 가장 큰 수익을 주는 상품들로 업그레이드하기 쉽다고 한다. "탐닉은 프리미엄 상품들의 주요 특징입니다. 일반적으로 프리미엄 상품들은 맛이 뛰어나고 지방 함량이 높으며 그 질과 어울리는 모양을 가지고 있습니다. 그리고 식품과 음료 사업에 큰 이익을 남겨주는 제품들이죠."

탐닉하게 만드는 음식을 사는 것은 비용이 적게 드는 엔터테인먼트라고 컨설턴트는 말했다. "사람들은 평범한 패스트푸드 상점에서부터 흰색 식탁보가 있고 테이블 서비스가 제공되는 최고급 레스토랑에 이르기까지 어떤 수준에서든 음식에 탐닉할 수 있습니다."

그런 음식들을 파는 식품 산업은 우리도 제대로 알지 못하는 우리 자신에 대해 뭔가를 알고 있다. 다시 말해, 식품 산업은 우리가 레스토랑으로 들어갈 때 만족스러운 식사 이상의 것을 원한다는 사실을 알고 있다. 사람들은 일상의 압박에서 해방되기를 원하며, 레스토랑들은 즐거움을 주는 음식과 그림, 분위기로 그 바람에 부응한다. 사람들이 때때로 스트레스를 느끼는 세상에서 "음식은 도

피처 혹은 그 이상의 무엇"이라고 컨설턴트는 말했다. "식품 산업이 엔터테인먼트 사업의 역할을 할수록 더 많은 수익을 거두는 겁니다."

소위 '지갑 점유율'을 위한 경쟁은 식품 산업에 강력한 동기부여가 된다.

나는 식품 산업을 상세하게 알고 있으며 식품 산업의 성장을 위해 상당한 액수의 돈을 투자한 벤처 캐피털리스트에게도 이야기를 들어보았다. 그 역시 현대 사회의 스트레스에 대해 이야기했다. 스타벅스는 문화적 요구를 정확히 파악하고 훌륭하게 대처했다고 그는 말했다. 커피 속의 카페인과 설탕은 활력을 주는 효과를 갖기도 하지만, 이 두 가지 재료는 그보다 훨씬 더 중요한 뭔가도 제공한다.

벤처 캐피털리스트는 이렇게 말했다. "그것은 따뜻한 우유와 병 같은 겁니다. 내 동료 하나는 그러더군요. '만일 그 병에 젖꼭지를 달 수 있다면 나는 억만장자가 될 텐데 말이야.'"

식품 산업은 사람들에게 음식을 먹을 이유, 그리고 즐거움과 보상을 얻을 기회를 생각하도록 부추기면서 훨씬 더 자주 음식에 탐닉하라고 유혹한다. 이는 식품 서비스 의사 결정을 위한 마케팅 보고서와 회의에 주로 등장하는 주제다.

어느 보고서를 보면 이런 내용이 있다. "음식에 탐닉하는 것은 굉장한 만족감을 준다. 프리미엄 스낵에 탐닉하는 것은 자신을 위하는 행동이며, 잠깐이라도 나만을 위한 편안한 시간을 갖는 행동이다."

"프리미엄 식음료 보고. 프리미엄 식품에 대한 수요가 증가하는 추세를 이용할 것"이라는 제목의 6,000달러짜리 연구 보고서도 이런 주제를 다룬다. 보고서 작성자들은 "스트레스가 높아지면서 사람들은 도락이나 휴식의 필요성을 느낀다"고 이야기하면서 소비자들이 '프리미엄 음식'에 몇십억 달러를 소비한다고 평가한다. 이들 보고서에서 또 강조하는 내용이 있다. "소비자들은 즐길 수 있는 기회를 찾으며…… 프리미엄 식품 소비의 비율을 늘리고…… 스스로에게 선물을 주는 의미로 프리미엄 식품을 선택한다……. 사람들은 스스로에게 보상을 할 필요를 점점 더 많이 느끼며…… 필요와 욕구 사이에 구분이 불분명해진다." 보고서에서는 이러한 추세를 이용하기 위한 여러 아이디어들을 제시한다.

하인즈, 펩시 사, 미국 돈육위원회, 스머커즈, 타이슨을 비롯한 대표적인 여섯 개 식품 회사의 후원을 받는 레스토랑 트렌드에 대한 시카고 회의에서도 이와 유사한 주제 발표가 있었다. 이 회의에서 토론의 초점은 생활에 점점 찌들어가는 소비자들의 요구에 부응하는 것에 맞추어졌다. 레스토랑 서치 펌 테크노믹스가 실시한 조사에 따르면, 오랜 시간 일하는 사람들일수록 더 많은 스트레스를 받고, 그들 중 반 정도가 "업무에 압박감을 느끼며 자신은 원할 때마다 레스토랑에서 외식할 자격이 있다"고 말한다고 한다.

하지만 외식이 일상적이 될수록, 사람들은 레스토랑에서의 경험을 더는 특별하게 느끼지 않는다. 이는 레스토랑 경영자들이 테크노믹스 대변인이 말한 '위 점유율 share of stomach'을 늘리려면 창의적이고 새로운 방법을 계발할 필요가 있다는 의미다. 회의 연사들은 이와 관련해 수많은 방법들을 제안했다. 그중 하나가 테이크아웃 메뉴를 확대하는 것이었다. 테크노믹스 대변인은 '거래가 아닌 경험으로서의 테이크아웃'을 제안했다. 그런 이유로 보스턴 마켓에서는 "요리사의 정성이 깃든 기가 막힌 요리법"으로 만들어진, 금방이라도 먹을 수 있는 슈퍼마켓 식품들을 광고한다. 또한 특별한 주차 공간을 두고서 손님이 차 안에서 주문을 하면 전담 직원이 직접 가져다주는 애플비의 '카사이드 투 고' 서비스나 800개 이상의 매장 모두에 차 안에서 기다리는 운전자에게 음식을 가져다주는 일만 전담하는 세 명의 직원을 두고 있는 아웃백의 '커브사이드 테이크 어웨이' 역시 이런 노력의 일환이다. "신발을 신을 필요도 없어요." 아웃백의 서비스에 만족한 어느 소비자는 이렇게 말했다.

소비자의 위를 얻으려면 아이들이 좋아하는 환경을 만들어야 한다는 주장도 있었다. 구체적인 방법으로는 "찍어 먹는 음식으로 재미를 주는 것", "창의성을 발휘한 디저트", "음식의 품질을 높이고 여러 가지 재료를 첨가하는 것" 등이 제시되었다.

각각의 예에서 지향하는 목표는 명확하다. 소비자들은 음식이 주는 만족감에 빠질 수밖에 없고 또 그렇게 할 자격이 있다. 성공적인 식품 사업의 핵심은 소비자들에게 그렇게 할 수 있는 최상의 기회를 제공하는 것이다.

Chapter 17
몬스터 딕버거의 시대

조사를 해나가는 동안 음식이 예전과는 다르게 보이기 시작했다. 예전에는 동네의 일본식 레스토랑에서 강낭콩을 주문할 때면 건강에 좋은 녹색 채소를 먹는다고 생각했다. 이제는 기름으로 가득 찬 냄비에서 한참 동안 튀긴 콩을 먹는 거라고 생각한다.

미국 농무부 자료를 보면 오늘날에는 사람들이 모든 종류의 음식을 더 많이 먹고 있다고 한다. 가장 큰 증가를 보인 것은 단연 지방과 기름의 섭취인데, 1인당 연간 소비량이 24킬로그램에서 약 39킬로그램으로, 33년 동안 63퍼센트가 증가했다.

설탕과 감미료 섭취 또한 19퍼센트 증가했다. 그리고 같은 기간에 곡물 섭취는 43퍼센트, 고기와 달걀과 견과류 섭취는 24퍼센트 증가했다. 미국 농무부 자료를 보면 채소 섭취 또한 24퍼센트 증가했다고 나와 있는데, 얼핏 보면 좋은 현상인 것 같지만 실상을 말하자면 그 채소 대부분이 기름을 듬뿍 넣어 튀긴 감자, 즉 프렌치프라이의 형태다.

　이전에는 지방과 설탕이 귀했지만 몇 세기에 걸쳐 농업이 발달하고 이후 생산과 분배, 정부 규정의 변화로 이 두 가지는 언제 어디서나 얻을 수 있는 식품이 되었다. 국제 비만 특별 대책팀 의장이자 전문 영양 연구원인 W. 필립 T. 제임스는 시간의 흐름에 따른 식량 공급과 섭식 형태의 변화에 대해 흥미롭고도 진화론적인 시각을 보여준다. 일찍이 사람들의 식단에는 지방 함유량이 10퍼센트 정도였다. 주로 익은 과일에서 섭취했던 당분의 양도 적당했다. 이러한 음식들은 생존에 필요한 에너지의 핵심 요소였으므로, 사람들은 먹을 수 있을 때 먹기 위해서 생물학적 도구들을 계발했다. 아마도 그런 이유로 사람들은 타고나면서부터 단맛을 좋아할 뿐만 아니라 지방과 관련된 냄새를 감지하는 후각기관을 300개 이상 갖게 되었을 것이다.

　2차 세계대전 이후 산업과 농업 형태가 변하면서 "동물성 단백질과 작물 생산이 현저하게 증가했고 버터와 식물성 기름도 상당한 정도로 증가했다"고 제임스는 말했다. 오늘날 음식에 포함된 지방과 설탕의 양은 '생물학적인 충동과 상업적 기회'에 대한 식품 회사들의 열정적인 반응을 보여주는 거라고 제임스는 말을 이었다. "당연한 얘기지만, 식품 생산업자들은 맛 평가단의 의견과 판매 수익 자료를 근거로, 특히 지난 20년 동안 소비자들이 쉽게 먹을 수 있는 음식을 더 다양하게 만들고 이전에는 볼 수 없었던, 굉장히 절묘하게 조화된 감각들을 첨가했습니다."

설탕과 지방이 함께 풍부하게 든 음식은 근래에 갑자기 나타난 형태가 아니다. 그릴에 구운 치즈 샌드위치와 밀크셰이크는 미국의 전형적인 음식이다. 하지만 아주 맛있는 음식은 과거에 비해 오늘날 더 흔해졌다.

맨해튼의 고급 일본 레스토랑에서 파는 크림 소스를 넣은 새우 뎀뿌라를 예로 들어보자. 새우를 마요네즈에 굴려 달콤한 뎀뿌라 반죽을 묻혀 튀긴 다음 다시 향긋한 마요네즈에 굴린다. 말하자면 지방 위에 지방 위에 설탕 위에 지방이다.

언젠가 페루 식당에서 새우와 함께 만두를 주문한 적이 있는데, 내 앞에 놓인 음식은 흡사 튀긴 크림치즈가 든 튀긴 도넛 같았다. 지방 위에 설탕 위에 지방이었다.

산타모니카에 있는 울프강 퍽의 시노아온메인에서 제1코스 요리로 나온 시즐링 오징어 샐러드의 실체도 내가 알던 것과 많이 달랐다. 그곳 주방은 개방되어 있어 내가 앉은 자리에서 요리 준비 과정을 볼 수 있었다. '지글지글 익는'이라는 뜻의 '시즐링'이라는 이름에서 그 요리가 건강식이 아니라는 걸 알았어야 했다. 요리사는 쌀겨기름이 가득 담긴 커다란 냄비에 빵가루를 묻힌 해산물을 넣어 튀겼다. 그 모습을 보니 샐러드가 사실은 "약간의 양상추가 들어 있는 지방"이라고 한 푸드 컨설턴트의 말이 기억났다.

나는 몸에 별로 나쁠 게 없어 보이는 '향긋한 생강 카레 소스와 바삭바삭한 시금치를 곁들인 상하이 랍스터'를 주문했다. 하지만 요리사는 랍스터의 몸통을 가르더니 프라이팬에 땅콩기름을 듬뿍 넣어 튀겼다. 그동안 기름이 든 냄비에서는 시금치가 지글거렸다. 요리사는 기름에 튀긴 랍스터를 다시 오븐에 넣고 구웠다. 내 테이블에 놓인 랍스터의 모습에는 지방을 품고 있는 흔적이 전혀 없었다. 레스토랑 가이드북인 《자갓》에 어느 기고가가 "상하이 랍스터가 나의 마지막 식사라면 나는 행복하게 죽을 것이다"라고 쓴 것도 어찌 보면 당연한 일이다.

매사추세츠의 애머스트에서 대학생들은 비프 타코, 포테이토, 베이컨, 치킨 퀘사디아, 간 소고기, 페페로니, 소시지, 베이컨, 치즈 등의 토핑이 든 안토니오의 피자를 즐겨 먹는다. 또한 바비큐 스테이크 부리토에는 블랙빈, 라이스, 사우어 크림, 체다치즈가 들어 있다.

학생들은 또 팻조도 좋아했는데, 여기에서는 마카로니와 치즈 토핑이 든 햄버거인 '맥 더 나이프', 그리고 랜치 드레싱과 치즈, 베이컨, 양파를 곁들인 프렌치프라이를 비롯해 여덟 가지 종류의 프라이가 나왔다. 이런 음식에도 분명 설탕이 얼마간 들어 있지만 주된 재료는 아니다. 하지만 음식 전체가 지방 위에 소금 위에 지방 위에 소금 위에 지방 위에 소금으로 가득 차 있다.

고급 디저트 시장 역시 감각 자극을 더한 식품으로 소비자들의 시선을 끈다. 레스토랑과 카페에서 파는 '아주 감각적인 쿠키'의 재료를 파는 오티스 스펑크마이어를 예로 들어보자. 그곳의 더블 청키 초콜릿 드림은 화이트 초콜릿과 블랙 초콜릿을 사용한다. 그리고 크랜베리 화이트 초콜릿 듀오에는 화이트 초콜릿, 달콤한 말린 크랜베리, 당즙이 들어 있다. 버터리 피칸 데카당스와 오트밀 시나레이즌 크레이빈도 다양한 맛을 낸다.

그리고 3,330억 달러에 달하는 미국 레스토랑 산업의 대부분을 차지하는 전통적인 패스트푸드 체인들에서도 물론 설탕과 지방과 소금은 빠지지 않는다.

맥도날드의 빅맥에는 밀가루, 물, 그리고 빵에는 당연히 들어 있을 거라 예상되는 소금만 들어 있는 것이 아니다. 여기에는 고과당 옥수수 시럽, 대두유, 카놀라유뿐만 아니라 부분 경화 대두유도 들어 있다. 트랜스 지방을 피하려는 전반적인 분위기에 따라 부분 경화유를 빼기도 하지만 그렇다고 해서 이 버거가 건강에 좋은 음식이 되지는 않는다. 버거킹의 블랙퍼스트 샌드위치에는 달걀 네 개, 베이컨 네 조각, 치즈 네 조각이 들어 있다. 피자헛에서 나오는 피자에는 빵 껍질 안에 구운 치즈가 들어 있다.

이런 예들은 또 있다.

라스베이거스에 위치한 그랜드 럭스 카페에서는 두 번 구운 매시드 포테이토를 기름에 튀긴 스프링 롤에 싸서 치즈와 베이컨과 함께 내놓는다. 메뉴에 애피타이저로 올라 있는 이 음식은 1인분에 여덟 개가 나온다. 이것은 지방을 잔뜩 넣은 다음 지방과 소금과 지방과 소금 층으로 둘러싼 탄수화물일 뿐이다.

하디스의 대표 햄버거들 중 하나는 몬스터 딕버거라고 하는 것인데, 이것은 1,402칼로리와 108그램의 지방을 함유한 것으로 잘 알려져 있다. 베이컨, 치즈, 마요네즈가 버거 위에 층층이 쌓여 있고, 빵에는 버터가 발려 있다. 몬스터 딕버거는 정제된 탄수화물 위에 지방 위에 소금 위에 지방 위에 소금 위에 지방 위에 지방이 쌓인 것일 뿐이다.

아이합Ihop, International House of Pancake은 최근에 속을 채워 넣은 프렌치토스트 콤보를 메뉴에 넣었다. 시나몬 건포도 프렌치토스트

(달걀과 우유로 만들어졌다)에는 달콤한 크림치즈가 들어 있다. 가루 설탕, 과일 토핑, 위피드 토핑으로 장식된 이 프렌치토스트에는 달걀 두 개, 해시 브라운 포테이토, 두 조각의 베이컨이나 두 줄의 소시지 중 하나가 곁들여진다. 프렌치토스트를 분해해보면, 지방과 설탕 위에 지방 위에 지방으로 된 덩어리 위에 설탕, 설탕, 지방의 층을 얹은 다음 지방과 소금과 지방을 곁들인 것이다.

물론 음식을 꼭 튀겨야 지방이 많아지는 것은 아니다. T.G.I. 프라이데이는 어린이 시장을 타깃으로 해서 초콜릿 푸딩과 오레오 쿠키 가루, 벌레 모양 젤리를 넣은 컵 오브 더트를 개발했다. 이 역시 설탕 위에 설탕 위에 지방 위에 설탕 위에 지방이다.

그리고 스타벅스는 휘핑 크림과 설탕 열여덟 티스푼이 든 스트로베리 앤 크림 프라푸치노를 내놓았다. 이 '음료'는 1, 2인용 페페로니 피자보다 칼로리 함량이 높으며, 아이스크림 여섯 스쿱보다 더 많은 당분을 함유하고 있다. 하지만 이조차도 크레임 점퍼즈 초콜릿 마더로드 케이크, 그러니까 미국의 가장 퇴폐적인 디저트의 하나로 푸드 네트워크에 나왔던 여섯 층의 그 진한 케이크에 비하면 아무것도 아니다. 계산대 남자의 말로는 그 케이크 한 조각이 2,150칼로리라고 한다.

뉴올리언스에서 열린 한 회의에서, 엘리슨 베이커리의 대변인은 시간의 흐름에 따른 기업의 전반적인 변화에 대해 이해하기 쉽게 설명해주었다. 처음에 엘리슨은 인디애나 주 포트웨인의 어느 가족 차고에서 1인 생산 방식으로 시작되었고, 그렇게 생산된 제품들이 레스토랑과 식료품점에 판매되었다. 1980년대 초에 이르러 조직이 확대되면서 엘리슨은 아이스크림 샌드위치를 만드는 데 쓰이는 쿠키와 쿠키 표면을 더 바삭하게 하는 토핑들도 생산했다.

그 다음 10년 동안 '재료 첨가' 경향이 유행했고, 엘리슨도 이 추세에 동참했다. 오늘날 엘리슨은 미니 퍼지 쿠키, 미니 초콜릿 칩, 생강 쿠키, 시나몬 통밀 등과 같이 바삭바삭한 식감과 맛을 더하기 위해 아이스크림과 캔디에 넣는 재료 대부분을 생산한다. 엘리슨 대변인은 "사람들이 탐닉을 찾는다"고 말하면서 내게도 친숙한 주제를 다시 이야기했다. 엘리슨은, 그들이 사용하는 용어를 빌리면, '한 단계 높은' 효과를 주는 제품들로 대응한다.

소비자들에게 단순히 설탕 한 봉지나 버터 한 덩어리를 건네는 것으로는 충분하지 않다는 것을 알고 설탕, 지방, 소금의 정수를 가장 적절하게 음식과 결합하는 방법을 꽤 오랫동안 연구했다.

소비자들이 좋아하는 음식을 만드는 기술은 이 세 가지 핵심 재료를 그저 결합하는 것보다 훨씬 더 복잡하다. 센서리 스펙트럼의 설립자이자 회장인 게일 밴스 시빌은 소비자들이 무엇을 먹고 싶어 하는지 그 이유는 무엇인지 누구보다 잘 아는 사람이었다. 나는 뉴저지 근교의 본사로 가서 게일 밴스 시빌을 만났다.

게일 밴스 시빌을 만나기 전까지는 내가 음식 한 숟가락을 입에 넣는 순간부터 입에 든 음식물이 없어질 때까지, 음식을 처음 씹을 때부터 삼킬 때까지 어떤 일이 일어나는지 별로 생각해본 적이 없었다. 시빌은 그 과정에 포함된 모든 의미를 연구하는 데 평생을 보낸 사람이었다.

과거에 식품 회사들은 디자인 결함과 같이 소비자를 돌아서게 만들 수도 있는 결점들에 관심을 쏟았다. 이후에는 어떻게 하면 소비자들을 끌어들일 수 있는가로 관심의 초점이 옮아갔다. 바로 이것이 소비자 욕구를 반영한 '제품 개발 초기 단계'에서 시빌이 주목하는 부분이다.

시빌은 음식과 감각의 자극에 전문적인 식견을 가지고 있다. 음식을 먹기 전에, 먹는 동안, 먹은 다음에 인간의 다섯 감각이 관여하는 다양한 방법을 연구한다. 소비자들은 적당한 자극들이 최적의 형태로 결합된 제품을 좋아한다. 음식의 여러 감각 특징에는 어떤 것이 있으며 그 특징이 입 속에서 어떻게 작용하는지를 이해하는 것이 시장에서 성공을 거두는 핵심 요인이라고 시빌은 생각한다.

설탕, 소금, 지방으로 만들어지는 감각 자극은 우리가 음식을 입에 넣기 전에 시작되며 음식이 없어진 다음에도 지속된다는 것이 시빌의 설명이었다. 감각 자극은 음식 포장이나 용기 모양과 같은 단서로 시작될 수도 있다. 유혹적인 냄새는 언제나 욕구를 자극한다. 다른 감각 특징들은 첫 번째 한 입으로 시작하고 사람들이 그 음식을 입 안에서 씹는 동안 계속된다. 음식을 두 번째 세 번째 입에 넣는 동안 다른 감각들이 자극되고, 음식을 씹고 완전히 삼킬 때도 마찬가지다.

시빌은 사람들이 눈으로도 감각 특징들을 받아들인다고 말했다. "제품을 보면서 그 질감을 느끼는 겁니다. 표면이 부드러운지 울퉁불퉁한지…… 거친지 아닌지 알 수 있습니다. 시각적 질감이라는 특징은 흔히 제품의 온전함과 신선함을 나타내는 표시가 되곤 합니다."

"또 어떤 것들이 사람들이 좋아하는 감각을 만들어냅니까?" 내가 물었다.

캐러멜화(전분, 설탕, 단백질을 갈색으로 만드는 과정)된 음식들도 그런 역할을 한다고 시빌은 말했다. 음식을 캐러멜화하면 향이 더 달콤해지고 '더 많은 효과와 변화'가 생긴다. 미국에서 생산되는 음식 대부분에 이 캐러멜 향이 첨가된다.

"그것이 사람들의 입맛을 자극하는 핵심 요소입니까?"

"그렇습니다. 달콤한 음식에서 그것은 대개 제1요소가 됩니다."

"지방은 그런 감각과 어떻게 연관되는지 설명해주십시오. 왜 식품 회사에서는 음식에 지방을 그처럼 많이 첨가합니까?"

그 한 가지 이유는 지방을 넣으면 다양한 식감을 만들어낼 수 있기 때문이라고 했다. 음식에 지방이 들어가면 바삭바삭해지기도 하고, 크림 같은 느낌이 나기도 하며, 독특한 맛이 나기도 한다고 시빌은 대답했다. 또한 음식의 맛이 진해지고 풍부해지며 "입 안이 꽉 차는 느낌을 낸다"고도 했다.

지방은 또한 맛을 강하게 하는 화학 물질의 분비를 촉진한다. 시빌은 이 사실을 파리에서 배웠다고 했다. 파리에서 사람들이 브리 치즈 샌드위치에 버터를 바르는 것을 보면서 처음에는 놀랐지만 이내 그 맛의 진가를 인정할 수밖에 없었다. "맛이 정말 훌륭하답니다. 샌드위치에 버터를 바르면 입 안에 넣었을 때 치즈 맛이 더 좋아져요. 버터도 더 좋은 맛을 냅니다."

또한 지방은 여러 재료를 조화롭게 합하면서 다양한 맛을 하나로 녹여 부드러운 감각을 만드는 데 도움이 된다. 시빌은 아담 드레브노프스키가 지방이 맛에 미치는 영향을 설명하기 위해 했던 간단한 실험을 소개해주었다. 우선 품질 좋은 바닐라 추출액 한 티스푼을 한 컵의 진한 크림에 넣고 또 한 티스푼을 한 컵의 탈지유에 넣는다. 첫 번째 혼합물은 진하고 좋은 맛이 나지만, 두 번째 혼합물에서는 끔찍한 맛이 난다. 시빌은 이렇게 설명했다. "지방이 없으면 '향미'가 제대로 나지 않습니다. 물리화학 이론으로 설명하자면, 지방이 없으면 휘발성 물질이 나오지 않는 겁니다."

시빌은 이렇게도 말했다. "지방은 음식을 부드럽게 만드는 데도 꼭 필요합니다. 지방이 들어가야 음식이 입 안에서 훨씬 빨리 녹아요. 타액을 더 잘 흡수해…… 쉽게 사라집니다. '빨리 없어지고 빨리 녹는 것'이죠." 지방이 함유된 음식은 입 속에 들어갔을 때 고른 크기로 씹히며 부드럽게 녹는다. 지방이 함유되지 않은 음식은 그런 식으로 분해되지 않는다. "잘 녹지 않고 입 속에서 작은 덩어리들로 남는다"고 시빌은 말했다. 시빌의 설명을 듣지 않더라도 그 느낌이 썩 좋지는 않을 거라고 짐작되었다.

"입 안에서 녹도록 만든 음식이라면, 지방이 들어갔을 때 더 잘 녹습니다. 이것은 음식의 맛을 좋게 하는 중요한 요소입니다. 입에서 잘 녹는 성질은 먹는 즐거움을 더하는 데 필수적입니다."

지방은 또한 음식을 삼킨 다음에도 맛의 여운을 남긴다. "질 낮은 와인을 마시면 입 안에서 맛이 금방 없어지는 것과 달리, 지방에서 나오는 휘발성 물질은 오래도록 입 안에 남기 때문에 음식을 다 먹고 나서도 기분 좋은 뒷맛을 느낄 수 있습니다."

시빌의 얘기를 듣고 나서 꽤 많은 감각 자극들이 음식과 관련되어 있다는 사실을 알게 되었다. 맛…… 향…… 식감…… 시각적 질감…… 손의 질감…… 부드러움…… 단단함…… 매끈한 목 넘김…… 바삭함…… 녹는 성질…… 끈끈함…… 치아에 달라붙는 성질…… 뒷맛…… 입자 크기…… 탄성…… 쫄깃함…… 점착성…… 수분 양…… 쫀득함…… 광택 등등.

이러한 특징들 하나하나가 사람들이 음식에서 얻는 즐거움에 영향을 미치지만, 개개의 특징들이 무수한 방식으로 결합하면 훨씬 더 큰 영향력을 갖는다. 감각 자극에 대해 시빌과 이야기를 나누면서 설탕과 지방과 소금의 덩어리와 층이 어떤 역할을 하는지에 대해 다시 한 번 생각해보게 되었다. 지방 위에 소금 위에 지방 위에 설탕 위에 지방은 다양한 감각 효과를 만들어낸다. 식품 산업이 원하는 것이 바로 이런 것이다.

시빌의 표현대로 "특별히 바삭한 투명한 외부 코팅"이라는 감각 특징을 가진 프렌치프라이를 생각해보자.

"그렇다면 프렌치프라이에 베이컨과 치즈가 첨가되면 더 많은 감각 단서들이 만들어집니까?" 내가 물었다.

시빌은 망설이지 않고 분명하게 대답했다. "지방을 많이 첨가할수록 더 많은 맛이 납니다. 지방이 많이 들어갈수록 소금의 양도 많아지죠. 그리고 베이컨이 들어가면 음식이 더 부드러워집니다."

여기에 지방의 매력이 있다. 사람들은 감각의 즐거움을 위해 먹는다.

───────

　나는 어떤 감각 특징들이 하나의 식품을 시장에서 승자로 만드는지 궁금했다. 시빌은 이렇게 설명했다. "스니커즈 바는 굉장히 잘 만들어졌습니다. 맛도 물론 매력적이지만, 스니커즈 바 성공의 진정한 핵심은 모든 재료들이 입 안에서 고르고 깨끗하게 사라진다는 겁니다. 스니커즈 바를 입 속에 넣고 씹으면 초콜릿과 캐러멜과 누가와 땅콩이 동시에 없어집니다. 입 속에 아무것도 남지 않아요."
　스니커즈 바의 이런 특징은 땅콩이 치아와 볼 사이에 남아 짜증스럽게 만드는 여느 제품들과 확실히 구별된다. 스니커즈 바의 특징은 입 안에 넣고 씹을 때 설탕이 녹고, 지방이 녹으며, 땅콩 조각들이 캐러멜에 묻어 함께 넘어가기 때문에 스니커즈 바 전체가 동시에 입 안에서 사라지는 것이라고 시빌은 설명했다.
　케틀 칩 역시 또 하나의 성공 스토리다. 당분이 풍부한 적색 감자로 만든 케틀 칩은 뒷맛이 약간 씁쓸하고 겉면이 불규칙하게 구워져서 복합적인 맛이 난다. 지방이 많이 들어 있어서 입에서 쉽게 녹으며, 불규칙한 색의 표면은 대량생산되는 칩에서는 좀처럼 느낄 수 없는 재미를 준다.
　높은 정도의 복잡함이 현대 식품 디자인의 핵심이다. 프렌치프라이는 베이컨이나 치즈가 첨가되기 전에는 단순한 프렌치프라이였다. 햄버거는 한때 햄버거였고, 그 햄버거를 먹는 것은 시빌의 표현을 빌리면 "단순한 사건"이었다. 시빌은 말했다. "스무 가지 수준의 자극이 쌓여 있어 그걸 먹는 것만으로도 복잡한 사건이 되는 그런 햄버거가 아니었습니다." 과거의 음식 형태는 급격하게 변화했다.

슈퍼마켓 음식들 역시 달라졌다. 사람들은 농산물 코너에서 감자를 사는 대신에 포장 그라탱 요리에 든 감자를 산다. 어떤 브랜드의 파스타 소스에는 설탕이 듬뿍 들어 있다. 치킨 타코와 할라피뇨 페퍼, 칼마라리 링, 피시 스틱, 속을 채운 만두처럼 밀가루와 튀김가루를 입힌 다음 기름에 튀겨 냉동 음식 코너에 진열해놓은 식품들을 전 세계 어디에서나 볼 수 있다. 그리고 치즈와 버터 소스로 표면에 광택을 내고 부드럽게 만든 채소를 더 좋아하는 사람들은 일반 냉동 채소를 찾지 않는다.

시빌이 말했다. "시리얼을 한번 봅시다. 예전에는 한 가지 재료로만 만든 시리얼을 먹었어요. 건포도 시리얼만 해도 두 가지 재료로 만들어진 특별한 시리얼이었죠." 요즘의 시리얼들은 절반 정도가 기본 시리얼에 수많은 재료를 첨가한 것이라고 시빌은 말했다. 언젠가 동네 슈퍼마켓의 시리얼 매장에 가보았더니 럭키 참스, 코코아 퍼프스, 하지 넛 티리오스 등 수많은 종류의 시리얼이 있었다. 그런 시리얼에는 얼마나 많은 재료가 들어간 건지 궁금했다.

이 모든 것이 식품의 성질을 바꾸어놓았다. 단순한 음식은 소비자에게 "더 많은 재료의 층, 더 많은 감각 단서, 더 많은 감각 자극"을 주기 위해 정밀하게 만들어진 음식들에게 그 자리를 내주었다고 시빌은 지적했다.

"거기에 더 많은 설탕과 지방과 소금도 포함되는 겁니까?" 내가 물었다.

"물론입니다."

식품의 다감각 효과에 대해 학자들은 식품 회사만큼이나 흥미를 갖는다.

2006년 여름, 나는 플로리다 주 네이플스에서 식습관연구학회 society for the study of ingestive behavior의 후원을 받는 과학자 회의에 참석했다. 아침 일찍 시작된 '음식 섭취와 보상에 대한 기초 및 임상과학'이라는 제목의 심포지엄에서 컬럼비아 대학 정신의학 학부 리처드 폴틴의 발표를 들었다.

'긍정적인 강화 혹은 보상'이라는 제목의 그 발표에 상당히 관심이 갔다. 그날 회의의 주제는 음식에서 얻는 즐거움이었지만, 폴틴은 또 다른 자극, 즉 '스피드 볼'이라고 알려진 코카인과 헤로인을 섞은 마약에 대해 이야기했다.

폴틴은 사람들이 얻는 '진짜 쾌감', 자극하는 효과와 진정시키는 효과를 모두 가진 음식을 먹을 때 경험하는 '롤러코스터 타기'에 대해 말했다. "올라가고 내려가고, 어느새 사라졌다가 다시 나타납니다. 굉장하죠."

이처럼 번갈아 나타나는 효과가 주는 즐거움을 경험해본 사람들은 자신이 원하는 감각을 얻기 위해 그 즐거움들을 조종하는 법을 배운다고 폴틴은 말했다. 그들은 각각의 구성 요소를 좋아하며 동시에 그 요소들이 만드는 혼합물도 좋아한다. 사람들은 한 가지 자극을 여러 번 사용할 수 있으며, 그 경험을 끝내고 다른 자극을 취할 수도 있다.

"아주 흡사한 두 가지 약물을 복용하면 한 가지 약 혹은 두 가지 약에서 기대되는 효과를 증가시킬 수도 있고 아니면 바라지 않는 효과를 감소시킬 수도 있다"고 폴틴은 설명했다. 또한 두 가지를 혼합한 약물을 복용하면 바라던 효과를 더 오래 지속시킬 수도 있고 바라지 않는 효과를 빨리 차단할 수도 있다. 뿐만 아니라 두 가지 약물의 혼합물은 "어느 하나의 약만으로는 얻을 수 없는 효과를 내기도 한다"고 그는 덧붙였다.

폴틴이 음식에 빗대 그 얘기를 하고 있음을 어렵지 않게 알 수 있었다. 사람들은 푸짐한 식사를 한 뒤에 고급스러운 디저트를 먹으면서 좋아하는 맛의 혼합, 예를 들어 맵고 신맛이나 혹은 달콤하고 짭짤한 맛에서 얻는 부가 효과를 기대한다. 그리고 입 안의 느낌, 온도, 식감, 점성과 같은 특징들이 결합된 음식에서 즐거움을 찾는다. 초콜릿 칩이 뿌려진 아이스크림을 찾아 먹고, 프라이드 치킨에 크림 모양의 블루치즈 드레싱을 곁들이고, 레스토랑에서 식사를 하며 기분전환을 기대할 때 우리가 얻고자 하는 것은 바로 다감각 효과다.

Chapter 18
포만감을 모르다

 사람들이 미국 음식의 복잡성에 대해 이야기할 때, 이는 뛰어난 요리법 혹은 지역이나 민족 특유의 음식에 관련된 복잡성을 의미하는 것이 아니다. 질 좋은 재료들을 정교하고 미묘하게 사용하는 것이 아닌 주로 여러 재료들을 더하고 쌓는다는 의미다. 다른 문화권에서 온 사람들이 음식 차이에 대해 언급하는 일이 종종 있다. 일본 굴지의 식품 회사 아지노모토(화학 조미료를 처음 상품화해 판매한 회사)의 임원인 요시유키 후지시마는 미국 음식이 일본 음식에 비해 만족감을 덜 준다고 말한다.
 "일본에서 먹는 음식은 맛이 복합적이며 조금만 먹어도 포만감을 느낄 수 있습니다. 그에 비해서 미국의 음식은 많이 먹어야 포만감이 느껴집니다."
 유럽 사람들도 이와 비슷한 말을 한다. 세련된 미각을 가진 사람들이 느끼기에 미국 요리에는 기교가 부족하다. "미국의 음식에는 호기심을 느낄 여지가 없습니다……. 아주 강한 맛에 압도당하게 되죠." 내게 미국의 식품 산업에 대해 알려준 또 다른 사람은 이렇게 말했다. 그는 미국 음식을 "정도가 지나치다"라고 표현했다.

전통적인 요리가 만족을 주려고 한다면, 미국의 산업화된 음식은 자극을 주려고 한다.

오늘날의 식단은 주로 '쉽게 섭취할 수 있는 칼로리'로 구성되어 있다. 시빌에 따르면, 과거에는 보통 한 입의 음식을 스물다섯 번 씹고 삼켰다고 한다. 하지만 오늘날에는 열 번 정도만 씹는다.

그 원인 중 하나가 지방이다. 온갖 음식에 들어 있는 지방은 윤활유 역할을 한다. 사람들은 기름기가 없어 삼키는 데 많은 타액이 필요한 고기를 가능하면 먹지 않으려 한다. "사람들은 지방이 많은 음식, 마블링이 있는 고기를 원합니다. 그래야 입 속에서 쉽게 녹으니까요." 시빌이 말했다. 입 속에서 빨리 분해되는 음식이라야 먹기가 쉽다. "지방이 든 음식을 먹으면, 몇 번만 씹어도 아! 어느새 사라져버립니다."

탁월한 레스토랑 컨셉 디자이너인 존 헤이우드도 이 말에 동의했다. 식품의 가공 처리는 말하자면 '어른들의 이유식'을 만드는 과정이라고 그는 말한다. 그의 표현을 빌리면, '가공 처리'는 섬유질과 연골처럼 씹고 삼키기 어려운 요소를 음식에서 제거하는 과정을 의미한다. 그 결과 별로 힘들이지 않고 먹을 수 있는 음식이 만들어진다. "음식은 아주 쉽게 목을 타고 내려갑니다. 먹는 것에 대해 무슨 생각을 할 틈도 없어요." 헤이우드가 말했다.

내게 식품 산업의 비밀을 이야기해주었던 푸드 컨설턴트 역시 같은 시각을 가지고 있었다. "식품 산업은 오랜 세월에 걸쳐 어떤 종류의 변화를 겪었습니다. 사람들이 쉽게 칼로리를 섭취할 수 있도록 음식을 만들었죠." 그는 예전에 비해 오늘날 식품을 더 많이 정제한다는 이야기도 했다. 그 한 가지 예가 현미와 통밀가루에서 겨를 제거하는 것이다. "그 결과 음식은 부드럽고 하얘지며 삼키기 쉬워집니다. 먹는 데 아무 불편함이 없죠. 몇 번 씹지 않고도 많은 칼로리를 쉽게 얻을 수 있습니다."

이런 종류의 음식은 한 번만 씹어도 순식간에 사라지기 때문에 사람들은 "배가 부르다"는 몸의 신호를 알아채지 못한다. 푸드 컨설턴트는 양배추 샐러드를 예로 들었다. 재료가 거칠면 씹는 데 시간과 에너지가 필요하다. 하지만 양배추와 당근이 고지방 드레싱으로 부드럽게 되면 샐러드를 아무리 먹어도 포만감이 느껴지지 않는다.

사과와 애플 소스를 비교해보면 이런 현상을 더 명확히 알 수 있다. 사과에서 껍질을 제거하면 상당량의 섬유질이 손실된다.

"껍질을 벗긴 사과에 설탕을 첨가한 다음 사람들이 그냥 마셔도 되도록 만듭니다. 그렇게 되면 신선한 사과를 씹으면서 느끼는 포만감을 더는 느낄 수가 없습니다."

그렇다고 해서 식품 회사들이 모든 음식을 씹지 않아도 되게 만든다는 얘기는 아니다. 예를 들어 도넛은 씹을 수 있게 만들어야 한다는 것을 그들은 알고 있다. 푸드 컨설턴트가 물었다. "당신은 혀 위에 있는 설탕을 어떻게 하고 싶습니까? 나는 씹어 먹고 싶습니다. 입 속에서 느끼기를 원하죠. 식품 산업의 핵심은 충분히 씹되 너무 많이 씹을 필요는 없는 음식을 만드는 것입니다."

입 안에서 쉽게 사라지는 음식은 포만감을 주지 않는다. 음식에서 섬유질을 제거하면 포만감을 주는 음식의 기능도 함께 제거하는 것이다. 음식은 순식간에 사라지고, 그 음식에 들어 있는 설탕과 지방 때문에 사람들은 더 먹고 싶다는 생각만 하게 될 뿐이다.

우리는 입 속에 무엇이 들어가는지에는 별 관심이 없고 '떠 넣는 과정'에만 몰두한다고 낸시 로드리게스는 말한다. 음식의 감각 특징에 대한 전문가이자 제품 개발 회사인 푸드 마케팅 서포트 서비스의 책임자인 로드리게스는 단언한다. "사람들은 배를 채우려고 먹습니다."

Chapter 19
그들이 좋아하는 것을 주라

대부분의 산업이 그렇듯 식품 산업 역시 소비자들이 사주기를 바라면서 제품을 디자인하고 생산하는 일만 하는 것이 아니다. '역공학'이라는 정교한 시스템을 이용해 소비자들이 어떤 제품을 좋아할지 정확하게 알아내는 것 또한 그들이 하는 일이다. "소비자 선호의 핵심 요인을 분석하는 데 필요한 연구를 하는 것"이라고 게일 시빌은 말한다.

다른 상품에 비해 식품은 위험성이 더 높다. 의도적이든 아니든, 식품 산업은 뇌의 생물학을 이용해 소비자들에게 그들의 몸을 바꾸는 제품을 파는 것이다.

식품 산업의 성공은 여러 감각 특징이 적절하게 결합된 제품을 생산하는 데 달려 있다. 소비자 층에 따라 더 단 음식을 좋아하기도 하고 더 짠 음식을 좋아하기도 하기 때문에, 자극을 주는 재료들을 어떻게 혼합하느냐는 어떤 소비자 층을 겨냥하느냐에 따라 달라진다. 하지만 일반적으로 "최대 다수의 사람들이 좋아할 수 있는 공식을 찾아내기 위해 노력한다"고 시빌은 말했다.

이러한 과정은 과학이라 할 만큼 치밀하고 정확하다.

로버트 스미스는 연구 개발 부책임자로 나비스코에서 은퇴할 때까지 식품 산업에서 확고한 입지를 쌓은 사람이다. 당시 그가 이룩한 불멸의 쿠키 성공 스토리, 오레오와 칩스 아호이는 회사에 어마어마한 이익을 안겨주었다. 스미스는 내게 성공 비결을 이야기해주었다. 사람들의 미각을 사로잡는 것은 음식의 어떤 한 가지 면(한 가지 재료나 한 가지 감각 특징)이 아니라는 것이 그가 한 말의 요지였다. 식품 산업이 알아내고자 하는 것은 여러 감각 특징들을 어떻게 결합해야 사람들의 미각을 사로잡을 수 있는가 하는 것이다. 스미스는 이렇게 말했다. "핵심 요소는 다감각입니다. 한 가지 감각이 아니에요."

여러 감각 특징들을 적절하게 혼합하기 위해 식품 회사에서는 소비자들과 전문가들로 맛 평가단을 구성해 해당 제품에서 마음에 드는 특징들을 분석하게 한다. 식품 산업에서는 이것을 '핑거프린팅'이라고 하며, 어떤 요소들을 어떤 비율로 혼합해야 소비자들의 마음을 사로잡을 수 있을지 알아내기 위한 방법으로 사용한다. "어떤 요소가 소비자들을 자극하는지 알아내기 위해 이 방법을 사용합니다"라고 스미스는 말했다.

스미스는 지방이 없는 스넥웰즈 쿠키를 시장에 내놓는 데 중요한 역할을 한 사람이다. 내가 스미스에게 정말 하고 싶었던 얘기가 바로 그것이었다. 나는 어째서 스낵웰즈를 끊을 수가 없는지 알고 싶었다. 하나를 집어먹고 쿠키 상자에서 멀어졌다가 몇 분 뒤에 다시 가서 또 하나를 먹기를 수도 없이 되풀이하곤 했다. 내 행동이 마음에 들지 않았지만 어찌된 일인지 멈출 수가 없었다. 쿠키들이 다 없어지고 나서야 비로소 내가 쿠키를 얼마나 많이 먹었는지 깨달을 때도 심심찮게 있었다.

나비스코가 지방이 없는 쿠키를 슈퍼마켓 선반에 올려놓기까지는 넘어야 할 장애물이 있었다. 쿠키가 성공 공식에 들어맞으려면 우선 질감이라는 문제를 해결해야 했다. 지방이 없는 쿠키는 거칠고 메말라 보였다. 나비스코가 적은 양의 지방산 디글리세이드라는 해답을 찾아내고 나서야 스낵웰즈는 세상의 빛을 보았다. 그 결과 나비스코는 재료와 풍미가 결합된 제품, 수많은 소비자들을 계속 끌어들이는 제품을 얻을 수 있었다.

"가장 적절한 재료를 가장 적절하게 혼합하는 것이 중요하다"고 스미스는 말하면서 맛의 개별 요소에 집중하는 것은 무의미하다고 다시 한 번 강조했다. "단순히 어떤 한 가지 요소만을 확대해서 생각한다면 그 제품은 죽고 맙니다. 제대로 된 쿠키가 되려면 모든 감각 특징들을 함께 가지고 있어야 합니다."

제품이 성공하기 위한 또 한 가지 요인은 '일관성'이다. 제품의 맛은 소비자가 그것을 먹을 때마다 항상 똑같아야 한다. 또한 쿠키는 쿠키처럼 보여야 한다. 스낵웰즈를 디자인하는 과정에서 스미스는 직원들을 모아놓고 그들이 생각하는 쿠키 모양을 그려보라고 했다. 제품이 성공을 거두려면 다수의 사람들이 좋다고 생각하는 모양에 일치해야 하기 때문이었다. "사람들이 어떻게 보는지가 아주 중요합니다. 이 모든 요소들이 균형을 이루어야 사람들에게 쾌감을 느끼게 할 수 있습니다."

오레오 쿠키가 입증하듯, 하나의 제품에 대조되는 특징을 부여하는 것은 다감각 효과를 극대화하는 또 하나의 방법이다. 오레오 쿠키의 매력적인 질감과 입 안에 넣었을 때의 느낌은 일반적인 쿠키와 별로 다를 게 없지만, 속에 든 크림의 달콤함과 초콜릿 과자의 독특한 쓴맛의 조화는 그 과자를 아주 매혹적으로 만든다. 이런 식의 대조 효과를 식품 산업에서는 '역동적인 새로움'이라고 한다.

시장에서 성공을 거둔 식품이 있다고 할 때, 어느 한 가지 요소만 따로 떼어내 그 성공 요인을 설명할 수는 없다. 성공 요인은 설탕, 지방, 소금이 아니라 이 모든 것의 적절한 혼합이다. 한 가지 맛이 아니라 여러 맛의 조화다. 하나의 감각 자극이 아니라 다감각 효과다.

오늘날의 식품 산업은 이 모든 과정을 쉽게 처리하는 기술을 그 어느 때보다도 다양하게 가지고 있다. 예를 들어, 프리토레이에서 은퇴한 식품 산업 전문가인 드와이트 리스키는 포테이토칩에 염분을 첨가하는 방식을 알려주었다. "옛날에는 아주 직접적인 방식을 썼어요. 소금 그릇을 들고 포테이토칩 위에 서 있다시피 했죠. 지금은 훨씬 편리하고 과학적인 도구를 사용합니다. 처리 과정이 훨씬 더 신중하고 정확하며, 재료가 훨씬 더 균일하게 첨가됩니다."

다른 재료들과 조화롭게 어울릴 수 있는 양의 소금을 첨가하는 것이 핵심이다. 리스키는 이렇게 말했다. "한 번에 한 가지 변수를 확대해서 생각하는 것은 끔찍한 실수입니다. 최적의 소금 양은 칩의 두께와 설탕의 함유량과 최고의 조화를 이룰 수 있는 양이기 때문입니다. 더 많은 변수들을 동시에 최적화할수록 더 좋은 제품을 만들 수 있습니다."

여러 변수들이 적절하게 상호작용할 때 하나의 식품은 매력을 지니게 된다. 마지막으로 리스키는 한마디를 덧붙였다. "혼합에서 마법이 일어납니다."

Chapter 20
소비자들이 모르는 것

식품 회사들이 포커스 그룹〔테스트할 상품에 대해서 토의하는 소비자 그룹〕이나 맛 평가단 같은 여러 피드백 통로를 중요시하는 것은 어찌 보면 아이러니하다. 사실 소비자들은 자신이 먹고 있는 것에 대해 잘 알지 못한다. 가능한 한 지방을 피하려 한다고 말하면서도, 블라인드 맛 테스트를 해보면 지방이 많이 든 음식일수록 더 좋아한다. 또한 식품에 든 설탕과 소금의 양을 실제보다 과소평가하는 경향이 있고, 음료수를 어느 정도 마셨을 때 갈증이 해소되는지도 확실히 모른다.

    게일 시빌이 모집한 맛 평가단에서도 참가자들은 "이게 좋아요. 맛있으니까"처럼 불분명한 표현을 했다.

    시빌이 구체적으로 얘기해달라고 요구해도 "아주 맛있어요"와 같이 모호한 대답만 되풀이할 뿐이었다. 그들 대부분은 자신이 무엇을 좋아하는지는 알지만 왜 좋아하는지는 알지 못했다.

식품 산업은 그 불확실성을 성공적으로 이용했다. 시빌이 경험한 바에 따르면, 소비자의 판단은 광고 때문에 흐려지기도 하고 '옳은' 선택에 대한 관념 때문에 흐려지기도 한다. 과도한 소금 섭취는 나쁘다는 생각 때문에 사실은 포테이토칩에 소금이 많이 들어 있는데도 이렇게 얘기하는 식이다. "이 포테이토칩은 지나치게 짜지 않아서 좋아."

그런가 하면 소비자는 어떤 음식에 지방 함량이 높다는 사실을 알고는 자신의 느낌을 속이기도 한다. 속으로는 "이 음식을 먹으면 안 돼"라고 생각하면서 겉으로는 "이 음식을 좋아하지 않아"라고 말하는 것이다. 하지만 블라인드 테스트를 해보면 대개 그 반대의 결과가 나타난다고 시빌은 말한다. "사람들은 더 짜고 지방이 더 많은 음식을 좋아합니다."

소비자들은 음식에 들어 있거나 음식 위에 얹혀 있는 재료에 현혹되기도 한다. 브로콜리를 좋아한다고 말하지만, 사실 그들이 정말로 좋아하는 것은 기름에 튀기고 치즈 토핑을 얹은 브로콜리다. 바삭바삭한 포테이토칩을 좋아한다고 주장할지도 모르지만, 정말로 그들의 마음을 끄는 것은 지방과 소금이다.

설탕과 지방과 소금이 다른 맛들에 가려져서 사람들이 그런 재료가 음식에 들어 있는지 깨닫지 못할 때도 있다. 나는 시빌에게 그런 식품들이 뭔지 이야기해달라고 했다. "소금이 들어 있지 않다고 생각되는데 사실은 들어 있는 식품에는 어떤 것이 있습니까? 설탕이 들어 있지 않다고 생각되는데 들어 있는 것은 무엇입니까?"

소금이 밀가루의 쓴맛을 없애고 맛의 만족도를 높이기 때문에(만족도를 1에서 15까지의 등급으로 나누었을 때 10까지) 대부분의 빵에 소금이 많이 들어 있다고 그녀는 말했다. 또한 시빌은 많은 양의 설탕이 든 빵도 있다고 하면서 맥도날드 햄버거 빵의 당도를 7에서 8로 평가했다. 케첩이 8에서 9의 당도를 가지고 있는 반면, 피자헛의 피자에 있는 소스의 당도는 10에서 12에 달한다. 크래커 또한 사람들의 생각과 차이가 있다. 대부분의 소비자들이 크래커에 소금이 많이 들어 있다고는 알고 있지만 정확히 얼마나 많은 소금과 지방이 있는지 안다면 아마 놀랄 것이다.

사람들은 랜치 드레싱을 많이 먹는다. 랜치 드레싱의 주재료가 마요네즈와 버터밀크이므로 지방이 들어 있을 거라는 것은 짐작할 수 있지만 당분이 들어 있다는 것은 잘 알지 못한다. 시빌의 말을 빌리면, 브랜드에 따라 랜치 드레싱의 당도는 7.5에서 10 사이라고 한다. "'우리 아이들은 랜치 드레싱만 먹는다'고 말하는 부모님들을 보면 이렇게 얘기해주고 싶습니다. '그렇겠지요. 나는 이유를 압니다. 달기 때문이죠.'"

식품 개발자들은 이러한 소비자들의 인식 부족을 완벽하게 이용하는 것 같다.

만일 어떤 식품에 설탕이라는 재료가 가장 많이 함유되어 있다면, 연방 규정에 따라 설탕을 성분 분석표의 가장 윗줄에 적어야 한다. 그런데 여러 종류의 감미료가 들어 있으면 각각의 감미료 함유량은 적어질 수밖에 없으므로 성분 분석표 아랫부분에 표기된다. 식품 회사에서는 이런 규정을 이용해 세 가지 종류의 설탕을 넣는다고 게일 시빌은 말했다. 그렇게 하면 설탕을 분석표 맨 위에 적지 않아도 되기 때문이다.

"네다섯 가지 설탕이 들어간 식품에는 어떤 것이 있습니까?" 내가 물었다.

시빌은 블랙퍼스트 시리얼이라고 대답했다. 시리얼에는 대개 설탕, 갈색 설탕, 과당, 고과당옥수수 시럽, 꿀, 당즙이 함께 들어간다고 한다.

"그렇게 많은 종류의 감미료를 넣는 이유가 설탕을 성분 분석표 맨 위에 적지 않기 위해서란 말이죠?"

"맞습니다. 식품 회사가 의도하는 것이 바로 그거예요. 엄마들이 설탕의 양을 제대로 알지 못하게 하는 겁니다."

진짜 의도가 무엇이든, 식품 회사는 해당 식품에 설탕과 지방이 얼마나 들어 있는지를 성분 분석표에 정확히 표시하지 않으며, 그것도 모자라 소비자들이 알아보기 어렵게 표시한다. 예를 들어 켈로그의 프로스티드 프레이크 분석표를 보면 시리얼 한 그릇당 11그램의 설탕이 들어 있다고 나와 있다. 하지만 시리얼 한 상자의 3분의 1 이상이 첨가당이라는 사실은 어디에도 나와 있지 않다.

Chapter 21
저항할 수 없는 음식의 요소들

소비자들이 음식을 거부할 수 없도록 만드는 데 식품 산업이 어느 정도나 관심을 가지고 있는지 알아보고 싶어서 나는 동료 한 사람에게 런던 북쪽으로 320킬로미터 정도 떨어진 작은 영국 도시, 해러게이트에서 열린 국제 팸본 감각학 심포지엄에 참가해달라고 부탁했다. 그 모임에서는 학계와 업계의 전문가들이 모여 자신의 분야와 소비자 제품과의 관련성에 대해 토론했다.

'식품 산업은 감각을 이용해 저항할 수 없는 제품을 만드는가?'라는 제목의 워크숍에 관심이 갔다. 특히 미셸 폴리가 발표하기로 한 연구 주제에 호기심이 생겼다. 프리토레이의 식품 연구원인 미셸 폴리는 '소비자의 마음을 사로잡는 제품 — 높은 수준의 만족도와 그 의미에 대한 이해'라는 제목으로 발표를 했다.

미셸 폴리가 발표를 하는 세미나실 의자들에는 맛있는 칩 몇 상자가 놓여 있었다. "이 과자의 유혹에 저항하기가 힘든가요?" 폴리가 발표 시작 전에 이렇게 물었다. 듣고 있던 사람들 대부분이 고개를 끄덕였다.

폴리가 첫 번째 슬라이드를 보여주었다. 슬라이드에는 소비자들에게 쾌감을 주는 음식의 공식이 나와 있었다. 감각 자극 + 칼로리 자극이었다. 이어서 폴리는 소비자가 저항할 수 없다고 생각하는 음식들의 요소를 파악하기 위해 그녀가 고안한 연구를 설명했다. 그녀의 핵심 질문은 이것이었다. "어떤 특징들이 해당 제품에 대한 갈망을 부추기는가?"

이를 연구하기 위해 폴리는 프리토레이의 제품 서른한 가지 중에서 다양한 맛과 형태로 된 크래커나 칩을 하나 이상 자주 먹는 사람들 2,000명을 모았다. 폴리가 한 실험의 뚜렷한 특징이라면 간식을 좋아하고 즐겨 먹는 사람들을 직접 실험에 참여시킨 것이었다. 실험 참가자들은 최근에 해당 제품을 먹은 기억을 기초로 해서 "저항할 수 없음"을 비롯한 여러 가지 표현을 선택해 그 맛이나 느낌을 설명했다. 해당 제품을 먹은 사람들 중 35퍼센트에서 70퍼센트가 그 맛을 저항할 수 없다고 표현했다. "저항할 수 없음"이라는 표를 가장 많이 얻은 제품 두 개는 나초 치즈 도리토스와 치토스 매운 맛이었다.

다음 단계로 폴리는 그 제품들의 어떤 특징 때문에 저항할 수 없다는 느낌을 갖는지 알아내고자 했다. 이런 특징에 영향을 미치는 요소들을 분석하는 과정에서도 소비자 평가단의 도움을 받았다. 이 요소들 중에는 '식감 역학'과 '맛 역학'이 있는데, '식감 역학'이란 샘플 과자를 씹을 때 입 속에서 어떤 느낌이 드는가(딱딱한가 아니면 바삭바삭한가? 부서지는가 아니면 녹는가?)에 관한 것이며, '맛 역학'

은 맛이 얼마나 다양하고 복합적인가 하는 것이다. (미국 식품 산업에서는 맛을 유제품 맛, 구운 맛, 허브 맛, 톡 쏘는 맛, 과일처럼 달콤한 맛, 해산물 맛, 이렇게 여섯 가지로 구분한다.) 과자를 씹으면서 맛을 느끼는 타이밍 또한 '맛 역학'의 요소다. 이 연구를 하면서 폴리는 다른 특징들에도 관심을 가졌다. 가령 1에서 15까지의 등급으로 분류되는 '맛의 강도'와 '밀집도'가 있다. 밀집도란 샘플이 입 속에서 변하는 방식을 말한다. 예를 들면, 입 속에서 과자가 반죽 덩어리가 되는가 아니면 완전히 녹아 없어지는가 하는 것이다. 폴리는 또한 씹는 데 얼마만큼의 힘이 드는지를 기준으로 해당 제품이 먹기에 얼마나 쉬운가에 관해서도 알아보았는데, 이는 주로 칩의 크기와 단단함을 반영한다.

여기에서 더 나아가 폴리는 패널들의 의견을 분석해 그 결과를 토대로 "저항할 수 없음"이라는 느낌을 주는 음식의 다섯 가지 특징을 정리했다. 이를 중요성의 순서대로 열거하면 이렇다. 칼로리, 맛, 먹기 쉬움, 녹음, 첫 느낌.

"이 다섯 가지가 사람들에게 먹고 싶다는 욕구를 일으키는 음식의 특징입니다." 폴리가 말했다.

이 특징들 각각은 다양한 방식으로 감각에 관여한다는 것이 폴리의 의견이다. "이 특징들이 한데 합해져 입 속에서 많은 즐거움, 많은 새로움을 만들어냅니다."

이러한 관점에서 보니, 사람들이 나초 치즈 도리토스의 어떤 면에 끌리는지가 명확해졌다. 특히 폴리가 '저항할 수 없는' 맛을 내는 데 상당한 역할을 하는 치즈를 비롯해 여러 유제품의 맛들의 효과를 강조하는 것을 보고서 더욱 그랬다. 도리토스는 인기를 끌 만한 특징들을 많이 가지고 있다. 도리토스는 세 가지 다른 치즈의 맛과 다양한 우유와 크림, 입을 즐겁게 하는 소금과 기름이 어우러져 입 안에 넣었을 때 복합적인 맛이 난다. 과자를 처음 깨물면 딱딱한 것이 오도독 씹히다가 어느새 소스로 변하면서 녹는다.

치토스 매운 맛 역시 입 안에 넣고 씹는 동안 변화한다. 폴리는 이렇게 말했다. "아이들은 그 경험을 '롤러코스터 타기'라고 표현합니다. 처음에는 치즈 맛이 나다가 다음에는 맵고 강한 맛이 나죠." 뿐만 아니라 바삭바삭해서 먹는 재미도 있다고 폴리는 덧붙였다.

칩은 완전히 가공 처리한 제품이다. "기본 치즈에 매운 맛이나 톡 쏘는 맛을 스파이크하는 겁니다. 그렇게 해서 먹는 즐거움을 주고 더 복합적인 맛을 내는 식품이 만들어지는 거죠."

"스파이크?" 식품 산업에서 사용한다는 그 말을 나는 그날 처음 들었다.

폴리는 연구 목적을 분명히 밝혔다. "소비자가 무엇을 좋아할지 예측을 하려는 것이 아닙니다. 확신을 하려는 것입니다."

식품 사업이 성공하려면 '반복', 그러니까 많은 사람들이 과자를 한 번 이상 사는 빈도를 높여야 한다. 폴리는 2년 동안 여섯 달 간격으로 이 반복 정도를 측정했다. 그 과정에서 다음과 같은 사실을 알 수 있었다. 사람들이 처음 맛보고 좋아하는 제품이 꼭 시장에서 성공을 보장하지는 않는다는 것이다. 폴리의 말로는, '수요 반복'의 핵심은 소비자가 적어도 포테이토칩을 예닐곱 개 정도 먹었을 때도 처음 한두 개 정도 먹었을 때만큼 맛있다고 생각하는 것이라고 한다.

폴리는 이렇게 설명했다. "소비자들에게 즐거운 경험과 즐거운 뒷맛을 남기는 것이 우리 목표입니다. 내가 알아낸 바로는, 처음 느낌과 마지막 느낌의 차이가 그 제품을 찾는 빈도를 결정합니다. 소비자들이 제품에서 자신이 원하는 감각 경험을 얻느냐가 가장 중요한 문제입니다."

팽본 심포지엄에서 폴리는 이런 질문을 제기했다. "어떻게 하면 이런 목적에 맞는 제품을 만들 수 있을까요?" 그녀의 대답은 이랬다. "풍미, 식감, 그 밖의 여러 감각 특징들을 기본 제품 안에 첨가해 더 많은 자극을 만들어내야 합니다."

베이컨 치즈 프라이는 좋은 예다. 폴리는 그 제품이 유제품의 맛과 그릴에 구운 맛, 그 밖에 여러 가지 식감의 구성요소들을 지니고 있다고 말했다. "겉면은 바삭하고 안의 내용물은 부드럽습니다. 따뜻하기도 하죠. 달고 끈적이기 때문에 먹다 보면 손가락을 빨아먹어야 합니다. 굉장히 다감각적이죠."

폴리는 프리토레이에서 생산하는 칩을 많이 먹어본 사람들을 모아 여러 종류의 칩을 먹어보게 한 뒤 각각의 칩에 대해 '저항할 수 없음'의 정도를 평가해달라고 했다. 참가자들은 맛이 단순하고 입속에서 잘 녹지 않는 베이크드 레이즈를 가장 저항하기 쉬운 제품으로 평가했다. 당연히 이 제품은 지방 함량이 제일 낮았다. 다음은 클래식 레이즈였는데, 이 제품은 튀김유 때문에 캐러멜 느낌이 나고 짭짤하고 입에서 잘 녹아 베이크드 레이즈에 비해 복잡한 맛을 냈다. 그 다음 순서는 바비큐 포테이토칩이었고 그 다음은 사우어 크림 앤 어니언 칩이었는데, 이 두 제품은 여러 가지 느낌의 맛을 가지고 있다.

참가자들이 가장 저항하기 어려운 제품으로 꼽은 것은 케틀 쿡 칩이었다. 이 제품은 지방 함량이 비교적 낮고 맛이 클래식 레이즈와 비슷했다. 하지만 맛이 조금 더 복잡하고 식감이 딱딱하고 바삭바삭하며 씹어서 삼키는 데 약간 힘이 들고 모양이 일정하지 않아서 매번 입에 넣을 때마다 새로운 느낌을 준다.

자극을 주는 재료들을 제품 안에 넣거나 제품에 덧입히는 기술은 다양한 포테이토칩을 여러 감각 경험으로 만드는 데 절대적으로 중요하다. 폴리는 말했다. "구운 포테이토에 지방을 첨가해서 칼로리와 여러 가지 입 안의 느낌을 더하는 겁니다. 그런 다음 맛을 첨가하고 식감을 첨가합니다. 그러면 소비자는 저항할 수 없음이라는 사다리를 올라가게 됩니다."

제품을 찍어 먹는 소스 역시 '저항할 수 없음'의 정도를 더하는 또 하나의 방법이다. 소스는 칩의 맛을 한층 더 살려준다. 폴리는 이렇게 설명했다. "소스는 기본 칩의 맛을 더해주는 한 가지 방법입니다. 칩을 사우어 크림과 어니언 소스 등에 찍어 먹으면 여러 감각이 자극을 받습니다."

모든 제품이 사람들이 저항할 수 없도록 만들어지는 것은 아니다. 폴리가 말했다. "내 경우를 보면, 베이크드 포테이토칩이 그럭저럭 먹을 만은 하지만 저항할 수 없는 맛이라는 생각은 들지 않습니다." 칩에서 지방을 빼면 여러 맛들과 감각 특징들이 제대로 효과를 낼 수가 없다. 지방은 칩의 최대 매력의 본질적 요소다. "하지만 그 외 다른 첨가물들도 칩의 매력을 높이는 데 나름의 역할을 하고 그 결과 하나의 제품은 더 큰 즐거움과 흥미와 자극을 줍니다. 기본적으로 우리는 더 먹기 편하고 더 큰 즐거움을 주도록 음식을 만듭니다. 바로 그것이 우리가 하는 일입니다."

"그러니까 감각 경험과 독특한 요리법을 이용해 제품을 만드는 겁니까?" 내가 폴리에게 물었다.

"그리고 그 제품을 사람들이 쉽게 손에 넣을 수 있도록 만듭니다."

"여러 감각 특징들을 적절하게 선택하는 능력이 식품과학의 기초입니까?"

"그렇습니다. 바로 그것이 우리가 하는 일입니다."

소비자 행동 전문가인 하워드 모스코위츠도 팽본 회의에서 발표를 했다. 그는 소비자들이 무엇을 좋아하는지 판단하기 위해서는 제품의 핵심적인 감각 특징들을 가능한 여러 가지 방법으로 결합해서 평가할 필요가 있다고 주장했다. 이것은 먼저 적당한 당분의 정도를 확인하고 다음에는 적당한 염분의 정도를 확인하는 식으로 진행하는 전통적인 방식, 말하자면 한 번에 한 가지씩 평가하는 방식과 확연히 구분된다. "그런 전통적인 방식으로는 소비자들이 저항하지 못하거나 만족스러워하는 제품을 만들기가 힘들다"고 모스코위츠는 말했다.

그가 제시한 방법에는 복잡한 수학적 모델들이 필요하며 자연히 비용도 많이 든다. 하지만 성공을 거둔다면 투자 가치가 있는 일이다. 모스코위츠는 프레고 토마토 소스를 슈퍼마켓 진열대에 올리기 전까지 여섯 가지의 재료를 가지고 마흔네 가지의 혼합물을 만들어보았다. 그로브스탠드 오렌지 주스의 경우에는 예순다섯 가지의 혼합물을 만들어본 다음에야 시장에 내놓았다. 맥스웰 하우스 커피를 만들 때는 여든일곱 가지의 혼합물을 테스트한 결과 제대로 된 맛을 얻었다. 상당히 많은 양이었다. "두 가지의 혼합물을 만들어보고 그 결과를 따랐다면 물론 쉬웠겠죠. 하지만 해답은 절대 얻지 못했을 겁니다." 모스코위츠가 말했다.

경쟁이 치열하긴 하지만 그만큼 수익률이 높은 식품 산업인 만큼 성공의 열매도 크다. 그 성공이란 바로 사람들이 원하는 식품을 만드는 것이다. "일련의 재료들을 가장 적절한 비율로 혼합할 수 있다면, 화학 물질과 물리적 재료들을 성공적인 제품으로 바꾸는 과정이 제대로 되어가는 겁니다."

내가 해러게이트에서 열린 감각학 심포지엄에서 얻은 수확은 또 있었다. 그곳에서 나는 "음식을 먹고 싶도록 만드는 것은 무엇인가?"라는 제목의 포스터를 발견했다. 윌마 덴 호에드와 E. H. 잰드스트라의 발표 주제였다. 두 사람은 유럽 대규모 소비재 회사인 유니레버의 소비자 인식과 행동 부서에서 일하고 있었다. 그들은 자신들의 연구 목적을 명확하게 설명했다. "식품 회사의 제품 개발자들은 여러 요소를 제품에 첨가해 소비자가 그 제품을 처음 먹을 때나 여러 번 반복해서 먹을 때 모두 아주 맛있어하고 마음에 들어하

도록 만드는 데 관심을 갖습니다."

소비자의 충동을 자극하려고 여러 요소를 첨가한다? 바로 이것이 식품 산업이 의도하는 것이다.

실험 과정에서 덴 호에드와 잰드스트라는 소비자들에게 여러 제품을 맛보게 한 뒤 자신이 좋아하는 제품의 감각 특징들을 이야기하도록 했다.

당연한 결과겠지만, 소비자들은 칼로리와 지방 함량 모두 높은 제품을 선호했다. 소비자들이 선호하는 제품은 또한 이중의 식감(예를 들면 겉은 단단하고 안은 달콤하면서 부드러운 초콜릿 캔디), 특별한 맛(예를 들면 강한 맛이 나는 소스), 혹은 이중의 맛(예를 들면 달콤하면서도 동시에 톡 쏘는 맛)처럼 독특한 감각 특징을 가지고 있는 경우가 많았다. 소비자들은 좋아하는 음식을 먹으면 기분이 좋아지고 마음이 편안해지며 활력이 생긴다고 말했다.

두 사람의 연구 결과에 따르면, 소비자들이 오랜 기간에 걸쳐 반복해서 사는 식품에는 대체로 다음 두 가지 특징이 있었다. "독특한 감각 특징…… 그리고 먹기만 하면 기분을 좋게 만들어주는 특징."

Chapter 22
세계의 요리가 미국화되다

미국에서 아시아 요리가 큰 인기를 누리고 있다. 하지만 미국 내의 아시아 요리는 태평양 건너에서 전통적으로 먹던 음식과는 다르다. 일본인들은 단백질과 소금을 주요 성분으로 하면서 생선, 간장, 미소, 쌀, 채소를 중심으로 식단을 구성했다. 하지만 이런 일본 식단이 미국에 와서는 약간 달라졌다.

예를 들어, 병에 든 데리야키 소스는 간장 소스와 청주를 합해 일본의 맛을 흉내 냈을 뿐 일본의 전통적인 요리법을 미국식으로 바꾼 것이다. 미국의 데리야키 소스는 설탕이 들어 있어 일본의 전통식 데리야키 소스보다 훨씬 달다. 뿐만 아니라 일본의 전통적인 스시도 미국에서는 새롭게 변형되었다. 튀김 새우에 마요네즈를 얹고 스시 롤처럼 밥으로 싸는 식이다.

중국에서는 오렌지 맛이 나는 치킨이나 달콤새콤한 치킨 같은 요리가 인기 있는데, 이 요리들 역시 미국에 와서는 설탕이 첨가되었다. '제너럴 초 치킨'이라고 하는 요리는 처음 그 요리를 고안한 대만 요리사가 깜짝 놀랄 만큼 설탕으로 뒤덮여 있다. 대만 요리사는 이렇게 말했다. "그 요리는 절대 단 요리가 아닙니다. 후난 요리는 달지 않습니다."

또한 전통적인 중국 요리엔 우리가 미국에서 보는 요리보다 채소가 훨씬 많이 들어간다. 미국에 있는 중국 식당 주인들이 중국 손님과 미국 손님에게 다른 음식을 내놓는 것은 중국 사람들이 지방과 설탕이 덜 든 음식을 먹기 때문이기도 하다. "미국 식당에서 나오는 중국 음식은 진짜 중국 음식이 아니라는 생각이 듭니다." 코네티컷 주 뉴 헤이븐에 있는 로열 펠리스의 주인은 이렇게 말했다.

그 외 아시아의 전통적인 요리들 역시 여러 가지 독특하고 대조되는 특징들이 서로 조화롭게 섞여 만들어진다. 가령 베트남 음식은 맵고 신 맛이 대조를 이루는 것이 그 특징이다. 미국에서도 이런 특징들을 일부 받아들이긴 하지만 그러면서 다른 요소들, 그러니까 설탕과 지방을 더 많이 음식에 넣는다.

중국 음식이 미국에 와서 어떻게 변화되었는지 알아보기 위해 나는 팬더 익스프레스(미국에서 가장 큰 중국식 레스토랑 체인. 2007년에 10억 달러 이상의 판매고를 올렸다)에 가보았다. 그곳 음식들은 미국에서 고당분, 고지방, 고염분 음식이 급증했음을 명확하게 보여주었다.

메뉴를 보면 오렌지 치킨을 이렇게 설명해놓았다. "빵가루를 살짝 묻혀 튀긴 다음 달콤하고 부드러운 맛의 칠리 소스에 양파와 함께 넣고 다시 튀긴 부드럽고 즙이 많은 치킨." 이 요리의 준비는 공장에서부터 시작된다. 공장에서 고기를 가공 처리한 다음 빵가루를 묻혀 튀기고 냉동시킨다. 가공 처리를 거친 대부분의 고기가 그렇듯이 닭고기 역시 19퍼센트 정도의 수분과 기름과 소금이 들어 있다.

여기에 소금을 더 첨가하고 다른 양념들도 넣은 다음 빵가루를 묻혀 노릇노릇한 색이 날 정도로 콩기름에 살짝 튀긴다. 이것을 냉동시켜 전국의 팬더 익스프레스 체인에 운반한다. 레스토랑에서는 이 상태의 고기를 테이블에 내가기 직전 많은 양의 기름에 최소한 5분 정도 튀긴다. 오렌지 치킨과 함께 제공되는 칠리 소스 역시 식초와 향신료라는 기본 재료 외에 설탕, 소금, 콩기름이 들어 있어 푸드 컨설턴트가 말한 나침반의 세 점에 해당된다.

팬더 익스프레스의 스위트 앤 사우어 포크 역시 비슷한 과정을 거친다. 메뉴에는 설명이 이렇게 나와 있다. "커다란 돼지고기 조각에 빵가루를 묻힌 다음 바삭바삭하고 노릇노릇하게 튀긴 요리. 양파, 녹색 피망, 파인애플 조각을 넣은 달콤하고 새콤한 소스가 곁들여진다." 직원에게 부탁해서 스위트 앤 사우어 포크의 베이스인 '바로 먹을 수 있는 돼지고기 튀김'의 성분 분석표를 받아보았다. 고기에는 12퍼센트의 수분, 소금, 인산나트륨, 향신료가 포함되어 있었다. 이 고기에 소금이 든 빵가루를 묻히는 것이다. 이 상태의 고기를 공장에서 내가기 전에 카놀라유나 면실유로 튀긴다. 그런 다음 냉동 상태로 레스토랑으로 배달하면, 레스토랑에서는 다시 한번 튀겨(약 8분 동안) 달콤하고 새콤하고 소금이 든 소스와 함께 손님의 테이블에 내놓는다. 그런데도 일반 소비자들은 팬더 익스프레스의 음식에 얼마나 많은 지방이 들어 있는지 잘 알지 못한다.

팬더 익스프레스 체인의 야채 스프링 롤 또한 미국화된 음식이다. 미국에서는 스프링 롤 속에 설탕을 두 번 첨가한다. 채소에 한 번 넣고 치킨 베이스에 맛을 내기 위해 또 한 번 넣는다. 소금은 롤 속에 두 번 들어가고 겉에 싸는 재료에 다시 한 번 들어간다. 지방은 롤 속에 세 번 들어가는 것을 포함해 총 네 번 들어간다. 롤 속의 채소, 치킨 베이스(분말의 치킨 지방 형태), 튀긴 양념(면실유, 갈릭 오일, 진저 오일을 혼합해 만든다)에 들어가고 겉을 싸는 재료에 한 번 들어간다. 이러한 상태의 냉동 스프링 롤을 5분에서 6분 정도 많은 양의 기름에 튀기라는 설명서와 함께 팬더 익스프레스 체인에 배달한다.

미국은 다른 나라의 요리를 확실히 미국화하는 동시에 미국 음식을 세계화한다. 미국의 프랜차이즈 식당은 오늘날 전 세계에서 흔하게 볼 수 있다. 나는 HIV(인간 면역 결핍 바이러스)와 관련된 질병을 치료하는 남아프리카의 병원을 방문했다가 미국 음식의 세계화가 미친 바람직하지 못한 영향을 직접 목격할 수 있었다. 일 관계로 굉장히 가난한 마을 몇 군데를 가게 되었는데, 가는 곳마다 뚱뚱한 건강 관리 직원들이 있었다. 그곳에서 일하는 동료에게 이유를 물어보았다.

동료는 그 이유가 간단하다고 대답했다. 켄터키 프라이드 치킨이 그 마을에 들어왔기 때문이었다.

Chapter 23
진짜는 없다

식품 회사들이 음식에 맛을 더하기 위해 사용하는 무기들 중 아주 중요한 것 또 한 가지가 있다. 바로 화학 향료다.

언젠가 뉴올리언스에서 매년 열리는 식품기술자협회 회의에 참석한 적이 있다. 그때 푸드 테크놀로지 컨벤션 안을 거닐다가 화학 향료 전문 제조 회사의 부스를 지나쳤다. 직원이 내게 얼린 초콜릿 음료수를 하나 건넸다. 마셔보니 첫 모금부터 진하고 감칠맛 나는 것이 뭔가 특별한 재료를 쓴 것 같았다. 혀를 폭발시킬 것만 같은 맛이었다. 예전에 마셔보았던 프로즌 핫 초콜릿 맛이 기억났다. 그 맛은 지금도 잊히지 않는다. 맨해튼 레스토랑 세렌디피티의 대표 음료수인 프로즌 핫 초콜릿은 열네 가지 요리용 코코아를 비밀스러운 방법으로 혼합한 거라고 했다.

푸드 테크놀로지 컨벤션에서 맛본 그 냉동 음료수의 재료들은 또 다른 맛을 냈다. 그 음료수에는 초콜릿 퍼지 캐러멜 맛, 그래뉴당,

코코아 가루, 탈지분유, 포도당, 헤비크림, 설탕이 들어 있었다. 좋은 맛을 내는 데 핵심적인 요소들이 인공적인 맛과 합해졌다.

"이 음료수에는 코코아 가루가 얼마나 들어 있습니까?" 나는 부스에 있는 식품과학자에게 물었다.

"극히 소량입니다." 그녀가 대답했다. 코코아 가루가 음료수 맛에 큰 영향을 미칠 정도는 아니라 해도 어느 정도는 들어 있었기 때문에 제조사는 성분 분석표에 그 재료를 표기할 수 있었다. 현대의 화학 물질을 이용해 소량의 재료로도 맛을 내는 것이다.

"우리가 하는 일은 진짜 재료를 넣지 않고도 그 비슷한 맛을 내는 겁니다." 식품과학자가 덧붙였다.

그때 나는 오늘날의 식품 회사들이 사용하는 또 하나의 기본 재료를 보았다. 오늘날 우리가 먹는 가공 처리 식품 대부분은 설탕, 지방, 소금과 함께 화학 향료로 맛을 낸다.

일단 이 사실을 의식하고 나니까 도처에서 그런 음식들이 보이기 시작했다. 전통적인 오레오 쿠키가 그 한 가지 예다. 오레오 쿠키의 주된 재료로는 설탕, 옥수수 시럽, 인공 바닐라 향이 있다. 우리 동네 카페에서는 커피와 밀크에 설탕, 야자유, 옥수수 시럽 고형물, 그 외 여러 향을 가공 처리해 섞은 모카 음료를 판다.

그 카페에는 젤라토도 있다. 이탈리아에서는 이 풍부한 맛의 디저트를 본래 우유와 달걀, 설탕, 여러 향으로 만들지만, 미국에서 젤라토는 인기가 높아지면서 완전히 다른 음식이 되었다. 미국에서 팔리는 대부분의 젤라토는 가공 처리된 재료로 만든다. 예를 들어 프로스티 보이라는 회사에서 파는 라가조 젤라토는 분유, 설탕, 설탕 시럽 고형분, 우유 고형분, 검과 유화제가 들어 있는 건조 혼합물이다. 레스토랑이나 식품 회사에서는 여기에 캔디, 과일, 견과, 칩, 바삭바삭한 향료 등 그들 용어로 '함유물'이라고 하는 것과 함께 수많은 맛과 색소 그리고 크림을 첨가한다.

필라델피아에 본점을 둔 100년 전통의 데이비드 마이클 앤 컴퍼니는 선구적인 향료 회사로 젤라토의 기본 재료에 첨가하는 인공 향료도 생산한다. 이 회사에서는 특히 애플 차빌, 블루베리 라벤더, 초콜릿 에스프레소 치포틀, 코코넛 파인애플 타이 바질, 피어 애프리코트 진저 등 여러 향을 독특하게 조합하는 방식에 자부심을 갖는다. "고객이 원하는 맛을 더 빨리 얻을 수 있도록 돕겠습니다"가 그들이 강조하는 마케팅 전략이다.

회의가 끝나고 여러 식품 회사의 웹 사이트들을 돌아다녀보니 식품에 실제로 넣지 않은 재료의 맛을 어떻게 내는지 더 확실히 알 수 있었다. 화학 물질로 어떤 맛을 내는 게 가능했다. 데이비드 마이클 앤 컴퍼니에서는 기본 고기에 화학 물질을 첨가해 고기를 그릴에 굽고, 찌고, 태우고, 구운 맛을 낼 수 있다. 진짜 과일 대신 인공 과일 맛을 첨가해 재료의 속과 주스를 만들기도 한다. 그런가 하면 버터 플루라고 하는 버터 맛 액체를 생산하는데, 이 재료 450그램이면 진짜 버터를 20kg 이상 사용한 효과를 낸다.

그런 회사들이 많이 있다. 세이버리 시스템즈는 특히 효모 추출물과 가수분해된 식물성 단백질을 주재료로 해서 고기 맛을 내는 향료를 생산한다. 이 회사에서는 닭고기, 소고기, 돼지고기, 칠면조 고기, 베이컨 맛의 향료뿐 아니라 고기 맛을 좋게 하는 히코리 연기 맛, 구운 칠면조 맛, 구운 마늘 맛, 구운 치킨 맛의 향료도 판매한다. 뿐만 아니라 화학 물질이 풍부하게 든 갑각류 맛 향료에는 바닷

가재와 새우 추출 분말, 게 분말, 가리비 맛 등이 있다.

크래프트에서는 치즈 맛 향료를 판매한다. 이 회사에서 판매하는 제품에는 블루 치즈, 아메리칸 치즈, 크림 치즈 맛 향료가 있는데, 이 중 어떤 것에도 치즈가 많이 들어 있지 않다. 크래프트 측에 따르면, 그 회사에서 생산하는 분말과 유제품 맛 향료들은 "어떤 제품에 치즈 맛을 내기 위해 만들어지며 진짜 치즈를 별로 넣지 않고도 제대로 된 맛을 내는 것이 가능하다"고 한다. 많은 가공 처리된 식품에 유장이나 탈지분유 고형물 가루를 넣어 '치즈 맛'을 얻는 것이다.

이런 종류의 모방 제품들을 수많은 방법으로 결합하면 사람들이 알고 있는 맛 대부분을 만들 수 있다. 이런 과정을 통해 식품은 완전히 달라진다. 실제로 고기를 그릴에 굽지 않고도 그릴에 구운 맛을 낼 수 있다. 토르티야 칩의 토핑은 거의 오일과 향료만으로도 치즈처럼 보이게 할 수 있다. "향료 전문가들은 화합물, 유기산, 지방산, 향신료, 추출물, 오일, 그 외 다양한 재료들을 이용해 앤초비에서 볶음 기름, 후머스[이집트콩을 삶아 양념한 음식]에 이르기까지 어떤 종류의 맛도 만들어낼 수 있다"는 것이 어느 무역 잡지 기자의 설명이었다.

설탕, 지방, 소금이라는 기본적인 재료들에 인공 화합물을 더하는 방법으로 식품 회사들은 훨씬 더 자유롭게 새롭고 자극적인 식품을 생산한다.

식품에 화학 물질을 첨가하는 가공 처리 방식으로 식품의 유효기

간을 연장하고 가격을 낮추는 효과를 거둘 수 있다. 그러나 최근에 식품 회사들은 이 방식에 독창성을 발휘해 식품을 조금 더 감각적으로 만들고 소비자의 만족도를 높이는 데 관심을 기울인다. 이 모든 것이 감각 효과를 내기 위한 것이다.

오늘날 식품 회사들은 상상할 수 있는 거의 모든 감각 효과를 식품에 첨가할 수 있는 정도에 이르렀다. 특히 여러 감각들을 하나의 제품에 통합하는 능력을 가지고 있다.

식품의 감각 효과를 높이는 것은 센서리이펙츠라고 하는 회사의 명확한 목표이기도 하다. 센서리이펙츠는 빵, 머핀, 쿠키, 시리얼과 같은 구운 식품에 첨가해 맛과 향, 색, 식감을 내는 너겟과 플레이크를 생산한다. 이 회사의 모토는 "모든 조각에 모든 감각"이며, 냉장 보관이 필요 없는 이 회사의 제품을 사용하면 진짜 과일, 채소, 치즈, 향신료를 쓰는 것보다 비용이 적게 든다. 회사 보고서에 명시되었듯, 이 제품들은 "모든 수준에서의 감각 경험을 강화하는 데 필요한 모든 것을 베이킹 산업에 제공한다는 목표"를 가지고 있다.

뉴올리언스 회의에서 나는 이런 유의 제품들을 다양하게 볼 수 있었다. 포란 스파이스 컴퍼니에서는 설탕, 시나몬, 카시아 오일, 향신료 추출물을 섞은 빵 양념을 생산한다. 향기로운 막대 빵을 덮는 부드러운 아이싱에 이 새로운 양념을 쓰면 독특한 맛이 난다. 와일드 플래버즈는 화이트 초콜릿 아몬드, 초콜릿 샹보르, 크리미 캐러멜, 피나 콜라다와 같은 구운 제품에 사용하는 '향료 제품'을 판매한다. 소비자들이 탐닉할 수 있는 음식을 만드는 것이 회사 마케팅의 가장 확실한 목표다. 회사의 보고서에는 이렇게 명시되어 있다. "소비자들은 탐닉할 수 있으며 좋은 기분을 만들어주는 제품을 원한다. 탐닉할 수 있는 맛과 부드럽고 풍부한 식감은 퇴폐적인 기분을 경험하게 한다."

고기와 유제품의 감각 효과를 더하는 데 관심을 두는 회사들도 있다. 제품 전시회에서 벨 플래이버즈 앤 프래그런시즈Bell Flavors and Fragrances는 콜라 맛이 나는 바비큐 소스로 요리한 풀드 포크(열로 장시간 익히는 바비큐 방법)를 선보였다. 내가 맛본 바비큐 중 최고라는 생각이 들 정도였다. 회사 대변인이 그 제품의 '뛰어난 향'을 자랑했는데, 정말이지 훌륭한 맛이었다.

코맥스 플래이버즈 부스에서는 고과당 콘시럽, 흰색 가루 차, 구연산, 여러 가지 향들을 섞어 만든 화이트 피치 티를 마셔보았다. 그 맛있는 음료수의 성분은 거의가 인공 재료들이었다. 코맥스는 또한 진짜 버터 대신 사용할 수 있도록 '버터 비슷한 향과 맛과 입안의 느낌'을 내는 버터 향을 판매한다. 회사는 그러한 제품들이 감각에 어떻게 작용하는지 분명하게 이야기했다. "우리는 기술을 사용해 좋은 맛을 만듭니다. 흥분과 자극과 위안을 주며 오래도록 여운을 남기는 맛을 만드는 겁니다."

오늘날의 식품 산업이 소비자를 만족시키기 위해 어느 정도나 감각을 이용하는지 이해하는 사람들은 거의 없지만, 회사의 홍보 인쇄물에서는 이런 의도가 명확히 나타난다. 예를 들어, 푸드 마케팅 서포트 서비스라는 회사는 "우리는 소비자들에게 호평받는 제품을 개발하기 위해 감각이라는 공간을 연구하며, 우리의 예술가들은 최고의 음식을 만들어 감각을 자극한다"고 광고한다.

다수의 연구원, 트렌드 전문가, 요리사, 식품공학자, 감각 분석가들을 고용하고 있는 조미료 제조사 맥코믹도 이런 의도를 밝힌다.

이 회사가 가장 중요하게 내세우는 목표는 "감각을 만족시키는 것"이다. 맥코믹은 "맛, 색, 향, 식감을 특징으로 하고 진정한 다감각 경험을 선사하는" 음식이 점점 늘어날 것이라고 전망한다.

　미국 식품기술자협회 회의장에서 이틀을 보내면서, 오늘날 식품 산업은 소금과 지방과 설탕 층을 판매해 얻을 수 있는 효과에 만족하지 않는다는 사실을 확신할 수 있었다. 식품 산업은 소비자의 욕구를 한층 더 자극하기 위해 화학적인 맛에 기대를 걸고 있다.

Chapter 24
쾌락의 요소들을 최적화하라!

식품을 가공 처리한다는 것은 식품에 화학 물질을 첨가해 감각적 매력을 더하는 것에 그치지 않는다. 오늘날의 식품 제조 기술은 맛이 한결같고, 가격이 저렴하며, 언제든 쉽게 이용할 수 있는 식품을 만드는 데도 관심을 기울인다. 이런 기술 덕에 소비자들은 수많은 종류의 음식을 선택할 수 있게 되었으며 또한 음식에서 즐거움을 얻을 수 있는 기회도 훨씬 많아졌다.

존 헤이우드는 고객들이 새로운 제품과 새로운 메뉴를 개발하도록 돕는 레스토랑 디자이너다. 우리는 맨해튼 23번가에 있는 아웃백 스테이크하우스에서 만나 농작물이 공장에서 소비자의 기호에 맞는 음식으로 변해가는 과정에 대해 이야기를 나누었다.

헤이우드는 이렇게 말했다. "현대의 식품 개발 기술을 이용해 우리는 원하는 그대로의 제품을 만들어낼 수 있습니다. 가공 처리 기술을 이용해 맛을 다듬고 소비자가 조금이라도 꺼리는 성질을 제품에서 없앱니다. 이렇게 정제된 모든 제품들은 넓은 시장에 진열됩니다. 그것은 일부 사람들만을 위한 제품이 아닙니다. 식품 과학 덕에 우리는 수많은 소비자들의 관심을 끌 수 있게 되었습니다."

식품 제조 과정의 모든 단계가 통제되므로 생산 라인에서 생산되는 제품은 균일하다. 제조 과정을 통제하는 이점은 이것 말고 또 있다. 헤이우드는 이렇게 말했다. "가공 처리 기술로 우리는 훨씬 더 자유롭게 제품을 만들 수 있습니다. 원하는 대로 무엇이든 제품에 첨가할 수 있지요. 그리고 음식에 들어가는 설탕과 지방과 소금의 양을 적당하게 조절합니다."

"설탕, 지방, 소금을 조절하다." 나는 이전에는 그런 의미로 식품 제조를 생각해본 적이 한 번도 없었다. 그런데 이제 그렇게 되어가고 있었다.

식품 가공 처리에 대해 조금 더 자세히 알아보기 위해 내 정보원인 푸드 컨설턴트를 다시 찾았다. 그는 과거에 비해 음식을 훨씬 더 쾌락적으로 만드는 오늘날의 가공 처리 기술에 대해 할 말이 많이 있었다.

푸드 컨설턴트의 견해를 빌리면, 쾌감을 주는 음식이 되는 데는 다섯 가지 요소가 필요하다. 기대, 시각적 매력, 향, 맛과 냄새, 그리고 식감과 입 안의 느낌이다. 다수의 대상에게 최대의 쾌감을 주는 식품을 만들기 위한 전략의 하나로 식품 제조 회사에서는 부분 가공 처리라는 방법을 선택한다. 이 과정을 거쳐 식품은 요리하기

2부 식품 산업　**175**

쉽고 편한 상태로 레스토랑과 슈퍼마켓 선반에 도달한다. 몇십 년 전만 하더라도 이처럼 맛을 더 좋게 하고 요리를 편리하게 하는 가공 처리 기술은 존재하지 않았다.

'개별 급속 냉동식품'들, 전문 용어로 IQF 역시 부분 가공 처리 방식으로 만들어진다. 이전에는 하나의 식품을 하나의 덩어리째로 냉동시켰다. 그런데 이런 방식으로 냉동을 시키면 해동을 할 때 수분이 많이 나오면서 부패가 빨리 진행된다는 문제가 있었다. 개별 급속 냉동 방식에서는 새우, 감자, 치킨 너겟과 같은 식품이 컨베이어 벨트를 따라 이동하면서 차가운 공기, 차가운 질소, 혹은 차가운 이산화탄소를 맞으면서 개별 조각으로 냉동된다.

공장에서는 이들 재료를 개별적으로 급속 냉동하기 전에 부분 튀김을 한다. 이렇게 하면 두 번째로 튀길 때 아직 냉동 상태에 있는 재료를 포장지에서 직접 기름에 넣어 튀길 수 있다. 많은 레스토랑 체인에서 부분 튀김 기술로 프렌치프라이를 만들며, 이 방식은 차츰 다른 식품에도 적용되는 추세다. 이 방식으로 튀김 음식을 만들면 더 신선하고 고소한 맛이 나며, 부분 튀김 단계에서 첨가된 지방층 때문에 해당 식품에 물기가 침투하지 못해 음식이 노릇노릇하고 반짝거린다.

부분 튀김을 거친 개별 급속 냉동식품들은 집에서 요리하기도 편하다. 예를 들어 개별 급속 냉동새우는 널리 이용되며, 푸드 컨설턴트가 쾌감이라고 한 모든 특징들을 지니고 있다. 새우는 원래 고급 레스토랑에 가야 맛을 볼 수 있어 '특별하다'는 느낌을 주는 재료이기 때문에 기대의 요소가 있다고 그는 말했다. 새우는 또한 시각적·후각적인 매력을 가지고 있으며 지나치게 딱딱하지 않아 씹는 느낌이나 입 안의 느낌도 훌륭하다. 먹기에 별로 힘이 들지 않는다. 그리고 포장 새우는 대개 냉동하기 전에 빵가루를 묻혀서 튀기기 때문에, 내 정보원이 "많은 지방을 함유하고 있는 바삭바삭한 겉면"이라고 표현한 특징도 지니고 있어 감각적 매력을 더한다.

―――――

프렌치프라이에서 새우, 버팔로 윙, 에그 롤까지, 치킨 너겟에서 나초까지, 음식은 레스토랑 체인 주방에서 요리가 되는 것이 아니라 점점 조립되어간다. 수많은 레스토랑의 주방은 이제 창의성을 발휘해 진짜 요리를 만들어내는 장소가 아닌 건설 현장과 다를 바가 없다.

이처럼 준비 과정을 자동화하는 이유 한 가지는 노동비용의 절감이다. "그렇지 않으면 회사는 재료를 썰다가 망할 겁니다." 벤처 투자가는 이렇게 말했다. "현장에서 직접 채소를 써는 등의 준비 작업을 하면 그 비용 때문에 이익이 크게 줄어듭니다. 이것은 신선하고 건강에 좋은 식품을 대량 판매하는 사업체를 운영하기가 힘든 이유이기도 합니다."

가공 처리의 또 다른 이점은 어림짐작으로 음식 준비를 할 염려가 없다는 것이다. 예를 들어, 버팔로 윙은 공장에서 양념을 하고, 반죽을 하고, 빵가루를 묻히고, 1차로 튀기고, 개별 급속 냉동을 해서 레스토랑으로 넘기며, 레스토랑에서 다시 한 번 튀겨 손님 앞에 내놓는다. 여기에 곁들이는 크림 형태의 지방 함량이 높은 딥핑 소스도 대개 하나의 공장에서 나온다. "마지막 튀기는 과정을 제외한 모든 것이 사전에 가공 처리됩니다." 내 정보원이 말했다.

나초 역시 미리 튀긴 토르티야, 얼리거나 통조림한 할라피뇨 고추, 포장 치즈를 이용해 대개는 미리 가공 처리한다. 그리고 여기에 곁들이는 아보카도는 대개 냉동된 덩어리 상태로 레스토랑에 배달된다. 그런가 하면 고기는 미리 손질을 하고 토막을 낸 다음 색과 맛을 유지하기 위해 진공 포장지에 넣은 상태로 공장에서 나온다. 푸드 컨설턴트의 설명으로는 이렇게 하면 고기가 주는 쾌감이 높아진다고 한다. 왜냐하면 고기에서 나쁜 냄새가 나지 않고, 더 오래 '신선하게' 유지되며, 맛이 언제나 일정하기 때문이다. "주방에서 하는 일은 포장을 뜯고 그릴 위에 놓는 것뿐입니다."

가공 처리된 양념 또한 식품 회사에서 편리하게 이용하는 재료다. 식품 회사에서는 통마늘이나 싱싱한 양파 대신에 가루 마늘, 가루 양파, 마늘 농축액과 양파 기름을 사용한다. 수분을 제거한 다음 농축한 가루 토마토는 진짜 토마토처럼 달콤한 맛을 낸다. 로즈마리 오일, 오레가노 오일, 블랙 페퍼 오일을 비롯한 수많은 오일 추출물들이 신선한 허브와 향신료 대신 사용된다. 이런 재료는 오염 물질이 들어 있지 않고 음식의 맛을 균일하게 한다. 푸드 컨설턴트는 이렇게 말했다. "이 모든 재료들은 가공 처리되었기 때문에 다양한 맛을 내지 못합니다. 생산의 편리성을 위해 만들어진 재료들은 대개 같은 특징을 갖습니다."

가공 처리 과정을 통해 제품에 더 큰 통제력을 갖게 된 식품 제조 회사들은 기대, 외양, 향, 맛, 식감이라는 쾌감 요소를 그들 제품에서 최적화할 수 있게 되었다. 내가 맥도날드의 서던 스타일 치킨 브리스트를 좋아하는 이유도 바로 이 때문이었다. 하지만 재료 목록을 보고 나서는 달라졌다. 재료에는 설탕, 소금, 변성 타피오카 전분, 말토덱스트린, 인공 향료가 포함되어 있었는데, 그것도 반죽하고 빵가루를 묻히고 튀기기 전의 재료가 그랬다.

식품 가공 처리는 또한 맛의 균일성을 확보하는 데도 결정적인 역할을 한다. 그래서 디모인의 칠리스에서 먹는 에그 롤과 샌디에이고의 칠리스에서 먹는 에그 롤은 같은 맛이 난다. 뿐만 아니라 식품 가공 처리로 인해 대량생산이 가능해져 제품 단가가 하락한다. 그 덕에 소비자들은 특별한 날이 아니어도 일상적으로 그런 음식을 즐길 수 있다. 푸드 컨설턴트는 이렇게 설명했다. "쾌감의 요소를 최적화하는 식품 회사의 능력으로 소비자들은 더 큰 쾌감을 주는 제품을 언제든 먹을 수 있게 되었습니다……. 소비자에게 쾌감을 주고 제품의 가격을 내리고 소비자들이 언제든 제품을 사 먹을 수 있게 하고 맛을 균일하게 만들기 위해 최적화할 수 있는 요소는 모두 최적화하는 겁니다. 식품 회사는 소비자들이 무엇을 원하는지를 알아낸 다음 그것을 값싸고 쉽게 이용할 수 있고 균일한 형태로 소비자들에게 제공하는 데 굉장히 뛰어난 능력을 가지고 있습니다."

프리토레이의 미셸 폴리는 식품 회사들이 소비자가 저항할 수 없는 제품을 만드는 방법을 알고 있다는 사실을 내게 확인시켜주었다. 이제 또 다른 내부자가 어떤 식품을 구하기 쉽고, 값싸고, 빠르게 요리할 수 있고, 먹을 때 훨씬 많은 즐거움을 주도록 만드는 가공 처리 기술에 대한 비밀을 밝혀주었다.

Chapter 25
판매의 과학

우리가 먹는 음식, 그리고 그 음식이 우리 앞에 나타나는 방식은 이윤 추구를 목표로 하는 식품 산업의 작품이라는 사실은 더는 새로운 이야기가 아니다. 정작 놀라운 것은, 식품 산업이 성공을 거두는 여러 독창적인 방식들이다. 어느 벤처 투자가는 식품 산업이 의도하는 바를 조금의 주저함도 없이 단도직입적으로 말했다.

"식품 산업의 목표는 소비자들을 끌어들이는 겁니다."

미셸 폴리는 "갈망"이라는 용어를 사용했다. "저항할 수 없음"보다 훨씬 더 의미심장한 이 말은 오늘날 판매되는 식품들의 일반적인 특징인 듯하다. 요즈음 소비자들의 갈망을 이끌어내는 식품들을 보면 소스, 치즈, 빵가루가 층층이 쌓여 있다. 식품 산업 컨설턴트인 존 헤이우드는 "어떤 음식에 확신이 없을 때는 그 위에 치즈와 베이컨을 얹으라"는 말이 레스토랑 세계에서 공공연한 농담이라고 한다.

이런 재료의 층은 입 안에서 음식을 더 잘 녹게 해 먹기 쉽도록 만들기도 하지만, 중심 재료(고기나 생선 같은)에 비해 생산 비용도 적게 든다. 또한 눈길을 사로잡고 재료를 있는 그대로 내보이며 친숙하다. 헤이우드는 이렇게 말했다. "갈망을 일으키는 음식은 익숙하고 편안해요. 그것을 이해하기 위해 열심히 노력할 필요가 없죠. 이전에 싫어했던 맛이나 재료를 먹어야 할 필요도 없어요. 그리고 아마도 반은 포장해서 집으로 가져갈 수도 있어요."

맥코믹에서 지원한 '그것을 갈망하다!'라는 제목의 연구는 특정한 음식의 어떤 점에 사람들이 흥분하는지를 밝히기 위해 시작되었다. 연구자들은 인터넷 조사를 활용해 칩, 치즈케이크, 아이스크림에서 햄버거, 피자, 올리브에 이르기까지 스물한 가지 종류의 음식에 대해 질문을 했고 몇천 명의 사람들에게서 응답을 받았다. "우리의 목표는 갈망의 암호를 푸는 것이었습니다." 제품 개발 지휘와 '그것을 갈망하다!' 연구 기획에 참여한 자클린 베클리는 말했다.

연구원들은 수집된 자료를 기초로 '전통적 사고를 지닌 사람들', '다양성을 추구하는 사람들', '감성을 중시하는 사람들', 이렇게 세 그룹으로 응답자들을 분류했고 이후에 '충분한 영양 섭취에 관심을 갖는 사람들'이라는 네 번째 그룹을 추가했다.

전통적 사고를 지닌 사람들은 아주 친숙한 맛을 원하는 반면, 다양성을 추구하는 사람들은 새로운 맛을 찾는다(이런 사람들을 위해 회사에서는 새로운 맛의 포테이토칩을 개발한다). "감성을 중시하는 사람들은 주위 환경이나 분위기 혹은 정서에 자극을 받습니다. 그들이 관심을 갖는 것은 음식 그 자체가 아닌 음식에 담긴 의미입니다"라고 베클리는 말한다.

식품 회사나 레스토랑은 이 그룹의 사람들 각각이 갈망할 만한 식품들을 개발한다. 기본 햄버거를 예로 들어보자. 빵에 약간의 케첩을 얹어서 내놓으면 '전통적 사고를 지닌 사람들'에 맞는 햄버거가 된다. 양파와 베이컨, 그리고 세 종류의 치즈를 곁들이면 '다양성을 추구하는 사람들'을 만족시킬 수 있다. 햄버거에 여름 바비큐의 이미지를 입혀 판매하면 '감성을 중시하는 사람들'은 끝도 없이 먹으려고 한다. 빵을 빼고 저탄수화물 버거라는 명칭을 붙이면 영양을 따지는 사람들을 만족시킬 것이다.

나는 또 어떤 점이 햄버거를 갈망을 일으키는 음식으로 만드는지 베클리에게 물었다. "햄버거에는 사람들이 원하는 맛과 식감이 다 들어 있습니다. 그것은 사람들을 흥분하게 하고 침이 고이게 합니다. 사람들은 햄버거를 씹으면서 살아 있음을 느끼죠. 잠시 동안이나마 시간이 멈춘 듯한 느낌을 갖습니다."

무엇이 음식을 갈망하게 만들며 누가 그렇게 느끼도록 만드는지 알려면 하나의 음식이 갖는 맛 이상의 여러 특징들을 이해해야 한다. 소비자들을 흥분시키는 것이 그 음식의 식감이든 향이든, 아니면 그 외 여러 감각 특징들이든, 결국 갈망은 몸과 관련되어 있다고 베클리는 말한다. "사람의 몸은 행복을 얻으려고 합니다. 몸은 '희열의 상태'에 도달하려고 애씁니다."

편안하면서도 자극을 주는 식이 환경을 제공하는 것 역시 사람들에게 갈망을 느끼게 하는 한 가지 방법이다. 또한 사람들은 자신이

내는 돈만큼 먹는다는 느낌을 갖고 싶어 한다. "접시를 더 크게 만들고 음식을 가득 채운다면, 소비자와 레스토랑 모두 다 돈을 벌 수 있습니다." 벤처 투자가가 말했다. 레스토랑은 약간의 추가 비용을 들여 소비자들이 실컷 먹고도 남길 정도의 양을 제공한다.

식품 산업은 또한 음식이 제공되는 환경에도 많은 관심을 기울인다. 그래서 감각 단서(다채로운 접시, 음식 포장, 조명, 소음 정도, 레스토랑의 분위기나 사회적 배경 등)가 어떻게 음식 섭취를 자극할 수 있는지를 알려주는 수많은 연구들을 십분 활용한다. 음식의 명칭도 영향을 미친다. 메뉴 설명이 감각 인지에 영향을 미친다는 사실을 밝힌 연구도 있다. ('시푸드 필레'보다는 '즙이 많은 이탈리안 시푸드 필레', '라이스를 곁들인 팥 요리'보다는 '라이스를 곁들인 전통적인 케이준 팥 요리', '초콜릿 푸딩'보다는 '윤기 나는 초콜릿 푸딩'이 소비자들의 감각을 더 자극했다.) 사람들은 묘사가 풍부한 이름일수록 음식의 모양과 맛도 더 좋아 보이며 더 만족스럽다고 말한다.

스타벅스가 프라푸치노라는 메뉴를 개발한 것도 어떻게 하면 더 많은 소비자들을 끌어들일까에 대해 창조적인 생각을 한 결과였다고 벤처 투자가는 말했다. 그의 말에 따르면, 스타벅스 매장들이 이른 시간에는 손님들로 붐비지만 오후가 되면 파리를 날릴 정도로 텅텅 비었다고 한다. 하지만 밀크셰이크처럼 풍부하고 달콤하고 편안한 맛의 음료를 개발하면서 이런 상황은 완전히 변했다.

여기에서 스타벅스는 기본적인 교훈을 얻었다. "소비자들이 유혹적인 음식을 손쉽게 그리고 끊임없이 얻을 수 있게 하며 늘 새로운 메뉴를 개발하라, 그러면 사람들은 다시 찾아올 것이다." 유니레버 건강 연구소의 체중 관리 선임 연구원인 데이비드 멜라는 이렇게 말했다. "음식을 어디서나 아무 어려움 없이 먹을 수 있게 되면서 음식 섭취에 대한 기회와 단서들이 늘어났습니다. 환경의 자극이 변했습니다."

음식을 어느 때나 구할 수 있는 환경 속에서 음식 섭취를 조절해야 하는 도전을 타코 칩 도전이라 한다. 멜라가 말했다. "40년 전만 해도 일상생활에서 타코 칩 도전과 같은 도전을 한 달에 한 번 마주쳤습니다. 하지만 이제는 매일 마주칩니다. 어디를 가든 타코 칩과 같은 음식들이 있으며, 그런 음식들을 싸고 쉽게 얻을 수 있습니다. 요즘에는 끊임없이, 정말 끊임없이 기회가 있습니다."

1인분의 양 역시 식품 산업의 강력한 판매 도구다. 초대형 메뉴와 뷔페 스페셜 등은 소비자들이 아주 약간의 추가 비용으로 마음껏 먹도록 해준다. 사람들은 자신의 접시에 음식이 많이 있을 때 더 많이 먹는다. 레스토랑에서 내놓은 대형 1인분이 왜 그렇게 효과가 좋은 건지에 대해 푸드 컨설턴트인 존 헤이우드에게서 설명을 들을 수 있었다. 우리 두 사람은 아웃백에서 만났다. 나는 오지 프라이즈를 주문했다. 튀긴 감자에 치즈와 베이컨을 듬뿍 얹은 요리였다. 헤이우드는 오지 프라이즈가 내 앞에 놓이자 그 커다란 음식 접시를 보면서 "값싼 보충물"이라고 했다. 그러고는 그런 그릇을 내놓는 레스토랑의 의도를 이렇게 말했다.

"20센트어치의 제품으로 소비자에게 5달러어치의 흥분을 주는 겁니다."

"'어떤 제품을 판매할 때 어떻게 하면 1페니라도 혹은 몇 달러라도 더 벌 수 있는가'를 생각합니다." 코카콜라 회사의 임원을 지냈던 마이크 맥클루드가 말했다. 30년 전에는 트리플 초콜릿 머핀을 진짜 달걀, 진짜 초콜릿, 진짜 버터로 만들었다고 그는 말했다. 그래서 그 머핀은 진하고 맛있었지만 작았다.

맥클루드는 "대식(大食)의 경향이 우세해졌다"고 말하면서 식품 회사들의 태도 변화를 설명했다. 그들이 새롭게 갖게 된 사고방식은 이런 것이었다. "우리는 진짜 버터로 만들어진 50그램짜리 머핀을 팔고 싶지 않다. 조금 더 돈을 들여서 100그램이 넘는 머핀을 만들어 더 많은 이윤을 남기고 싶다."

그 결과 오늘날의 머핀들은 훨씬 커졌지만 진짜 재료들은 대부분 사라졌다. 버터 대신에 쇼트닝과 오일의 혼합물이 들어간다. 재료 목록을 보면 '팜 오일과 코코넛 오일'이 적혀 있는 경우가 흔히 있는데, 제조사가 해당 제품을 제조하는 시기에 가장 싸게 구할 수 있는 재료를 사용한다는 증거다. 진짜 달걀 대신 달걀 분말을 사용하고 저렴한 가공 처리 감미료를 넣는다. 맥클루드는 "식품 산업이 진짜 식품 대신 '방부제와 오일의 화학적 혼합물'을 만들고 있다"고 말한다.

맥클루드는 식품 제조 회사들이 지방과 설탕을 그처럼 많이 사용하는 이유는 낮은 가격 때문이라고 주장한다. "만일 맥도날드가 무엇이든 팔아 지금처럼 돈을 벌 수 있다면, 그것이 지방이나 설탕 범벅이라고 해도 별로 신경 쓰지 않을 겁니다. 지방과 설탕과 밀가루가 이 세상에서 가장 싼 음식 재료이기 때문입니다."

맥클루드는 또한 식품 회사들이 기본 음료수 크기를 늘리는 데도 이윤 추구라는 동기가 있다고 말한다. "내가 애틀랜타에 있는 코카콜라 본사에서 일할 때 우리의 주된 관심사 중 하나는 '어떻게 하면 주거래처인 맥도날드, 버거킹에서 음료수 컵 크기를 늘리도록 할 것인가'였습니다." 작은 음료수 컵 하나는 225그램이지만, 맥클루드와 동료들은 그 크기를 340그램으로 바꾸려고 했다. 또한 대형 음료수 컵의 크기는 450그램에서 그 두 배인 900그램으로 바꾸려고 했다.

레스토랑 체인에서 판매하는 청량음료가 시럽과 탄산수의 혼합물에 지나지 않기 때문에, 그 음료수를 팔면 약 90퍼센트의 마진이 남는다. 맥도날드에 큰 컵으로 바꾸도록 권하는 것은 어렵지 않았다. 맥클루드는 이렇게 말했다. "우리는 1달러짜리를 팔아 90퍼센트 마진을 남기는 것도 좋지만, 재료비를 3센트 더 지불하고 음료수 값을 1달러 50센트로 올린 다음 90퍼센트의 마진을 남긴다면 더 좋지 않겠느냐고 설득했습니다."

음료수 컵을 더 큰 것으로 바꾸도록 부추김과 동시에, 코카콜라는 소비자들이 가능하면 물 대신 청량음료를 마시도록 유도하는 방법으로도 판매 증진을 도모했다는 것이 맥클루드의 설명이었다. 이를 위해 코카콜라는 보통 사람들이 1년에 음료를 어느 정도나 섭취하는지 계산한 다음 청량음료를 마시는 비율을 증가시키기 위해 노력했다.

"우리가 할 일은 더 많은 청량음료를 파는 것이었습니다. 우리의 최대 관심사는 이것이었습니다. '어떻게 하면 소비자들이 청량음료를 더 마시고 물을 더 적게 마시게 할 수 있을까?' 우리는 이윤이 남지 않는다는 이유를 들어 맥도날드와 같은 장소에서 무료로 제공하는 물을 없애도록 유도했습니다." 그러면서 한편으로는 큰 컵의 청량음료에 돈을 지불할 가치가 충분히 있다며 소비자들을 설득했다.

음료수 컵의 크기를 바꾸려는 음료 회사들의 시도는 대체로 성공했다고 맥클루드는 말했다. "코카콜라와 펩시는 아주 크고 강한 회사였으므로 사람들의 습관을 바꾸는 것이 가능했습니다."

이와 동시에 식품 회사들은 전혀 다른 행보를 보이기도 한다. 그처럼 설탕과 지방이 듬뿍 들어 있는 자극적인 음식을 소비자들이 언제 어디서나 먹을 수 있도록 하는 한편으로 건강에 대한 소비자들의 걱정에도 대응하는 것이다. 실제로 이 문제는 식품 산업이 활동하고 이윤을 내는 중요한 영역이다.

여러 식품 회사들과 레스토랑들이 그들의 웹사이트에 칼로리 계산 프로그램을 제공해 소비자들이 음식의 칼로리를 더해보고 지방, 나트륨, 탄수화물, 설탕을 얼마나 섭취했는지 알도록 한다. 소비자들의 건강이라는 목적을 위해 다소 뜻밖의 협력 체계도 이루어진다. T.G.I. 프라이데이는 앳킨스 뉴트리셔널과 제휴해 저탄수화물 다이어트에 관심 있는 사람들을 위한 메뉴를 개발했다. 웬디스는 미국 영양학협회American Dietetic Association와 협력해서 영양에 관련된 교육 자료를 소비자들에게 제공한다.

'비지니스 인텔리전스'의 주 공급업체인 데이터 모니터에 따르면, 이런 종류의 모순은 사업 영역의 확대를 반영한다. 데이터 모니터가 발표한 소비자 동향에 관한 보고서에는 "식품 산업은 소비자들의 건강과 소비자들이 탐닉할 수 있는 음식이라는 상반된 방향을 추구한다"고 나와 있다. 이 보고서에 따르면, 서로 반대되는 욕구를 충족하려 하는 소비자들이 식품 산업에 중요한 시장을 제공한다고 한다. 다시 말해, 그런 소비자들의 욕구는 식품 회사들에 이런 메시지를 전하는 것이다. "건강에 좋으면서도 탐닉할 수 있는 음식은 식음료 산업이 앞으로 개척해야 할 거대한 영역이다."

다수의 식품 회사들이 그들 식품에 화학 제품을 보충해 건강에 좋은 음식이라며 소비자들을 설득한다. 이 회사들은 '창의적인 글쓰기 연습'처럼 보이기도 하는 '설득력 있는' 주장을 하면서 소비자들의 관심을 끈다고 산업 전문가들은 말한다.

이런 움직임이 실제 이루어지고 있다. 한때는 소규모 전문 건강 식품 매장의 영역이었던 곳에 이제는 수많은 경쟁자들이 뛰어들었다. 예를 들어, 켈로그는 화학 물질 DHA(지방산)를 함유하는 캔디 바를 생산해 "활력 있고 총명한 뇌 건강을 위한 캔디 바"라는 이름표를 붙이고는 그 제품이 뇌 건강을 유지하는 데 효과가 있다고 주장한다. DHA가 뇌 건강에 어떤 효과가 있든 없든, 설령 있다고 해도, 이 캔디 바의 주재료가 설탕과 지방임은 더 말할 필요도 없다.

레스토랑에서는 그들 음식에 대해 그런 종류의 주장을 하지는 않지만, 소금 위에 지방 위에 설탕으로 이루어져 사람들이 탐닉하도록 만드는 음식을 판매하면서 동시에 저지방 음식을 함께 판매한다. 몬스터 딕버거의 본거지인 하디스는 건강을 걱정하는 소비자들에게 "맛을 포기할 필요가 없다"고 자랑스럽게 광고하며 340칼로리와 4그램의 지방이 든 숯불로 구운 BBQ 치킨 샌드위치를 제공한다. 칠리스는 "당신의 건강한 라이프스타일을 위해 선택할 수 있는 음식들"이라는 설명과 함께 길트리스 그릴Guiltless Grill 목록을 메뉴에 올려놓았다. 맥도날드는 과일과 호두 샐러드를 공격적으로 판매하면서, 자동차 주문 통로 안과 매장 내 주문대 근처에 제품 사진들을 잘 보이게 진열해놓았다.

그런데 그런 제품들이 팔리고 있을까? 어느 식품 회사 중역은 내 질문에 어깨를 한번 으쓱하더니 말했다. "그게 무슨 상관입니까? 식품 회사는 그런 방법으로 자신들의 이미지를 만드는 겁니다."

Chapter 26
보라색 소

 마케팅 전문가인 세스 고딘에 따르면, 모든 제품은 간단히 말해 갈색 소와 보라색 소로 구분된다고 한다. 갈색 소는 흠 없이 만들어졌다 해도 지루함을 주는 제품이다. 그에 비해 보라색 소는 눈에 띄는 제품을 말한다. 고딘은 이렇게 말한다. "보라색 소의 본질은 눈에 띈다는 것입니다. 눈에 띈다는 것은 그 대상에 대해 얘기할 가치가 있고 주목할 가치가 있다는 의미죠."
 식품 산업이 만들어내려고 노력하는 것이 바로 이런 제품이다.
 내가 처음 보라색 소에 대해 알게 된 것은 뉴올리언스 식품 기술 컨벤션에서였다. 거기서 푸드 마케팅 서포트 서비스의 낸시 로드리게즈가 19세기의 문헌을 참고한 고딘의 연구 내용을 설명했다. 로드리게즈가 슈퍼마켓 통로를 걸어가면서 진열대에 놓인 물건들을 볼 때 늘 염두에 두는 것이 바로 그것이다. 로드리게즈는 누가 그곳 진열대에 보라색 소를 놓는 데 성공했는지 알고 싶다고 말한다. 그녀는 '인기 있는' 식품, 소비자의 감각을 사로잡고, 열정과 개성을 풍기며, 관심을 끄는 식품들을 찾는다.

혁신의 정점은 맛이고 그 목표는 "주목할 만한 형태로 풍미를 전달하는 것"이라고 로드리게즈는 말했다. 하지만 보라색 소 제품은 맛 외에 다른 강력한 감각 단서들도 보여준다. 로드리게즈는 이렇게 말한다. "프리터〔밀가루에 달걀 노른자, 우유 또는 물을 넣어 반죽한 것을 고기나 야채, 과일 따위에 입혀 기름에 튀긴 음식〕의 씹는 소리, 감귤 즙이 터져 나오는 소리와 같은 청각 자극은 제품이 시장에서 승자가 되기 위한 필수 요소입니다. 향은 기억의 감각으로 놀라운 감성적 힘을 지니며 어쩔 수 없이 침이 나오게 하고 갈망하게 하며…… 시각 자극은 모양과 질감과 색으로 소비자들을 사로잡습니다."

이러한 자극들이 서로 합해질 때 강렬하고 기억에 남는 식품이 만들어진다. 이들 식품은 특히 "나를 잡아. 바라봐"라고 소리치는 포장지에 싸여 감각을 자극하는 언어로 판매될 때 더욱 소비자를 사로잡는다. 로드리게즈는 식품 산업에 종사하는 청중에게 이렇게 말했다. "진정으로 주목할 만한 식품을 생산하는 것만이 주주 가치를 끊임없이 만들어내는 유일한 방법입니다."

보라색 소 식품이라는 개념을 알고 나니 식품 산업이 추구하는 근본 방향이 무엇인지를 간단하게 정리할 수 있었다. 제품에 더 많은 자극을 더할 방법을 찾는 것이다. 제품 개발자들과 식품 연구원들은 다양한 재료들을 결합하고 복합적인 맛과 여러 식감과 눈을 끄는 색들과 혁신적인 방법들을 사용해서 더 많은 쾌감을 주는 제품을 만든다. 회사가 지향해야 할 맛에 대해 맥코믹의 전문가들은 이렇게 말한다. "사람들이 음식을 먹는 장소가 레스토랑이

든 집이든 한 가지 사실은 유효합니다. 그들은 맛을 갈망합니다. 강렬하고 위안이 되며 예상을 뛰어넘고 나라를 초월하는 그런 맛을 원합니다."

기본적인 요리를 '감각을 자극하는 요리'로 바꾸는 작업에 대해 쓴 글을 언젠가 읽은 적이 있는데, 그 글에도 이런 주장이 있었다. 식품 산업 연구원들에 따르면, 식품 산업의 목표는 "모든 감각을 만족시키는 식품을 만드는 것이며, 뜨겁고 차갑고, 강렬하고 부드럽고, 바삭바삭하고 걸쭉하고, 쓰고 짠 맛을 매혹적인 향과 조화시켜 다감각 경험과 맛의 유토피아를 만드는 것"이다.

어느 식품 회사의 대변인은 이렇게 말했다. "'이것이 최고며 여기서 멈추라'고 절대 말하지 마십시오. 뭔가 다른 흥미로운 것이 또 있을 수 있습니다. 그렇기 때문에 우리는 새로운 것을 기대하고 미래에 초점을 맞춥니다. 나는 흥미, 즐거움, 그리고 대히트, 대히트, 대히트를 원합니다."

설탕, 지방, 소금만이 아니다. 다감각만이 아니다. 이 모든 것과 함께 수많은 자극 요소들이 필요하다. 제품을 두드러지게 만들라. 승리를 거두게 하라. 눈에 띄게 하라. 소비자의 머릿속에 자리 잡을 보라색 소를 만들라.

3부

조건반사 과잉 섭취

만족감을 얻고자 먹은 그 음식이 뇌에 흔적을 남기며,
다음에 우리가 단서를 만났을 때 채워야 하는 공간을 만든다.
그 결과는 '욕망의 소용돌이'다.

Chapter 27

과식은 더 위험해진다

얼마 전까지만 해도 사람들은 자연 상태의 동물과 식물을 섭취하며 살아왔다. 하지만 이제는 가공 처리되고 자극이 강해져 자연 상태와는 많이 달라진 식품들을 주로 먹는다.

인간의 보상 체계와 자극의 힘에 대해 점점 더 자세히 알게 되면서, 감각을 자극하는 음식에 대한 내 생각도 달라졌다. 식품 산업은 설탕, 지방, 소금을 절묘하게 결합한 아주 맛있는 식품을 만들어 엄청난 수익을 올릴 뿐 아니라, 사람들의 뇌를 재구성하여 사람들로 하여금 그런 식품을 더 많이 찾게 하는 제품을 만들어낸다.

사람들이 초콜릿 칩 쿠키의 유혹에서 벗어나지 못하는 이유를 알아보기 위해 나는 약물치료전략연구소drug strategies의 책임자인 마테아 팔코를 만났다. 워싱턴에 본부를 둔 이 비영리 단체는 마약 중독 치료를 위한 효과적인 방법을 연구하고 있다. 먼저 이런 질문부터 했다. "접시에 있는 무생물체가 사람들의 마음속에서 그렇게 큰 비중을 차지하는 이유가 뭡니까? 어째서 사람들은 그 생각에서 좀처럼 벗어나지 못하는 겁니까? 그 무생물체가 갖는 자극은 대체 무엇입니까?"

마테아 팔코가 대답했다. "그것은 용입니다. 그리고 그 용은 사람들보다 더 큽니다."

하버드의 유명한 발달심리학자인 제롬 케이건은 가장 효과적인 보상이란 사람의 느낌을 바꿀 수 있는 보상이라고 말한다. 맛있는 음식을 먹는 것이 바로 여기에 속한다. 맛있는 음식은 순간적인 즐거움을 제공하는 방법으로 뇌를 자극한다. 그런 즐거움은 다른 감정들을 밀어내 작동 기억을 차지하고, 뇌는 주어진 시간에 제한된 양의 자극에만 초점을 맞출 수 있다.

하지만 맛있는 음식에서 우리가 얻는 즐거움은 행동을 조장하는 것에서 그치지 않는다. 그런 음식은 우리의 주의를 지배하는 능력도 갖는다. 생존과 연관된 음식의 가치를 생각한다면 이런 식의 주의 집중은 정당하지만, 지금과 같은 풍요의 시대를 생각한다면 그렇지 않다.

생명체는 그들 환경에서 가장 두드러진 자극에 초점을 맞추면서 생존한다. 만일 지금 야생동물에게 쫓기고 있다면, 집에 불이 났다면, 병든 아이를 마주하고 있다면, 이런 상황이 우리 마음속의 중앙 무대를 차지하면서 다른 자극들에 비해 두드러진다. 하지만 반응이 전혀 다른 대상을 향할 수도 있다. 이럴 때 사람들은 다른 경우라면 무시했을 만한 대상에 초점을 맞춘다. 젤리 빈이 두드러진 자극이 될 때 일어나는 현상이 바로 이런 것이다.

(우리의 바람과 달리) 우리의 생각을 차지하고 감정을 자극하는 두드러진 단서는 충동적인 행동을 일으킬 수 있다. 이럴 때 보이는 반응이 부드럽든 강렬하든, 대부분의 사람들은 단서가 만들어내는 갈등에 어느 정도는 취약하며 자신도 모르게 원치 않은 생각을 하기도 한다.

나는 뇌의 신경 회로가 어떤 식으로 작용해서 가장 눈에 띄는 자극에 초점을 맞추며 이것이 과식과 어떻게 연관되는지에 대해 동료와 이야기를 나누었다. 얘기를 하면서 의도적으로 초콜릿 칩 쿠키 상자를 열었다. 동료가 한숨을 쉬며 물었다. "왜 이러는 건데요?"

나는 그에게 두툼하고 덩어리가 씹히는 초콜릿 칩 쿠키를 먹고 즐거움을 얻을 수 있다는 단서를 주었을 뿐이다. 그런데 갑자기 그의 관심이 과학적인 토론에서 벗어나 그가 의도하지 않고 원하지 않았던 자극으로 향했다. 그의 조절된 뇌는 쿠키의 자극에 즉각 반응했다.

눈에 띄는 음식을 발견하면 과식 행동의 사이클이 작동한다. 높은 보상을 주는 음식을 먹으면 기분이 좋아진다는 사실을 우리가 알고 있기 때문에 그런 음식을 보면 욕구와 충동이 강해진다. 그래서 그 음식 쪽으로 다시 가서 기분이 좋아지는 데 필요한 일을 하려 한다. "강화 학습은 유기체가 어떤 행동 과정이 긍정적인 결과로

이어지는지 알아내는 메커니즘이다"라고 일리노이 대학의 와이-탓 푸는 설명했다. 특정한 행동이 보상을 준다는 사실을 알게 되면 우리는 행동의 동기를 부여받는다. 뇌의 동기부여 회로가 활성화되면서 우리는 더 많은 보상을 얻기 위해 그 보상을 줄 수 있는 대상 쪽으로 간다.

이 과정에는 기억의 힘도 작용한다. 우리의 기억 속에는 아주 맛있는 음식을 먹은 경험과 그 결과로 얻은 보상이 저장되어 있다. 학습회로에는 좋은 감정을 경험하게 해주는 단서가 인식되어 있으므로, 우리가 나중에 그런 단서를 다시 보게 되면 단서와 관련된 기억들이 떠오른다. 그러면 그 기억으로 자극을 받고 즐거움을 얻을 수 있는 행동을 반복하는 것이다.

강력한 자극들을 여기저기서 받을 때 이런 과정은 계속 반복된다. 자극이 다감각적일수록 보상은 커지며 감정적 반응은 강해진다. 감정적 반응이 강할수록 기억은 더 또렷해진다. 기억이 또렷해질수록 단서가 더 강렬해진다. 행동은 반응에서 시작되고, 반응은 행동을 일으킨다.

결국 즐거움으로 이어지는 행동은 뇌에 각인되고 그 즐거움을 추구하려는 습관은 확고하게 자리를 잡는다. 이는 진화에 뿌리를 두고 있다. 매번 어떤 행동을 할 때마다 할지 말지를 결정하려고 고민하는 것보다는 자동적으로 행동하는 편이 더 효율적이다. "무언가를 습관 체계 안에 넣는 일은 아주 가치가 있다"고 UCLA 연구원 버나드 발레인이 말했다.

일단 행동이 자동적이 되면, 감정 요소, 즉 더 좋은 기분을 느끼려는 바람은 더 이상 의미가 없어진다. 습관의 힘을 입증하는 실험에서 이런 원칙이 작용하는 것을 볼 수 있다. 쥐들은 음식 때문에 병이 난 뒤에도 그 음식을 계속 먹었다. 쥐들은 새로 학습한 사실보다 습관에 이끌리기 때문에 더 큰 이익에 반해서 행동한 것이다.

뇌 회로가 예측할 수 있는 행동 패턴에 맞춰지고 나면, 단서-충동-보상-습관의 사이클이 작동하기 시작한다. 우리는 익숙하다는 이유로 똑같은 행동을 반복한다. 브라운 의과대학의 레이먼드 니아우라는 이렇게 설명했다. "보상 학습이 시작되지만, 이 단계에서는 높은 정도로 자동화되어 있기 때문에 의식적인 인식이 필요하지 않습니다."

이 지점이 되면 행동이 거의 아무 생각 없이 이루어진다고 할 수 있다. 뇌의 보상 회로에 명확히 새겨진 내용이 우리의 안내자가 된다. 우리는 눈에 띄는 음식뿐만 아니라 성이나 마약 같은 다른 보상에 대해서도 그 안내자의 반응에 주의를 기울인다. 이성적인 생각이 아닌 반사적인 행동으로 움직이는 것이다.

신경과학자들은 신경 경로에 새겨진 습관을 상향식 조건반사라고 한다. "자극-반응-습관으로 이어지는 사이클은 대개 무의식적이며 통제하기가 아주 어렵습니다." 토론토 대학의 심리학 교수며 뇌의 실행 기능 발달을 연구하는 필립 데이비드 젤라조의 설명이다. 일단 습관이 하뇌에 뿌리내리면 우리는 더는 어떻게 혹은 왜 그 습관이 발달했는지 기억하지 않는다. "시간이 흐르면서 사람들은 그저 이렇게 말합니다. '어이, 나는 이런 상황에 있으면 이런 식으로 행동해.'"

어떤 행동이 자동적으로 나오는 정도가 되면, 우리는 생각이나 의식 없이 조건반사에 따라 반응한다. 이에 대해 예일 대학의 제임스 레크만은 이렇게 설명한다. "하나의 자극이 다른 하나의 행동으로 이어지는 사이클에 갇히면, 사람들은 생각도 하지 않고 정해진 행동을 반복해서 합니다."

이런 사이클이 한번 시작되고 나면 멈추기가 어렵다. "일단 문턱을 넘으면 수문이 열립니다." 사우스 플로리다 대학의 아동가족학과 교수며 반복 행동 장애 전문가인 레이먼드 밀텐버거가 말했다.

이 과정에서 사람들은 기대하는 보상과 실제로 경험하는 보상이 서로 달라 불만스러워할 수도 있다. 그러면 이전에 느꼈던 만족의 수준을 다시 경험하기 위해 뭔가를 더, 더 새로운 것, 더 자극적인 것, 더 많은 칼로리를 찾고 싶은 충동을 느낀다. 하나가 아닌 두 조각의 케이크, 버팔로 윙 다음에 초콜릿 피넛버터 파이, 설탕이나 지방이 더 많이 함유된 식품, 더 다양한 음식을 원하는 식이다. 손에 넣은 보상에 만족할 수 없을 때 더욱더 큰 자극을 주는 보상을 추구하는 것이다.

상습적인 노름꾼이 한 번의 도박으로 만족하지 못하듯, 대부분의 사람들이 맛있는 음식을 몇 입 먹는 걸로는 멈추지 못한다. 사람들은 더 많은 보상을 찾으려 한다. 반복 행동을 막는 보호벽은 무너졌다. 우리는 계속해서 더 큰 흥분을 원한다.

식품 산업이 지방과 설탕과 소금의 층으로 이루어진 음식으로 소비자의 감각을 자극하면서 의도하는 바가 바로 이런 것이다. 고당분, 고지방, 고염분 음식과 그것을 알리는 단서는 사람들이 그 음식을 더 많이 먹도록 조장한다. 사람들은 더 많은 자극을 받으며 음식을 더 많이 생각하고, 이는 음식을 얻으려는 더 큰 충동으로 이어지며, 더 많은 도파민이 분비되면서 보상을 주는 음식에 다가가도록 사람들을 자극하고, 사람들은 더 많은 음식을 먹고, 오피오이드가 주는 더 많은 보상을 받고, 좋은 기분을 느끼기 위해 과식을 하고, 포만감을 느끼는 데 더 오랜 시간이 걸리고, 점점 더 통제력을 상실하고, 더 많은 음식을 섭취하고, 이런 행동들이 습관이 된다. 그 결과 체중은 점점 더 증가한다.

 이 모든 반응들은 점점 강력해지는 자극과 곳곳에 존재하는 단서로 인해 더 강해진다. 오늘날의 고당분, 고지방 환경에서 일어나는 일이 바로 이런 것이다. 맛있는 음식들은 강력한 자극제다. 그리고 자극제가 보상을 줄 때, 우리는 그 자극제를 더 많이 원한다.

Chapter 28

비만 치료 약물에서
우리가 배운 것들

만일 과식이 보상과 학습과 뇌의 습관 회로가 변한 결과라고 한다면, 그 회로에 작용해 행동을 바꾸고 충동 조절에 도움을 주는 약에 대해 생각해볼 수 있다. 식욕 억제제인 펜터민과 펜플루라민 두 약을 병용해서 처방한 것이 바로 이런 작용을 기대했기 때문이다. 이 두 가지를 병용 처방하는 것을 흔히 '펜-펜'이라고 부른다.

펜-펜은 심장판막에 이상이 생기는 치명적인 부작용이 발생하는 등 위험성이 입증되어 1997년에 시장에서 퇴출되었다. 오늘날에는 전혀 사용되지 않는다. 하지만 이 약이 뇌의 보상 회로에 작용하는 방식을 관찰하는 것은 과식이라는 현상을 이해하는 데 아주 유용할 수 있다. 많은 의사들이 비만 치료에 사용했던 약들 중 펜-펜이 가장 효과적이었다고 말한다.

펜-펜은 뇌의 화학 물질인 세로토닌과 도파민에 복잡한 방식으로 작용한다. 이 약은 세로토닌의 분비를 증가시키는데, 세로토닌이 증가하면 도파민의 기능이 차단되면서 보상 경로의 활동이 감소한다. 이렇게 해서 얻어지는 결과는 보상을 얻으려는 충동이 줄어드는 것이다.

세로토닌이 코카인과 같은 약물 남용의 보상 가치를 줄인다는 연구 결과도 있다. 예를 들어, 시험용 쥐에게 코카인을 얻으려면 레버를 누르도록 훈련을 시킨 다음 세로토닌 분비를 촉진하는 약을 주면 더는 레버를 누르지 않는다. 이런 결과는 펜-펜이 마약 사용을 줄인다는 정신약리학 논문 내용을 이해하는 데 도움이 된다.

음식과 약물에 대한 충동을 줄이는 데 같은 약리학 요법이 사용된다면, 음식과 약물 모두 십중팔구는 뇌의 같은 영역과 관계된다는 의미다. 그러니까, 맛있는 음식이 자극하는 보상 회로가 곧 약물이 자극하는 보상 회로이기도 하다는 말이다.

의사들이 펜-펜을 사용한 환자들에 대해 하는 이야기는 대개가 비슷하다. 환자들이 펜-펜을 복용하고 나서 음식에 대한 집착을 멈출 수 있었다는 보고가 계속 이어졌다.

오비테크 비만연구센터 Obetech Obesity Research Center 책임자인 리처드 앳킨슨은 이렇게 말한다. "비만 환자들을 치료하면서 펜-펜을 사용해본 사람이라면 이런 말을 꼭 듣습니다. '처음으로 내가 정상이 된 기분을 느꼈어요.'"

앳킨슨은 약의 도움 없이 45킬로그램을 감량하고 나서 순전히 자제력만으로 그 체중을 유지하려 한 어느 환자의 경우를 설명했다. 한때 그는 차를 타고 가다가 도넛 가게가 나오면 안으로 들어가 앉은 자리에서 도넛 열 개를 먹어치우던 사람이었다. 하지만 체중 감량을 하고 나서는 도넛 가게를 지나칠 때마다 스스로에게 절박하게 외쳤다. "들어가지 마, 들어가지 마." 대개는 정신력으로 도넛 가게를 그냥 지나쳤지만, 그러기 위해서는 엄청난 노력이 필요했다.

하지만 그가 펜-펜을 복용하면서 모든 것이 변했다. 더는 도넛 생각에 사로잡히지 않았다. 늘 배가 고팠는데 그런 느낌도 없어졌다. 음식에 대한 강렬한 충동도 사라졌다.

캘리포니아 로스 오소스에 본부를 둔 나자리안 센터Najarian Center에서 펜-펜을 처방받은 비만 환자들도 같은 경험을 했다. "그들은 슈퍼마켓에서 음식을 덜 샀고 정크 푸드도 덜 먹었다"고 나자리안 센터 설립자이자 센터장인 토마스 나자리안은 말했다. "음식에 대해 하루 종일 생각하는 일도 사라졌습니다. 더는 음식에 자극받지 않았고……. 대체로 펜-펜은 음식의 보상 가치를 감소시켰습니다."

맨해튼에 소재한 와일 코넬 의과대학 루이스 아론도 같은 의견을 말했다.

"환자들에게 펜-펜을 처방했을 때 어떤 결과가 나왔습니까? 환자들이 뭐라고 말을 하던가요?"

"환자들은 정상이 되었다고 느꼈습니다. 음식에 대해 느끼는 욕구의 정도도 정상이었습니다. 그들은 이렇게 말하곤 했어요. '음식이 바로 앞에 있는데도 먹고 싶다는 생각이 들지 않아요.' 예전에는 음식만 보면 완전히 미쳐버렸지만 이제는 그렇지 않습니다.'"

로체스터 치의학 대학의 마이클 와인트러브에게서도 비슷한 말을 들을 수 있었다. 펜-펜을 사용하기 전에 환자들은 이렇게 말했다고 한다. "아침을 먹으면서 열 시에 먹을 도넛을 생각하고 있어요. 도넛을 먹는 동안은 점심에 대해 생각하고요. 그리고 점심 뒤에 먹을 디저트를 생각해요." 와인트러브는 "펜-펜이 그 모든 증상을 없앴다"고 말했다.

임상의학자들이 전하는 메시지는 한결같다. 펜-펜이 환자들의 식습관뿐만 아니라 음식에 대한 인식까지도 바꾸었다는 것이다. 그들은 마침내 포만감을 느꼈고 통제력을 회복했다고 생각했다. 펜-펜은 보상을 주는 음식을 나타내는 단서와 그 단서에 반응하는 뇌 회로 간의 연결을 차단하는 듯했다.

Chapter 29
왜 우리는 "노"라고 말하지 못하는가?

보상을 주는 음식을 먹는 것에 관해 포괄적인 이론을 전개해보면 이렇다. 아주 맛있는 음식에 지속적으로 노출되면 뇌의 구조가 변화하면서 계속 자극을 찾게 된다. 시간이 지나면서, 설탕과 지방과 소금이 결합된 음식을 향한 충동이 점점 강렬해지고 "노"라고 말하기가 힘들어진다.

나는 그 결과 생기는 행동을 '조건반사 과잉 섭취'라고 명명하기로 했다. 언제 어디서나 얻을 수 있는 음식과 그 단서에 자동적으로 반응하므로 '조건반사', 스스로 통제가 안 되는 동기부여의 힘에 의해 지나치게 음식을 먹게 되므로 '과잉'이라는 용어를 썼다.

조건반사 과잉 섭취는 예를 들면 습관성 도박이나 약물 남용처럼 보상이 관련된 자극-반응 장애와 같은 방식으로 작용한다. 이러한 장애의 특징으로는 감각 자극에 굉장히 민감하게 반응하는 것이다. 자극-반응 장애는 대개 통제 능력 상실, 만족감을 느끼지 못함, 강박 사고로 이어진다.

나는 사라, 앤드류, 사만다, 클라우디아를 괴롭히는 것이 바로 이 조건반사 과잉 섭취라고 생각한다. 이를 치료하기 위해서는 그것과 연관된 행동 패턴을 이해하는 것이 반드시 필요하다.

맛있는 음식에 대해 "노"라고 말할 수 있도록 하는 건강한 뇌의 집행 통제 기능을 조건반사 과잉 섭취가 어떤 식으로 방해하는가? 자극이 어째서 그렇게 강력한 힘을 갖는가? 왜 쿠키가 쿠키 이상의 무엇이 되어야 하는가?

단서, 점화, 감정, 이 세 가지 강력하고 독립적인 힘이 뇌의 집행 통제 기능을 방해하는 기본적인 신경 메커니즘에 관계된다. 이 세 가지 기폭제는 맛있는 음식이 갖는 유혹의 힘을 확대하고 사람들이 그 유혹의 힘에서 돌아서기 어렵게 만든다.

단서의 유혹

앞서 얘기한 대로, 단서는 사람들의 주의를 사로잡고 행동하도록 동기부여를 한다. 보상에 대한 기대로 자극받을 때, 사람들은 그 자극을 해소하고 기분을 전환하고 싶어 한다.

나는 차를 몰고 체육관에서 집으로 가는 길에 유명한 레스토랑 체인인 앤 아웃 버거를 지나친다. 그 레스토랑이 가까워지면 이제 레스토랑이 나타날 거라 기대하고 햄버거와 프렌치프라이는 얼마나 맛이 좋을까 생각하게 된다. 그 순간 흥분되면서 한편으로는 마음이 불편해진다. 이제 나 자신과 조용한 싸움을 시작해야 하기 때문이다.

그래, 오늘은 거기에 들러야지. 아니, 그러면 안 돼. 그래, 아니, 그래, 아니. 상반되는 두 개의 감정이 계속 싸우는 동안 다른 생각은 조금도 할 수가 없다. 마음이 불편해진다. 불안감이 엄습한다. 만일 그 레스토랑에 들어가면 상반되는 감정의 싸움을 끝내고 흥분을 가라앉힐 수 있다. 그 순간 불안감도 사라질 것이다.

하지만 나는 유혹에 굴복하지 않는다. 만일 내가 그 레스토랑을 자주 드나든다면 내 반응은 자동적인 행동, 즉 습관이 될 것이다. 일단 그렇게 되면 행동을 억누르려고 아무리 노력해도 그저 단서의 힘을 강하게 할 뿐이다.

기대도 나를 인 앤 아웃 버거로 유혹하는 단서지만, 유일한 선동자는 아니다. 비록 우리가 단서를 의식하지 않는다 해도 단서는 강력해질 수 있다. 이따금씩 에그 앤 베이컨 샌드위치나 좋아하는 도넛이 불쑥 생각날 때가 있다. 이럴 때 우리는 광고나 기억, 혹은 장소 때문에 그 생각이 났다는 것을 알지 못하고 그냥 갑자기 떠오른 거라 짐작한다. "사람들은 생각을 인지하지만, 그 생각이 무엇 때문에 생긴 것인지는 모를 때가 있다"고 오스트레일리아 브리즈번의 퀸즐랜드 대학 임상심리학 교수인 데이비드 카바나가 말했다.

최초의 자극이 무엇이었든, 생각 위에 또 생각이 쌓이기 시작하면서 카바나의 표현을 빌리면 "정교한 생각"이 만들어진다. 사람들은 그 도넛 맛이 얼마나 좋을지뿐만 아니라 그 도넛을 어디에서 살 수 있는지, 그곳에 가려면 어느 길로 가야 하는지, 도넛을 먹으면 기분이 얼마나 좋아질지에 대해서도 생각하기 시작한다. 그러면서 동시에 도넛을 원해서는 안 되며 먹어서도 안 된다는 생각을 할 수도 있다.

카바나는 이렇게 말했다. "이 모든 생각들이 한꺼번에 일어납니다. 사람들이 욕구를 경험하는 동시에 통제를 하려 할 때 이런 일들이 일어납니다."

아주 맛있는 음식에 대한 갈망과 그것을 얻으려 하는 과정에서 일어나는 혼란스러운 생각들을 구분하기란 어렵다. "사람들은 대상에 대해 생각하고 마음속으로 접근하며, 그러는 동안 갈망이라는 감정의 힘이 더 커집니다. 반응 계획과 갈망이 아주 흡사해지기 시작합니다." 카바나가 말했다.

"생각이 점점 더 커지는 겁니까?" 내가 물었다.

"훨씬 더 정교한 이미지를 갖게 되는 거죠. 사람들은 그 음식의 맛과 냄새와 크기와 입 속에서의 감각을 알고 있습니다. 그 모든 것을 더 상세하고 정교하게 생각할 때, 갈망은 더 커지고 동기 유발은 더 강력해집니다."

대상에 몰두할수록 강렬하고 광범위한 생각들이 점점 더 많은 정신 공간을 차지한다. 이때 사람들은 자신을 억제하려고 노력한다. 무엇을 원한다는 감정적 동력이 유혹을 참으려는 필사적인 바람과 씨름한다. 대상을 손에 넣으라고 재촉하며 행동을 지시하는 메시지들이 통제를 요구하는 내면의 메시지들과 충돌한다. 우리의 뇌는 전쟁터가 된다.

결국 그 음식을 손에 넣겠다는 결정, 다시 말해 억제하려는 노력을 멈추고 음식을 먹겠다고 결정하는 것만이 내면의 불안한 전쟁에서 벗어날 수 있는 유일한 방법이 된다. 하지만 만족감은 오래 지속되지 않는다. 눈에 띄는 단서에 즉각적인 보상을 얻을 수 있는 행동으로 반응하는 것은 단서와 보상 간의 관계를 강화할 뿐이다. 모넬 화학감각센터 Monell Chemical Senses Center의 마르샤 펠챗은 이렇게 말한다. "어떤 음식을 먹고 싶어 하고 먹으면, 그 음식에 대해 더 큰 욕구와 자극을 또다시 느끼게 됩니다. 오늘 강렬한 자극을 주는 음식을 먹는다면, 그 음식에 대해 긍정적인 연상을 하기 때문에 다음날 더 강렬한 자극이 됩니다. 그 음식에 대한 기억들을 점점 더 많이 갖게 되는 겁니다."

머지않아, 우리는 또다시 단서를 발견하고, 단서에 반응하기를 원하고, 그런 사이클이 다시 시작된다.

점화의 힘

음식을 단 한 번 맛보는 것으로도 조건반사 과잉 섭취를 유발하기에 충분하다. 그 효과를 '점화'라고 하는데, 이것은 배고프지 않을 때도 과식하게 하는 또 하나의 요인이다.

식품 회사들이 "하나만 먹고 끝내지는 못할 거라고 장담한다"고 말하는 것은 바로 이런 사실을 알고 있기 때문이다. 알코올 중독 방지회가 술을 마시는 사람들에게 "한 잔 한 잔 마시다 보면 어느새 취한다"라고 경고하는 것도 같은 이유다. 적은 양이 커다란 반응을 일으키기에 충분할 수 있다.

점화의 근본 원리가 분명하게 밝혀진 것은 아니지만, 단서에 반응하는 신경회로가 여기에서도 작용하는 듯하다. 시카고 대학 정신의학과 해리엇 데 윗은 이렇게 설명했다. "아주 맛있는 음식은 뇌에게 '이건 아주 맛있는 음식이야, 더 먹어'라고 말합니다. 설탕과 소금이 잔뜩 든 포테이토칩 하나를 먹고 나면, 그 하나를 먹기 전보다 먹고 싶다는 욕구가 더 강해집니다. 과자 하나가 도파민 체계, 즉 동기부여와 보상 추구 체계를 자극해 그것을 계속 더 원하도록 만드는 것입니다."

뇌의 동기부여 회로에서 작용하는 점화는 자극을 더 찾도록 만드는 힘을 가지고 있다. 점화는 우리 종족이 이전부터 생존하기 위해 계발한 또 하나의 도구다. "점화는 동물이 적은 양의 음식을 발견하면 더 배고프게 만드는 적응 감각을 만든다"고 위트는 말했다.

단서처럼, 점화도 즐거움과 관련된 과거의 기억들을 불러내고 뇌의 보상 경로를 활성화한다. 점화는 말하자면 '절제 위반' 같은 것이라고 위트는 말한다. "만일 어떤 사람이 치즈 케이크를 끊으려고 노력하다가 아주 한참 지나서 조금 먹는다면, 이것이 촉발제가 되어 훨씬 많이 먹게 됩니다. 그러면 그 사람은 이제까지의 결심을 포기하고 먹는 것의 소용돌이에 휘말립니다."

배가 고플 때는 거의 모든 음식이 점화 효과를 가질 수 있다. 다이어트가 위험한 이유가 바로 여기에 있다. 하지만 배고프지 않을 때는 아주 맛있는 음식들만이 더 많은 섭취를 자극한다. "아주 조금만 먹으면 더 먹고 싶다는 욕구가 생깁니다. 그때 또 음식을 먹으면 더 먹고 싶다는 욕구가 더 강해집니다." 위트가 말했다.

그러면 참는 것이 힘들어진다. 잉글랜드 서식스 대학의 마틴 여만스는 실험 과정에서 사람들에게 음식을 먹는 동안 어느 정도나 배고픔을 느끼는지 계속 물어보았다. 어떤 사람들은 음식을 반쯤 먹고 나서 먹기 전보다 더 배고픔을 느꼈다.

점화의 힘을 분명하게 보여주는 한 가지 실험이 있다. 피자와 아이스크림이라는 아주 맛있는 두 가지 음식을 가지고 한 이 실험은 사람들이 특정한 자극에 점화되었을 때 그 자극을 더 많이 찾도록 동기부여가 된다는 사실을 보여주었다.

이 실험에서 스물여덟 명의 피실험자들은 우선 시장기가 가실 정도로 점심을 먹었다. 식사를 마친 다음에는 세 그룹으로 분류되었다. 그중 한 그룹은 피자를 먹었고, 또 한 그룹은 아이스크림을 먹었고, 나머지 한 그룹은 아무것도 먹지 않았다. 첫 번째 그룹 앞에는 중간 크기 모차렐라 피자를, 두 번째 그룹 앞에는 바닐라 아이스크림과 초콜릿 아이스크림을 놓고서 모든 사람들이 한 입씩 먹도록 하는 것으로 점화가 이루어졌다. 그 직후에 사람들은 맛, 냄새, 모양을 비롯해 점화를 한 음식의 감각 특징에 대해 평가서를 작성했다.

몇 분 뒤에, 점화가 이루어진 양쪽 그룹은 두 가지 음식을 모두 받았다. 그러니까, 피자를 먹은 그룹은 두 가지의 아이스크림도 받았고, 아이스크림을 먹은 그룹은 피자도 받았다. 그리고 모든 사람들은 자유롭게 먹었다. 이때 사람들은 그들을 점화시켰던 음식을 더 많이 먹었다.

단서와 달리 점화는 단시간 동안만 힘을 갖는다. 이는 점화를 시킨 음식을 바로 먹을 수 있어야 한다는 의미다. 만일 캔디 하나를 먹었는데 캔디 한 사발이 또 앞에 있다면, 계속 더 먹을 가능성이 있다. 하지만 캔디가 더 이상 앞에 없거나 그것을 먹으려면 애써 찾아야 한다면, 그런 노력을 할 만큼 자극이 오래가지 않기 때문에 점화 반응은 약화된다.

감정의 영향

조건반사 과잉 섭취를 하는 사람들의 경우, 감정 상태에 따라 단서에 강렬한 자극을 받고 뇌의 집행 통제가 무력해지고 먹고자 하는 충동을 더 강하게 느끼는 때가 흔히 있다. 솔크 연구소Salk Institute의 조지 쿱은 이렇게 말한다. "그것은 자기치료의 한 형태입니다. 흥분을 조절하는 겁니다. 스스로를 진정시키기 위해 음식을 먹는 거죠."

예일 의과대학의 라지타 신하는 슬픔과 분노가 통제력 상실을 일으키는 가장 큰 잠재력을 갖고 있다고 말한다. "이 두 가지 감정에 사로잡혀 격앙된 상태라면 자신도 모르게 주방으로 갈 가능성이 있습니다."

쿠키 하나가 나를 기분 좋게 만든다면, 슬프거나 화가 날 때마다 습관적으로 쿠키를 찾기 쉽다. 시간이 흐르면서, 신경 경로가 기분 변화와 쿠키를 먹는 경험을 연결하고 그 관계는 점점 강해진다.

쿱은 이렇게 말했다. "이런 식품들은 일종의 쾌감 효과와 진정 효과를 갖습니다. 다시 말하자면, 자극을 가라앉히는 거죠." 문제는 그 자극이 되살아난다는 데 있다.

분노와 불안은 단서에 대한 '설정 조건' 역할을 한다고 펜실베이니아 대학 교수인 찰스 오브라이언은 말한다. "우리가 편안한 상태일 때는 단서가 사라졌다가 분노 상태가 되면 되살아나 활동하면서 갈망과 생리학적인 변화를 만들어냅니다."

흡연자들에게서 이런 현상을 볼 수 있다. 쿱은 이렇게 회상했다. "그때 나는 회의실에 있었습니다. 긴장된 분위기 속에서 토론이 진행되었고, 그곳에 있던 사람들 모두가 집중력을 높이기 위해 혹은 마음을 진정시키기 위해 담뱃불을 붙이기 시작했습니다. 불안하거나 긴장될 때마다 음식을 먹는 사람들도 이와 똑같은 현상을 보이는 거라고 생각합니다."

피실험자들이 곧 밀크셰이크를 먹게 될 것임을 암시하는 단서에 반응할 때 뇌 단층촬영을 한 실험에서도 이런 결과는 명확히 나타났다. 이 실험에서는 우선 어두운 음악을 틀어놓고 피실험자들에게 특별히 어려웠던 인생 경험을 기억하도록 하면서 부정적인 분위기를 만들었다. 그 결과, 어두운 분위기에 있던 피실험자들이 밀크셰이크 단서에 반응할 때는 그렇지 않은 분위기에 있던 피실험자들에 비해 보상 경로가 더 활발하게 작용했다

오리건 연구소의 에릭 스타이스 박사는 실험 결과에 대해 이렇게 말했다. "감정에 따라 음식을 먹는 사람들이 부정적인 기분에 있을 때, 곧 밀크셰이크를 먹을 수 있다는 생각이 보상을 기대하게 만든다는 걸 암시하는 것으로 이 실험 결과를 해석할 수 있습니다. 이것은 감정적으로 음식을 먹지 않는 사람들이나 정상적인 감정 상태에 있는 사람들에게는 해당되지 않습니다. 이런 결과는 오직 부정적인 기분에 있는 사람들에게서만 나타났습니다."

감정이 보상을 확대할 때, 보상을 받고자 하는 충동은 통제하기가 훨씬 더 어려워진다.

스트레스 역시 과식을 유발한다. 버나드 발레인은 이렇게 말했

다. "흥분 상태에 있으면, 자극에 더 많은 영향을 받고, 더 열심히 움직이게 됩니다."

이것을 '쥐꼬리의 종이 집게'라고 한다. 쥐꼬리를 종이 집게로 집는 것은 가벼운 스트레스를 일으키는 요인이다. 다시 말해, 움직임을 방해할 정도로 강력하지는 않지만 일상적인 행동을 자극할 정도의 효과는 갖는다.

스트레스가 자극을 주는 데는 어떤 한계가 있다. 가령 가족의 죽음과 같은 심각한 스트레스를 받을 때는 음식에 대한 반응을 보이지 않고 따라서 과식도 하지 않는다.

가벼운 스트레스의 영향을 설명하기 위해, 발레인은 내게 익숙한 회의실에 있는 자신의 모습을 그려보라고 했다. "회의 분위기가 편안해질 즈음, 주위에 있는 단서를 알아차린다 해도 그 단서가 어떤 움직임으로 연결되지는 않습니다. 다음 순간 회의 분위기가 변하고 누군가가 나를 화나게 합니다. 그 순간 과거에 보상을 의미했던 그 방의 단서가 새로운 힘을 갖는 겁니다."

내게 그런 단서는 탁자 한가운데 놓인 쿠키 접시일 수 있다. 보통의 상황에서도 나는 주의를 사로잡는 그 쿠키의 힘에 저항하기가 힘들다고 생각할 것이다. 그리고 십중팔구, 의식적으로 쿠키에 손을 대지 않을 것이다. 하지만 스트레스가 커지면 자신을 억제하기가 훨씬 더 어려워진다. 스트레스를 받을수록 흥분이 되고 단서에 접근하고자 하는 충동이 커지며, 단서에 대해 "노"라고 말하기가 힘들어진다.

"약간의 흥분 상태가 될 때, 주변에서 가장 강한 힘을 발휘하는 단서를 보면 과거에 그 단서를 보았을 때 했던 행동 반응을 하게 됩니다. 정서가 깨어나는 거죠"라고 발레인은 말했다.

변화의 순간에는 마음 상태가 더 불안정해질 수 있다. 고지방, 고당분 음식을 먹는 것이 변화로 인해 불편해지는 감정을 달래는 한 가지 방법이 되기도 한다. 사람들은 하나의 행동에서 다른 행동으로 옮겨갈 때 이런 불편한 감정을 경험하곤 한다. 회의를 마치고 차에 올라타거나, 아니면 텔레비전을 보다가 주방으로 갈 때 등이 그런 경우다. 행동이 변할 때 흥분의 정도도 변한다.

"그럴 때 음식을 먹으면 정말 기분이 좋아진다는 증거가 있습니까?" 나는 샌프란시스코의 지역사회 정신의학자 로마 플라워즈에게 물었다.

로마 플라워즈가 대답했다. "확실히 그렇습니다. 대부분의 사람들은 음식을 먹고 나서 기분이 좋아졌다고 느낍니다. 불안할 때 음식을 먹으면 마음이 편안해집니다. 음식이 그야말로 신경안정제 역할을 하는 거죠." 하지만 이런 효과는 물론 일시적이다.

자극에 반응해 만족감을 얻는 경험을 하고 나면, 다음에 자극을 주는 대상을 보았을 때 더욱더 강력하게 반응한다. 우리의 관심 범위는 갈망의 대상으로 좁혀져 온통 그 생각에 사로잡힌다. 자극에 반응하면 분명 기분이 좋아질 거라는 기대 때문에 우리는 자극을 주는 음식에 집중하면서 그것을 더 간절하게 원한다.

여기서 우리가 깨닫지 못하는 사실이 하나 있다. 만족감을 얻고자 먹은 그 음식이 뇌에 흔적을 남기며, 다음에 우리가 단서를 만났을 때 채워야 하는 공간을 만든다는 것이다. 그 결과는 '욕망의 소용돌이'다.

Chapter 30
우리는
어떻게 함정에 빠지는가?

단서, 점화, 감정 모두 기본적으로는 같은 방식으로 조건반사 과잉 섭취를 유발한다. 그 방식이란 머릿속의 유령을 자극하는 것을 말한다. 이 유령은 우리가 과거에 음식과 관련해 뇌에 저장해놓은 감각적·감정적 연상을 상징한다. 미국 알코올 남용과 중독 연구소 National Institute on Alcohol Abuse and Alcoholism의 부소장 마크 골드만이 "기억에서 남은 흔적"이라고 표현한 기대가 이 유령들에 형태를 부여한다.

음식이 우리에게 즐거움을 주거나(적극적인 강화) 고통을 덜어줄 거라고(소극적인 강화) 기대할 때, 그 기대감 때문에 음식이 주는 보상 가치가 더 크게 느껴지며 보상을 얻고 싶은 강한 충동이 생긴다.

조지 쿱은 말한다. "기대감 때문에 음식에서 얻는 즐거움이나 위안이 더 커집니다. 또한 기대는 뇌에 새겨지고 저장된 자극들을 마주할 때 어떻게 행동할지에 대한 대본을 가지고 있다가, 우리가 그런 상황에 처하면 행동을 선택할 수 있도록 도움을 줍니다."

음식이 기분을 좋게 만들어줄 거라는 믿음이 있을 때 그 음식을 더 갈망하게 된다. 이런 단계에 이르면, 그 음식을 단지 원하는 것이라는 생각에서 그 음식이 꼭 필요하다는 생각으로 순식간에 변한다. 음식을 먹는 것은 바람직한 정서적 효과를 얻기 위해 꼭 해야 하는 일이 된다.

"어떤 음식을 먹을 때 기분이 나아지는 경험을 여러 번 하면, 시간이 흐르면서 그 인지 기억이 명확하고 지배적인 기억이 됩니다." 켄터키 대학 심리학과 그레고리 스미스는 말했다. 먹는 행동이 원하던 결과와 연결되면, 우리는 그 결과를 얻기 위해 점점 더 자동적으로 행동하기 시작한다.

예를 들어, 나는 이전의 경험 때문에 밀키웨이 캔디 바를 먹으면 기분이 좋아질 거라고 믿는다. 이런 기대 때문에 캔디 바를 더 먹게 된다. 이렇게 해서 갈망, 만족감, 그리고 더 큰 갈망의 사이클에 갇힌다. 조건반사 과잉 섭취는 자체적인 동력을 갖는다.

보상을 주는 음식이 미치는 영향은 사람에 따라 다르다. 대부분의 사람들이 음식을 좋아하고 원하지만, 음식에 대해 아주 구체적으로 생각을 진전시키거나 음식에 온통 몰두하는 사람들은 그리 많지 않다. 어째서 어떤 사람들은 다른 사람들에 비해 음식의 유혹에 훨씬 취약한지 이해하기 위해서는 조금 더 심도 있는 연구가 필요하겠지만, 한 가지 분명한 사실은 그처럼 운 없는 사람들의 경우 음식이 주는 보상에 몰두하다 보면 강박관념으로 진전될 수도 있다는 것이다.

"자신에게 해가 될 정도만 아니라면 크림 케이크에 대해 생각한다고 해서 문제될 것은 없습니다. 하지만 어떻게든 그런 생각에서 벗어나려고 애쓰다 보면 강박관념으로 이어집니다." 데이비드 카바나는 말했다.

크림 케이크를 생각하지 않으려고 해도 그럴 수가 없을 때 이런 의심이 들 수 있다. "어째서 자꾸 이런 생각을 하는 걸까? 분명 나는 의지가 약한 사람인 거야. 그러니 다이어트를 해도 성공할 수가 없어."

머릿속이 복잡해진다. 그러다 보면 마음이 괴로워지고, 역설적이게도 오직 크림 케이크만이 위안이 될 것 같은 느낌이 든다. 이런 생각이 든다. "기분이 아주 엉망이야. 지금 크림 케이크를 먹을 수만 있다면 기분이 좋아질 텐데."

크림 케이크를 마음속에서 몰아내려고 노력할 때 혼란은 더 심해진다. 이것을 '백곰 증후군'이라고 한다. 백곰에 대해 생각하지 않으려고 할수록 백곰은 생각 전체를 지배한다. 연구에 따르면, 사람은 단시간 동안만 생각을 억제할 수 있다고 한다. 스스로에게 "그런 생각은 하지 않는 게 좋겠어"라고 말하자마자 바로 그것에 집중하게 된다. "어떤 생각을 억누르려고 하면 그 생각이 더 또렷해진다"고 카바나는 말했다.

그런 이유로, 뭔가를 먹으면 안 된다고 열심히 생각할수록 결국은 그것을 더 먹게 된다. 먹을 수 없다는 생각은 음식의 보상 가치를 확대할 뿐이고, 우리는 결국 음식의 유혹을 이기지 못하고 포기한다. 갈망이 필요로 발전하면서, 우리는 하지 않으려고 그처럼 노력했던 바로 그 일을 한다. 크림 케이크를 먹는 것이다. 그러고 나면 다시 기분이 나빠지고, 나빠진 기분 때문에 통제력을 잃는다.

이 함정에서 빠져나가는 길을 찾기 위해서는 뇌의 기능, 조건반사 과잉 섭취를 유발하는 요인, 보상을 얻으려는 의도가 없이도 습관적으로 음식을 먹게 되는 과정에 대한 이해가 필요하다.

Chapter 31
조건반사 과잉 섭취

사람들에게 음식에 대한 통제력 상실을 이야기하다 보면, 두 가지 상반된 반응이 나왔다. 대부분의 사람들은 내 말을 금세 이해했다. 그들은 음식을 조절하지 못하는 고역스러움을 잘 알고 있었다. 하지만 비록 소수긴 해도 그런 경험이 없는 사람들은 식습관은 순전히 의지 문제라고 확신했다.

내가 조건반사 과잉 섭취를 중요한 문제로 규정하고 관심을 기울이려 한다면, 우선 이 용어를 조금 더 엄격하게 정의하고 명확한 특징들을 확인해야 했다. 또한 조사를 진행할수록 조건반사 과잉 섭취와 비만이 서로 관련 있다는 확신이 점점 더 강하게 들었는데, 이를 뒷받침할 수 있는 과학적인 증거도 필요했다.

우선 몇 가지 질문으로 시작했다. 조건반사 과잉 섭취의 특징에는 어떤 것들이 있는가? 여기에 영향을 받는 사람들은 누구인가? 조건반사 과잉 섭취는 과체중과 어떻게 연관이 되는가? 왜 어떤 사람들은 정상 체중인데도 조건반사 과잉 섭취의 행동을 보이는가? 나는 샌프란시스코 캘리포니아 대학에 있는 세 명의 동료들, 인지건강심리학 전문가인 엘리사 에펠, 의학통계학자인 마이클 에크리, 심리학 박사후 연구원인 타냐 아담스에게 이 질문에 대한 답을 구해보았다.

학술 논문은 우리 연구의 좋은 출발점이 되었다. 과체중인 사람들 모두가 맛있는 음식에 대해 똑같은 섭식행동을 보이지는 않는다는 사실을 논문을 통해 확인할 수 있었다. 또한 과식은 과체중인 사람들만의 독점적인 영역이 아니라는 사실도 재확인했다. 뚱뚱하거나 마르거나 상관없이, 많은 사람들이 보상을 주는 음식 앞에서 통제력을 잃는다.

하지만 뚱뚱한 사람들이 보상을 주는 음식의 유혹을 이기지 못하고 통제력을 상실한 섭식 형태를 보이는 경향이 더 많은 것은 사실인 듯하다. 연구 결과를 보더라도 뚱뚱한 여성들은 그렇지 않은 여성들에 비해 하루에 먹는 양이 훨씬 많다. (자명한 결론이라고 생각할지 모르지만, 체중 증가의 이유에 대해 잘못된 개념을 가진 사람들이 여전히 많으며 칼로리가 문제라는 것을 이해하는 일이 무엇보다 중요하다.) 비만과 섭식행동을 이해하려는 내 목표에 특히 도움이 된 것은 뚱뚱한 사람들이 그렇지 않은 사람들에 비해 더 많은 간식과 저녁과 밤참을 먹었으며, 정해진 식사 시간이 아닐 때에도 굉장히 많은 양의 음식을 먹었다는 실험 결과였다.

과체중 혹은 비만인 사람들이 공통적으로 갖는 또 다른 특징은 포만감을 느끼고 나서도 계속 먹는다는 것이다. "식사를 할 때 포만감을 느끼고 나서도 계속 먹는 일이 얼마나 많은가?"라는 질문에서 밝혀진 결과였다. "거의 매일이다"라고 대답한 여성들은 "그럴 때가 거의 없다"라거나 "전혀 없다"라고 대답한 여성들에 비해 두드러지게 뚱뚱했다.

또한 뚱뚱한 여성들은 음식을 얻기 위해 더 열심히 노력하는데, 이는 자극과 충동을 많이 받기 때문에 나타나는 행동이다. 한 실험에서, 두 그룹의 여성들에게 점수를 얻으면 고당분, 고지방 간식과 바꾸거나 아니면 비디오 게임, 코미디 비디오, 인기 잡지, 컴퓨터 카드놀이 등의 오락을 할 수 있게 했다. (연구에 따르면 이런 종류의 오락이 사람들의 충동을 굉장히 자극한다.) 한쪽 그룹 여성들은 뚱뚱했고 나머지 그룹 여성들은 그렇지 않았다.

보상을 좋아하는 정도나 참가자들의 배고픔 수준에는 양쪽 그룹에 별다른 차이가 없었다. 하지만 뚱뚱한 여성들은 그렇지 않은 여성들에 비해 오락보다는 음식을 얻으려고 계속 점수를 땄다. 이는 좋아하는 것과 원하는 것이 같지 않다는 사실을 일깨워준다.

이 모든 자료는 섭식행동의 유형과 조건반사 과잉 섭취의 관련성 연구에 근거가 되었다. 동료들과 함께 작업을 하는 동안 나는 도움이 될 만한 자료를 계속 찾았다. 그러다 네바다 대학의 영양학자 사치코 성 제오르가 지휘한 레노 다이어트 심장 연구Reno Diet Heart Study에서 적당한 자료를 찾을 수 있었다. 1985년에 시작된 레노 연구는 내 관심 분야와는 전혀 다른 목적을 가지고 있었다. 그 연구의 주된 목적은 심혈관 건강과 체중 간의 관계를 알아내는 것이었다.

내가 관심을 갖는 물음을 제기하기 위해 그 연구의 자료를 이용한 사람은 아무도 없었다.

레노 연구는 섭식행동에 관련된 연구 중 규모가 굉장히 광범위한 편에 속했다. 이 연구에서는 연령별로 총 508명의 남녀가 실험에 참가했다. 그중 반은 과체중이나 비만이었고 반은 그렇지 않았다. 연구자들은 5년 동안 피실험자들의 체중, 음식에 대한 태도, 섭식 행동을 관찰했다. 그리고 이 5년 과정이 끝나고 다시 3년이 지난 뒤에 처음의 피실험자 대부분을 추적해서 더 많은 정보를 수집했다.

실험 내용을 보면, "일단 먹기 시작하면 멈출 수 없을 때가 있다", "내 배가 바닥 없는 구덩이 같을 때가 많다", "나는 늘 배가 고프기 때문에 그릇을 싹싹 비우기 전까지는 먹는 것을 중단하기가 힘들다"와 같은 항목에 '네' 혹은 '아니오'라고 답하는 것이 있다. 또한 "당신은 얼마나 자주 음식 생각에 몰두합니까?"라는 질문에 대답하는 것도 있다.

이 모든 정보를 근거로 우리는 '음식에 대한 통제력 상실', '포만감의 결핍', '음식에 대한 몰두', 이렇게 세 가지 중요한 태도에 초점을 맞추기로 했다. 조건반사 행동과 충동에 의한 행동의 전형적인 징후에 대해 내가 알고 있는 사실들을 근거로 했을 때 이 세 가지 특징 모두 조건반사 과잉 섭취의 특징으로 판단되었다.

우리는 '잠재적 분류 분석 latent classification analysis'이라고 하는 정교한 통계 방법을 이용해 어느 한 그룹의 사람들이 그런 특징들을 더 많이 보이는지 어떤지 알아보았다. 실험 참가자들의 약 3분의 1이 적어도 두 가지 요소에서 높은 점수를 기록한 것으로(혹은, 몇몇 경우에서는 그 요소들 중 하나에서 아주 높은 점수를 기록한 것으로) 밝혀졌다.

하지만 내가 가장 관심을 둔 부분은 이런 수치가 체중과 어떻게 관련되는가 하는 것이었다. 비만인 참가자들의 약 50퍼센트와 과체중 참가자들의 30퍼센트가 조건반사 과잉 섭취의 특징을 보인 반면, 마른 사람들 중에는 17퍼센트가 그러했다. 성별에 따른 분류 역시 관심 대상이었다. 비만 여성들 중 56퍼센트와 비만 남성들 중 43퍼센트가 조건반사 과잉 섭취의 특징을 나타냈다. 조건반사 과잉 섭취를 하는 사람들은 어린 시절 과체중이었을 가능성이 두 배 더 많았다.

조건반사 과잉 섭취의 특징을 보이면서도 마른 극소수의 사람들은 더 세심한 관찰이 필요했다. 그들 중 대부분은 음식 섭취를 제한하기 위해 의식적으로 굉장한 노력을 하는 사람들로 음식에 대한 충동 억제 능력을 측정하는 질문에서 높은 점수를 기록했다. 그 결과 그들은 실험 기간 내내 적당한 몸무게를 유지할 수 있었다. 하지만 시간이 흐르다 보면 그런 자제력을 유지하기 힘들어질 수도 있다. 그러므로 언제든 체중이 늘 위험이 있다.

분명한 것은, 다수의 사람들이 조건반사 과잉 섭취와 싸운다는 사실이다. 우리가 수집한 자료를 보면, 조건반사 과잉 섭취 행동을 보이는 사람들이 그렇지 않은 사람들보다 비만인 경우가 두 배 정도 되었다.

나는 존 B. 피어스 연구실과 예일 대학에 근무하는 동료 다나 스

몰과 작업을 하면서 조건반사 과잉 섭취를 조장하는 생물학적 메커니즘에 관련된 자료를 수집했다. 우리는 두 가지 각도에서 이 문제를 연구했다. 사람들은 높은 보상을 주는 음식 앞에서 어떻게 행동하며 그때 그들의 뇌는 어떻게 반응하는가.

우선, 섭식행동에 관련된 열한 가지 항목에 대한 참가자들의 대답을 기초로 해서 조건반사 과잉 섭취의 등급을 만들었다. 여기에는 "나는 좋아하는 음식을 참을 만한 의지력이 없다" 혹은 "온통 음식 생각만 하는 날이 있다" 등의 내용이 포함되었다. 이 조사 결과, 조건반사 과잉 섭취의 등급에서 높은 점수를 얻은 사람일수록 음식을 얻기 위해 더 노력한다는 사실을 확인할 수 있었다.

스몰은 음식 단서에 대한 사람들의 반응을 연구하기 위해 피실험자들에게 초콜릿 냄새를 맡게 한 다음 초콜릿 밀크셰이크를 맛보게 했다. 보통의 경우, 기분을 좋게 만드는 향은 시간이 지나 그 향에 익숙해지면서 효과가 줄어든다. 하지만 조건반사 과잉 섭취를 하는 사람들은 그렇지 않았다. 조건반사적인 과잉 섭취 등급에서 높은 점수를 받은 사람들은 시간이 지날수록 그 냄새 때문에 더 기분이 좋아진다고 말했다.

다음에는 사람들의 뇌에서 일어나는 반응을 관찰했다. 보상 센터에서 일어나는 반응의 차이는 주목할 만했다. 높은 점수를 기록한 사람들이 초콜릿 향이라는 단서(보상이 기대될 때 이것은 선행·단계가 된다)와 밀크셰이크의 맛(이것은 섭취 단계다)에 반응할 때는 신경 활성도가 높아졌다.

특히 재미있는 것은 뇌의 편도체에서 일어나는 반응이었다. 보상을 기대하게 하는 뇌의 이 부분 역시 조건반사 과잉 섭취를 하는 사람들이 음식을 먹는 동안 활성화되었다. "편도체의 반응이 활발해지면서 전체 회로가 어긋납니다"라고 스몰은 말했다. 이는 단서로 야기되는 기대가 줄어든다 해도, 음식을 먹다 보면 자극을 받는다는 것을 의미한다. 이것은 실생활에서 관찰되는 현상의 생리학적 근거 역할을 한다. 보상을 주는 음식을 먹으면 보상을 주는 음식을 더 원하게 된다.

가장 두드러지는 자극에 초점을 맞추게 하고, 야생동물을 피하게 하고, 불타는 집에서 **빠져나오게** 하고, 아픈 아이를 돌보게 해야 하는 뇌 경로가 이제 어디에서든 얻을 수 있는, 강렬한 자극을 주는 음식들에 사로잡혔다.

이런 결과들을 종합해볼 때, 조건반사 과잉 섭취는 하나의 징후 혹은 여러 징후들로 특징지어지는 어떤 상태라고 결론지을 수 있다. 또한 조건반사 과잉 섭취가 체중과 관련 있다고 주장할 만한 근거도 있다.

이런 용어들로 조건반사 과잉 섭취를 규정한다면 많은 사람들에게서 공통적으로 작용하는 생물학적 메커니즘을 이해하는 데 도움이 되며 뭐가 문제인지를 더 쉽게 찾아낼 수 있다. 또한 이런 식의 접근에서는 환경 노출의 영향이 강조된다. 전염병이나 화학 독소가 배경일 때는 다들 환경 요소가 여러 징후들과 관련된다고 이해하지만, 음식 섭취와 관련해서는 아직 그렇지 못하다.

그러나 조건반사 과잉 섭취를 다수의 징후들로 정의하는 것 역시 한계가 있다. 비록 많은 사람들이 적어도 어느 정도로는 분명한 특징들을 보이지만, 그들 모두가 같은 상태라고 말할 수는 없다. 그럴 위험성이 있다고 생각할 수 있을 뿐이다. 적절한 용어로 정의할 수 있기 위해서는, 조건반사 과잉 섭취의 징후를 보이는 사람들의 뇌 반응에 대해 더 많은 조사가 이루어져야 한다.

또한, 이처럼 특징적인 행동 패턴들을 이례적이거나 병적인 것으로 생각해서는 안 된다. 그보다 이런 행동들은 유혹에 약한 사람들이 환경에 순응하는 방식이다. 뇌의 동기부여 회로에 의해 일어나는 학습 반응처럼, 이러한 행동 패턴들도 비만 증가에 상당한 역할을 한다.

Chapter 32

조건반사 과잉 섭취의 근본 원인

조건반사 과잉 섭취라는 수수께끼에 대한 단서들은 몇십 년 전부터 있어왔다. 하지만 최근에 신경과학에 획기적인 진보가 이루어지면서 예전 정보를 새로운 방식으로 검토할 수 있게 되었다.

1970년대, 컬럼비아 대학 사회심리학자인 스탠리 샤흐터는 과체중인 사람들은 배고픔, 포만감, 에너지원 부족과 같은 신체 내부의 신호에 적절하게 반응하지 않는다고 확신했다. 그때만 해도 눈에 띄는 자극에 초점을 맞추는 뇌의 능력과 보상 체계의 성질에 대한 지식이 확립되지 않았지만, 샤흐터는 과체중인 사람들이 내부 신호보다는 외부 단서에 반응해서 먹는다는 가설을 세웠다. 그의 이론은 '외부효과externality'로 알려졌다.

샤흐터는 크래커 실험을 통해 마른 사람들과 과체중 사람들의 섭식행동을 비교했고, 당시 사람들이 분명하게 이해하지 못하던 개념들을 설명했다. 이 실험에서 샤흐터는 참가자들을 두 그룹으로 구분하고 하나의 그룹에는 그들이 먹고 싶어 하는 만큼 샌드위치를 주었고 다른 그룹에는 음식에 대한 질문지를 작성하도록 했다. 그런 다음에는 양쪽 그룹 모두에게 다섯 가지 종류의 크래커를 맛볼 수 있는 기회를 동등하게 주었다.

당연히 샌드위치를 이미 먹은 마른 사람들은 질문서만 작성한 마른 사람들보다 크래커를 적게 먹었다. 하지만 과체중인 사람들은 먼저 샌드위치를 먹었든 아니든 양쪽 그룹 모두 같은 양의 크래커를 먹었다. 샤흐터는 과체중인 사람들에게는 배고프지 않음을 알리는 내부 메시지보다 음식을 보는 것이 더 큰 영향력을 발휘한다고 주장했다.

로스트 비프 샌드위치 실험 또한 같은 결과를 보였다. 역시 컬럼비아 대학에 있던 리처드 니스벳은 실험 참가자들에게 다양한 양의 음식을 제공했다. 그는 테이블에 샌드위치 하나를 놓기도 하고 세 개를 쌓아놓기도 했다. 또한 양쪽 그룹 모두가 근처에 있는 냉장고에서 샌드위치를 얼마든지 더 가져다 먹을 수 있도록 했다.

과체중인 사람들은 주어진 음식을 먹을 뿐 더 찾지는 않았다. 그들은 음식이 눈앞에 보이면 먹었다. 그들에게는 시각적인 단서들이 가장 큰 영향을 미쳤다. 그에 비해 마른 사람들은 섭식 형태에서 일관성을 보였다. 눈앞에 얼마나 많은 음식이 있든, 그리고 더 먹으려면 냉장고로 가야 하든 아니든 관계없이 그들은 한 개 반 정도의 샌드위치를 먹었다.

이런 연구 결과의 영향으로 '외부효과'는 그로부터 10년 이상 체중 증가의 주요 이론으로 자리 잡았다. 1970년대 대부분의 교재들이 과체중인 사람들의 섭식행동을 설명할 때 이 '외부효과'를 근거로 삼았다. 그러다가 당시 예일 대학의 심리학부에 재직했고 한때 샤흐터와 함께 작업하면서 '외부효과' 이론을 전개하기도 했던 주디스 로딘이 그 이론의 타당성에 의문을 제기했다.

주디스 로딘은 1981년 4월 미국 심리학회 학술지인 《아메리칸 사이콜로지스트》에 실린 논문에서 외부효과 이론이 지나치게 단순하다고 주장했다. 로딘은 그 이론이 면밀한 조사에는 맞지 않는다고 생각했고, 같은 체중 범주에 속하는 사람들이라 해도 외부 자극에 반응하는 형태에는 현저한 차이가 있음을 지적했다. 특히 마른 사람들 중에도 음식을 보거나 냄새를 맡으면 더 많이 먹는 사람들이 있어서 혼란을 주었다.

로딘의 비판이 관심을 끌면서, 체중 연구의 초점이 외부 단서의 영향에서 억제라는 개념으로 옮겨갔다. 이 이론에서는 과식을 다이어트 탓으로 생각했다. 억제 이론에 따르면, 사람들이 체중을 줄이기 위해 음식 섭취를 제한하지만 그 상태를 무기한 유지할 수는 없다고 한다. 결국 그들은 통제력을 잃고, 과식하고, 그 결과 줄었던 체중이 다시 회복된다는 것이다.

하지만 억제 이론 역시 체중 증가에 대한 설명으로 부족하다는 지적이 제기되었고, 최근 들어서 연구원들은 외부효과 이론을 성급하게 포기한 것을 애석해한다.

몇십 년 전에 샤흐터와 로딘은 과체중인 사람들과 그렇지 않은 사람들을 구분하는 하나의 메커니즘을 찾으려 했다. 그리고 두 사람 모두 중요한 사실을 발견했지만 그 함축된 의미를 완전하게 이해하지는 못했다. 외부효과 이론은 단서의 힘을 인식한 것이다. 오늘날 우리는 단서가 힘을 갖는 이유가 맛있는 음식의 보상이라는 면을 강조하기 때문이라는 것을 이해한다. 억제 이론을 주장하는 사람들은 박탈감의 위험성을 정확히 인식했다. 알다시피, 이 박탈감이 보상에 대한 충동을 더 크게 만든다.

최근에 밝혀진 여러 사실들을 근거로 할 때, 외부효과 이론과 억제 이론은 조건반사 과잉 섭취라는 한 가지 현상에 대한 두 가지 다른 표현이다.

Chapter 33
유전인가 환경인가?

조건반사 과잉 섭취에 대한 근본적인 질문 하나는 이 현상이 유전에 의한 것인가 아니면 환경에 의한 것인가 하는 것이다. 조건반사 과잉 섭취는 파란 눈이나 작은 키처럼 한 세대에서 다음 세대로 전해지는 것인가? 아니면 가정에서, 친구들과 학교에서, 혹은 일터에서 식품 산업이 조장하는 광범위한 트렌드에 반응하면서 얻게 되는 섭식 형태인가? 아직 이에 대해 명확한 대답이 얻어지지는 않았지만 해결의 실마리는 있다.

펜실베이니아 의과대학 내 체중 조절 및 섭식 장애 센터Center for Weight and Eating Disorder의 마일스 페이스는 아동기의 섭식행동과 비만의 유전적 기초에 관한 전문가다. 페이스는 어린아이들이 배가 고프지 않는데도 먹는 성향을 조사했다. 이 실험에서 그는 다섯 살짜리 아이들이 배가 부르다며 자발적으로 먹는 걸 멈출 때까지 원하는 만큼 저녁을 먹게 했다. 저녁을 먹은 다음에는 10분 동안 간식을 먹게 했다. 식사와 간식 모두 과식을 조장하는 아주 맛있는 음식이었다.

페이스는 아이들 체중의 정확한 척도가 어머니의 체중이라는 사실이 50년간의 연구에서 분명히 밝혀졌기 때문에 아이들 어머니의 체중에 대한 자료도 수집했다. 그는 어머니들의 임신 전 몸무게를 기초로 해서 아이들을 비만에 대한 '고위험군'과 '저위험군'으로 분류했다. 고위험군에 속하는 아이들은 몇 분 전에 배가 부르다고 말하고도 간식을 더 먹으려고 했다. 고위험군 아이들은 저위험군 아이들에 비해 두 배의 칼로리를 먹었다. (여자아이들을 대상으로 한 실험에서는 결과가 달랐다.)

가족에 관련된 뭔가(유전자든 가족이 공유하는 환경이든)가 과식을 조장하는 듯했다. 하지만 페이스는 둘 중에 무엇이 더 큰 영향력을 갖는지에 대해서는 확실한 결론을 내리지 못했다. 그는 이렇게 말했다. "과식이 가족과 관계된 현상이긴 하지만, 유전자와 환경 중 어느 쪽과 더 연관이 있는지는 알 수가 없습니다."

나는 여러 자료들을 수집해 조사하는 과정에서 쌍둥이를 대상으로 한 두 가지 실험 결과를 발견했다. 쌍둥이 실험은 연구원들이 유전자와 환경의 상대적인 영향력을 비교하려 할 때 즐겨 쓰는 방법이다. 그중 하나가 스웨덴에서 실시된 연구였는데, 무작위로 선택한 다수의 젊은 성인 남자 쌍둥이들의 섭식행동을 관찰한 결과 유전적인 요소가 굉장히 중요하다는 사실이 밝혀졌다. 하지만 유전이 과식의 주된 요인인 것은 아니었다. 이 실험을 한 연구원들은 한 개인의 통제되지 않는 섭식행동 성향에 유전이 미치는 영향력은 반이 조금 안 된다고 평가했다.

쌍둥이를 대상으로 한 또 하나의 연구도 결론은 같았다. 채플힐에 위치한 노스캐롤라이나 대학 정신의학부의 섭식 장애 전문가이자 연구 참가자 중 하나인 신시아 불리크는 음식 섭취에 대한 통제력 상실을 "유전적 성향이 매우 강한 행동 특징"이라고 했다.

그런가 하면 유전의 영향력을 조금 더 높이 평가한 학술 논문들도 있다. 한 연구에서는 "배고프지 않은 상태에서 먹는 것은 꽤 높은 정도로 유전적 영향이다"라고 결론짓는다. 이 연구에서는 배고프지 않은 상태에서 먹는 것이 유전적 영향일 가능성을 51퍼센트로 측정했다(이는 유전적 영향이 개인의 특정 행동 성향에서 51퍼센트를 차지한다는 의미다).

하지만 다른 연구에서는 이런 결론에 의문을 제기했다. 예를 들어, 쌍둥이들이 작성한 질문지를 분석한 한 연구에서는 통제력 상실이 체중과 관련이 있다고 해도 유전적 특징은 아니라고 밝혔다. 또 다른 연구에서는 통제되지 않는 섭식 형태에 미치는 유전적 성향을 17퍼센트 정도로 평가했다. 또한 이 연구에서는 배우자들 간에 상당한 연관성이 있다는 사실을 밝히기도 했는데, 이런 결과는 통제력 상실이 우리의 유전자 안에 무엇이 있는가보다는 우리가 집에서 무엇을 하고 있는가를 반영함을 의미한다.

아직까지는 이 문제에 대해 명확한 결론이 나지 않았다. 하지만 분명한 것은, 외부 자극에 대한 반응에는 개인에 따라 커다란 차이가 있다는 사실이다. 어떤 사람은 더 충동적인 반면 또 어떤 사람은 회피 행위에 능하다. 대부분의 연구는 유전자가 섭식행동에 일정한 역할을 한다고 인정하면서도 동시에 환경 요소의 역할도 강조한다. 둘 중 어떤 것이 더 큰 영향력을 갖는지가 논쟁의 초점이다.

섭식행동 그 자체는 유전적으로 결정되지 않을지도 모르지만, 사람들이 자극에 어떻게 반응하는지는 어느 정도 유전에 의해 결정될 거라는 것이 내 생각이다. 한 가지는 분명하다. 유전자로 인해 우리가 어느 정도로 조건반사 과잉 섭취의 위험에 놓이든, 그 유전자의 영향은 높은 보상을 주는 음식이 있는 곳에서만 나타난다는 것이다. 신시아 불리크는 이렇게 말한다. "우리에게 내재된 유전적 성질은 특정한 환경에서 드러납니다."

유전적 성질은 오랜 시간에 걸쳐 사람과 동물의 내면에서 정착되지만, 그 유전적인 성질이 과식을 촉발하기 위해서는 환경이 조성되어야 한다. 바로 그 환경에 오늘날 우리가 있다.

Chapter 34
아이들에게서 나타나는 위험 신호

조건반사 과잉 섭취가 언제 사람들을 사로잡는지를 이해하기 위해서는, 보상을 얻기 위해 먹는 행동을 처음 보이는 나이가 언제인지 생각해볼 필요가 있다. 이런 행동은 초기 아동기에서 시작해 어린 아이들 사이에서 점점 더 많이 나타나고 있는 듯하다.

유아와 미취학 아동들은 칼로리 섭취량을 일정하게 유지하기 위해 하루에 먹는 음식의 양을 조절한다는 것이 오랫동안 지배적인 견해였다. 이를 '상쇄compensation'라고 하며 여러 실험에서 증명된 바 있다. 취학 전 아이에게 평소 섭취하던 음식에 비해 고칼로리 음식(즉 같은 양에 더 많은 칼로리가 든 음식)을 주면, 그 아이는 나중에 다른 음식을 덜 먹는 것으로 추가 칼로리를 상쇄한다. 이것은 우리 신체에 내재된 항상성 기능 때문이다.

하지만 이러한 자기 조절 체계가 변하고 있다.

콜로라도 대학 건강 과학 센터에서 아동섭식연구소Children's

Eating Laboratory를 맡고 있는 수잔 존슨은 시간이 흐르면서 전 범위의 인구에서 변화가 있음이 연구 결과 입증되었다고 말한다. 존슨의 주장에 따르면, 1980년대에 두 살에서 네 살까지의 아동들은 평소보다 많은 양의 칼로리를 섭취했을 때 그 칼로리의 약 90퍼센트를 상쇄했다고 한다. 하지만 1990년대에 이르러서는 추가 칼로리의 약 45퍼센트만 상쇄했다.

연구 과정에서 존슨은 많은 양의 음식을 섭취하는 서너 살 아이들이 한 자리에서 800칼로리나 먹는 것을 보았다. 아이들은 계속해서 음식을 더 요구했다. 이에 대해 존슨은 이렇게 말했다. "과거에는 그런 현상을 보지 못했습니다. 15년 전만 해도 나는 취학 전 아이들이 상쇄라는 행동을 한다고 아주 자신 있게 얘기하곤 했어요. 하지만 최근에 여러 실험을 통해 이런 조절 능력이 깨진 경우를 무수히 보았습니다."

존슨은 다섯 살에서 열두 살까지의 아이들을 대상으로도 실험을 했다. 이 실험에서는 두 가지 과일 맛 음료수(맛은 비슷하지만 칼로리 함량이 다른 음료수)를 마시게 한 다음 음식을 주고는 앞서 마신 음료수가 음식 섭취량에 미치는 영향을 비교했다. 저칼로리 음료수를 마신 다음 섭취한 음식량에 비교해 고칼로리 음료수를 마신 다음에 덜 먹는 아이들은 상쇄를 하는 것으로 간주했다.

이 실험으로 존슨은 학령기 아이들은 완전히는 아니라 해도 어느 정도는 상쇄한다는 결론을 얻었다. 하지만 상쇄 능력은 아이들이 나이를 한 살 한 살 먹을수록 감소했고, 특히 여자아이들의 경우가 더 심했다. 아이들은 나이를 먹을수록 덜 상쇄했다.

예를 들어, 다섯 살짜리 여자아이들은 고칼로리 음료를 마신 뒤에 초과 칼로리의 약 80퍼센트를 상쇄할 정도로 다른 음식의 섭취를 줄였다. 이것은 저칼로리 음료를 마신 아이들에 비해 20퍼센트의 칼로리를 더 섭취한다는 것을 의미했다. 여덟 살이 되면 여자아이들은 고칼로리 음료수에 든 초과 칼로리의 60퍼센트만을 상쇄했고, 열한 살이 되면 상쇄하는 칼로리가 30퍼센트 정도에 머물렀다.

조건반사 과잉 섭취의 뚜렷한 특징 중 하나인 통제력 상실이 어린아이들 사이에서 점점 증가하는 추세인 것 같다. 존슨은 이렇게 말했다. "1인분의 양을 연구하면서 아이들에게서 이전에는 볼 수 없었던 폭식을 보게 됩니다. 누군가가 그만 먹으라고 하면서 못 먹게 할 때까지 먹고 먹고 먹는 아이들을 이전에는 절대 보지 못했습니다. 지금 아이들은 지나치게 먹고 있습니다."

템플 대학교의 비만 연구와 교육 센터Center for Obesity Research and Education에서 소아 영양 전문가로 일하는 제니퍼 피셔 역시 같은 주장을 했다. 피셔는 세 살에서 다섯 살짜리 아이들을 두 그룹으로 나누고, 한 그룹에는 그 나이에 알맞은 양의 마카로니와 치즈를 주고 또 한 그룹에는 그 두 배 정도 되는 양을 주었다. 그리고 두 그룹 모두에게 우유와 애플 소스, 당근, 설탕 쿠키를 함께 주었다. 마카로니와 치즈를 두 배로 제공받은 아이들 중 일부는 다른 아이들에 비해 더 많이 먹었지만, 평균적으로 이 그룹의 아이들은 적은 양을 받은 아이들에 비해 마카로니와 치즈를 약 25퍼센트 더 먹었다. 함께 나온 음식을 덜 먹는 것으로 초과 칼로리의 일부를 상쇄하긴 했지만, 그럼에도 총 15퍼센트의 칼로리를 더 먹었다.

"취학 전 아이들에게 많은 양의 음식을 주면 초과 섭취를 조장해 '비만을 유발하는' 환경을 만들어줄 수 있습니다." 연구 참가자들은 이렇게 결론지었다. 다시 말하면, 아이들은 더 많은 음식을 받으면 더 많이 먹었다.

같은 아이들을 대상으로 실시한 후속 연구에서, 피셔는 두 그룹의 아이들 모두에게 나이에 맞는 양의 마카로니와 치즈를 먹게 한 다음 여러 개의 장난감과 함께 팝콘, 포테이토칩, 땅콩, 프레첼, 쿠키, 캔디, 아이스크림 등 열 가지 간식이 넉넉하게 담긴 커다란 쟁반을 주었다. 아이들은 더는 배가 고프지 않다고 말했지만, 그들이 섭취한 칼로리 양을 측정하기 전 10분 동안 원하는 것은 무엇이든 먹을 수 있었다.

간식을 더 많이 먹은 아이들은 이전 연구에서 마카로니와 치즈를 두 배로 받았을 때 더 많이 먹었던 아이들과 동일한 아이들이었다. 아이들은 배가 고프지 않을 정도로만 먹을 수 있는 통제력을 상실했고, 많은 양의 음식에 담긴 단서에 유독 취약한 것 같았다.

어린아이들처럼 조건반사 과잉 섭취의 초기 신호를 보이는 사람들은 아마 예전에도 있었을 것이다. 하지만 자극을 주는 음식이 점점 흔해지면서, 이런 섭식행동도 점점 더 많이 나타난다. 그리고 문제가 있는 섭식행동이 어린 나이의 아이들에게서 더 뚜렷하게 나타나고 있다.

Chapter 35
과식을 조장하는 문화

"음식을 얻을 수 있는가?"라는 질문은 한때 사회적이고 경제적인 의미를 지녔다. 이 말은 "우리가 기아에 직면하고 있는가?" 혹은 "우리에게 음식을 살 여유가 있는가?"라는 의미였다. 하지만 오늘날에는 그 뜻이 달라졌다. 이제 이 말은 "근처에서 음식을 살 수 있는가?" 혹은 "그 음식을 어디에서든 먹을 수 있는가"를 의미한다. 요즘의 미국에서 이런 질문에 대한 대답은 대개 "예스"다. 이런 상황 때문에 미국이라는 공간은 조건반사 과잉 섭취를 연구하기에 이상적인 연구실이 된다.

음식과 우리의 만남은 강렬하고 빈번하다. 동네 식품점과 레스토랑의 숫자는 1980년대 이래로 현저하게 증가했고, 이에 비례해 비만의 비율도 증가했다. 이제 사람들은 때와 장소에 관계없이 맛있는 음식을 구할 수 있다. 어디에서든 레스토랑, 편의점, 자동판매기를 찾을 수 있다. 자동차에 탄 채로 패스트푸드를 살 수 있고, 자동차에는 컵 홀더가 장착되어 있으며, 주유소와 편의점, 심지어 헬스클럽에서도 음식을 판다.

음식을 쉽게 구할 수 있다는 것은 쉽게 살 수 있다는 것뿐 아니라 쉽게 먹을 수도 있다는 뜻이다. 우리는 차 안에 있든 달리는 중이든 사람들과 어울리는 자리에 있든 직장에 있든 언제든 음식을 먹을 수 있다. 한때는 거리에서 뭘 먹거나 팝콘을 먹으면서 동료의 사무실에 들어가는 것을 금하는 사회 분위기가 있었다. 하지만 이제 사람들은 그런 행동을 무례하다고 생각하지 않는다. 이를 두고 유니레버 과학자인 데이비드 멜라는 "장벽이 낮아졌다"고 표현했다.

요즘은 대부분의 회의와 모임이 음식을 중심으로 이루어진다. 멜라는 이렇게 말했다. "거기에는 항상 음식이 있습니다. 오늘날에는 음식을 팔거나 사람들이 음식을 먹고 있는 장소와 접촉하는 빈도가 상당히 높습니다."

네덜란드를 본거지로 삼고 있는 멜라는 자신의 사무실에서 일어나는 다양한 행동 패턴들을 특별하게 생각했다. "여기에서는 회의를 할 때 누군가가 반드시 베이글과 크림치즈와 머핀과 그 밖에 여러 가지 간식이 담긴 커다란 접시를 가져옵니다. 유럽인들의 눈에는 그런 모습이 이상해 보이지만 여기선 당연하게 생각하는 것 같아요. 사람들 모두가 으레 음식이 있을 거라고 생각하는 거죠."

요즘의 환경에서는 거의 항상 먹는 것이 가능하다. 그리고 많은 사람들이 그렇게 한다. 콜로라도 대학의 수잔 존슨은 말한다. "언제든 음식을 구할 수 있고 어디에서든 음식을 먹을 수 있는 환경이 아이들과 어른들에게 에너지 섭취의 강력한 동기가 되고 있습니다."

식사와 간식의 구분이 점점 흐려지면서 식사 체계가 무너진 것도 사람들이 음식을 많이 섭취하는 요인이 되며, 이런 현상이 결국 조건반사 과잉 섭취로 이어진다. 음식 섭취에서 통제력을 상실한 사람들이 기회만 있으면 먹으려고 하기 때문에 조건반사 과잉 섭취는 식사 체계를 더 심하게 무너뜨리면서 이 과정은 자기 영속적 사이클이 된다.

올랜도에서 영양사로 일하고 있는 메레디스 루스는 이렇게 말했다. "1950년대만 해도 사람들은 식사를 했습니다. 가족이 함께 모여 식사를 했죠. 간식은 자라나는 아이들의 점유물이었으며, 자라나는 몸에 영양을 공급하기 위해 끼니 외에 먹는 음식이었습니다. 어른들은 간식을 먹지 않았어요."

하지만 자료에 따르면, 1980년대와 1990년대에 와서 간식을 먹는 사람들이 증가했고 이제 간식을 먹는 것은 일상적인 일이 되었다. 더더구나 안 좋은 현상이라면, 간식을 먹는다고 해서 식사량을 줄이지는 않는다는 것이다. 특히 아무 때나 간식을 먹을 경우에 더 그렇다. 사람들은 하루 종일 간식을 먹으면서도 아침, 점심, 저녁의 식사량을 줄이지 않는다.

문화적 분위기로 인해 조건반사 과잉 섭취의 위험이 감소하는 나라도 있다. 수많은 논문들에서(이 중에는 연구에 근거한 것도 있고 추측에 근거한 것도 있다) 소위 프렌치 패러독스(프랑스 식단에 지방이 많이 함유되어 있는데도 프랑스 사람들이 미국 사람들보다 심혈관계 질환

과 비만 비율이 낮음)를 설명하고 있다. 그중 한 가지 이론을 보면, 프랑스 사람들이 섭취하는 지방의 종류가 위험을 줄인다고 설명한다. 그런가 하면 또 다른 이론에서는 식사를 하면서 레드와인을 마시는 것이 효과가 있다고 설명한다. 프랑스 사람들은 미국인들에 비해 삶의 스트레스가 적기 때문에 더 건강하다거나 혹은 프랑스 사람들의 기초 대사량이 미국인들과 다르기 때문이라는 이론도 있다.

이런 이론들 중 어떤 것도 충분한 근거가 있는 것 같지는 않다. 비교적 확실한 증거에 근거한 가설은, 프랑스 사람들이 식사 시간은 긴 데 비해 먹는 양이 적다는 것이다. 알다시피, 1인분의 양은 조건반사 과잉 섭취를 유발하는 요인이 된다.

연구원들은 몇 가지 분석을 근거로 1인분의 양에 대해 결론을 내렸다. 첫째, 그들은 파리와 필라델피아의 레스토랑에서 내오는 음식 양을 비교해보고 미국의 1인분 양이 평균 25퍼센트 더 많다는 사실을 발견했다. 이는 피자헛이나 하드록 카페 같은 레스토랑 체인과 비교적 작은 레스토랑, 동네 중국집, 크레페 전문점, 동네마다 있는 아이스크림 가게에서도 마찬가지였다.

둘째, 두 도시의 레스토랑들을 평가한 《자갓》의 리뷰를 분석한 결과 파리 레스토랑들에 대한 리뷰에 비해 필라델피아 레스토랑들에 대한 리뷰에 많은 양의 1인분이 훨씬 많이 언급되어 있다는 것을 발견했다. 뿐만 아니라, 필라델피아 레스토랑 소개에는 무제한 음식 제공 혹은 뷔페 이용이 강조되었지만 파리 레스토랑 소개에서는 한 번도 언급되지 않았다.

마지막으로, 그들은 동종의 프랑스와 미국의 요리책을 연구했다. 《요리의 즐거움》과 《나는 요리할 줄 안다》는 일관된 경향을 보여주었다. 미국 요리법에서는 일반적으로 고기와 수프의 양은 많았고 채소의 양은 적었다.

역사적인 관점에서 보았을 때, 프랑스 사람들을 과식의 위험에서 보호하는 또 하나의 요소가 있었다. 프랑스에서는 사람들과 어울려 하루에 두세 번 정식 식사를 하고 그 중간에는 간식을 먹지 않는 전통이 있었다. 오랫동안 프랑스 레스토랑들에서는 정해진 점심과 저녁 시간이 아닌 때에는 고기를 서빙하지 않았다.

"프랑스에서는 지금도 식사 체계를 확고히 지킵니다." 파리의 오텔 디외 병원의 비만 연구원인 프랑스 벨리즐이 말했다.

"식사와 식사 사이에는 먹지 않는다는 문화적 관습이 있습니까?" 내가 물었다.

"그렇습니다. 식사 사이에는 아무것도 먹지 말아야 한다고 아주 어린 시절부터 배웁니다."

벨리즐은 강의실에서 학생들에게도 자주 말한다. "강의실에 먹을 걸 가져온 사람 없습니까? 미국에서라면 학생들이 커피, 도넛, 초콜릿 바를 가져와 먹었을 겁니다."

프랑스에서는 아니었다. "학생들은 강의실에 음식을 가져올 수도 있다는 생각을 절대 하지 않습니다. 이전에도 그런 적이 없었고, 그렇게 하고 싶어 하지도 않습니다. 그들의 환경에는 적절하지 않은 시간에 적절하지 않은 음식 섭취를 조장하는 것이 전혀 없습니다."

하지만 과식을 막아주는 고유의 안전장치와 함께 하루 중 정해진 시간에만 식사를 한다는 기준은 간식과 패스트푸드 레스토랑을 비롯한 여러 유혹들이 나타나면서 미국의 경계 밖에서, 심지어는 프랑스에서도 위협을 받고 있다. 맛있는 음식을 어디서든 구할 수 있게 되면서, 조건반사 과잉 섭취가 국가의 경계를 구분하지 않는 것 같다.

툴루즈 제2대학의 관광 및 안내 산업 연구센터의 책임자인 장 피에르 폴뤼앵은 프랑스 사회 분위기가 정식 식사 형태에서 "부랑자 식사"의 형태로 점차 변해간다고 느낀다. 그는 이런 변화를 두고 프랑스에서 식습관이 "붕괴"되는 것이라고 표현한다. 부랑자 식사를 하는 사람들은 사람들과 어울려 제시간에 제대로 된 식사를 하면서도 하루 내내 때때로 혼자서 먹는다.

프랑스 벨리즐 역시 이런 경향을 목격했다. 그녀는 이렇게 말한다. "프랑스에서 음식 단서들은 점점 많아지고 점점 뚜렷해집니다." 그 결과 프랑스 사람들 중에서 비만인 사람들이 점점 더 많이 나타나고 있으며, 특히 어린아이들 사이에서 그렇다.

프랑스에서 식사 패턴이 무너지고 언제 어디서 먹을 것인가에 대한 사회적 분위기가 유연해지면서, 보상을 얻기 위한 음식 섭취가 배고픔으로 인한 음식 섭취를 추월하기 시작한다. 포만감을 좀처럼 느끼지 못한다. "식사가 끝나고 다음 식사 때까지 느끼는 포만감은 끊임없이 먹는 상태에서는 느낄 수가 없다"고 벨리즐은 말한다. "포만감이라는 신진대사 효과를 경험하는 대신 포만감이 어떤 느낌인지에 대한 개념을 상실하는 겁니다."

다른 여러 선진국에 비해 프랑스는 지금까지 환경 변화가 점진적이고 체중 증가 추세도 완만한 편이지만 그런 경향이 나타나는 것만은 분명하다. 조건반사 과잉 섭취를 조장하는 사회 구조가 서서히 자리 잡고 있다.

여전히 그 선두에는 미국이 있다. 전체 인구 중 일부만이 조건반사 과잉 섭취를 유발하는 자극에 특히 취약해 보이지만, 결국 이것은 누구에게서나 나타날 수 있는 행동이다. 과식은 반복되는 행동이 습관으로 정착되는 점진적 과정이다.

어떤 순서가 맞는 걸까? 우리의 음식 섭취 방법과 장소와 시간과 양이 변하면서 조건반사 과잉 섭취로 이어진 건가? 아니면 조건반사 과잉 섭취가 사회적·상업적 구조를 바꾸어서 자극을 주는 음식을 손에 넣기가 훨씬 쉬워진 건가?

아직 알 수 없다. 하지만 둘 중 어떤 경우이든, 사이클은 움직이기 시작했다. 급기야는 많은 사람들이 비정상적인 섭식행동을 보인다는 사실보다 정상적인 음식 섭취를 하는 사람들이 아직 있다는 사실이 더 놀랍게 생각될 정도가 되었다.

4부

치료 이론

―――

새로운 방식의 행동을 배우기 위해서는
원하는 것으로 다가가거나 혹은
더 이상 바람직해 보이지 않는 것에서 멀어져야 한다.

Chapter 36

뇌에게 보내는 초대장

어려움은 있겠지만, 단서-충동-보상-습관의 사이클을 깨고 조건 반사 과잉 섭취를 치료할 방법은 분명 있다. 치료 전략을 생각할 수 있는 토대, 여러 분야의 지식과 학습 이론에 근거를 둔 토대를 갖는 것이 중요하다. 조금 더 구체적인 치료 전략은 뒷부분에 소개하고, 여기에서는 그 치료 전략의 근거가 되는 이론을 소개하려 한다.

행동을 유발하는 자극에서 스스로를 보호하려면 자신이 그런 자극에 얼마나 취약한지부터 깨달아야 한다. 조건반사 과잉 섭취에서, 음식 단서는 자극이고 과식은 습관적인 반응이다. 예일 의과대학 아동 연구 센터Child Study Center의 아동정신의학과 소아과 교수인 제임스 레크만은 이 단서들을 "뇌에게 보내는 초대장"이라고 말한다.

레크만은 이렇게 설명했다. "음식에 대한 충동에 반응하는 능력은 타고나는 것이지만, 충동에 너무 자주 굴복하면 반응 체계는 조절 능력을 상실합니다. 그러면 단서에 과민해집니다. 뇌를 통제하기 위해서는 자신의 뇌를 맹신해선 안 됩니다. 뇌가 과거 어느 시점에서는 매우 유용했을 수도 있지만 이제는 완전히 통제력을 상실한 일들을 하도록 우리를 이끄는 매체이기도 하다는 사실을 인식해야 합니다."

레이몬드 밀텐버거는 인간이 얼마나 취약한지 설명하기 위해 소녀들과 여성들을 주로 괴롭히는 자극-반응 장애, 그러니까 충동적으로 머리카락을 뽑는 행동을 그 예로 들었다. 한 여성이 자기 머리에서 머리카락 한 올을 쥐면서 "하나는 뽑아도 돼. 그 정도는 괜찮을 거야"라고 혼잣말을 한다면, 이 여성은 자제력을 완전히 상실한 것이다. 그 고통에서 벗어나려면 먼저 자신의 반응이 자동적으로 이루어진다는 사실을 인식해야 하고, 머리카락 한 올을 뽑으면 스무 개를 더 뽑게 될 거라는 것을 이해해야 한다. 그럴 때만이 조정 기술을 익히고 사용할 수 있다.

효과적인 조정 기술을 익힌다면 자극 앞에서 늘 하던 반응을 보이기 전에 자극의 지배에서 벗어날 수 있다. "노"라고 얘기하는 것이 가능해진다. 조정은 이제 무슨 일이 일어나려 하는지 깨닫고 선택의 순간(단지 순간)이 내게 있음을 아는 것으로 시작된다.

조건반사 과잉 섭취 치료의 토대는 우선 단서가 뇌에 보내는 초대를 거절하는 능력을 키우는 것이다. 그 거절은 일찍 그리고 명확하게 이루어져야 한다. "초대를 받을 때, 우리가 그 초대에 결정권을 갖는 것은 오직 처음 단계에서만입니다"라고 레크만은 말했다. 오직 그 순간만이 자극으로부터 돌아서는 것이 가능하다. 그때를 놓치면 자극-반응-더 큰 자극이 마치 연쇄반응처럼 일어나 행동을 유발한다.

하지만 용케 "노"라고 얘기한다고 해도, 자극에 대한 취약함이 사라지는 것은 아니다. 우리는 이전의 반응을 절대 잊지 못한다. "예전의 습관은 여전히 남아 있습니다." 버몬트 대학교 심리학 교수인 마크 보턴이 말했다. 보턴은 배경, 조건반사, 기억 간의 관련성을 연구하며, 사람이 어떻게 자신의 행동을 바꿀 수 있는가에 대한 오늘날의 시각 형성에 일조를 했다. "우리가 뭔가 새로운 것을 배울 수는 있지만, 새로운 뭔가를 배운다고 해서 옛날 것들이 없어지는 것은 아닙니다."

이전의 연상들이 우리 내부에 계속 머물기 때문에, 특정한 상황에 처하면 그 연상들은 언제든 표면으로 드러날 수 있다. 이는 동물 실험에서도 입증되었다. 쥐에게 어떤 목소리를 들려줄 때마다 충격을 주면, 쥐는 그 소리를 두려워하는 법을 배운다. 다음에 그 소리를 충격 없이 반복해서 들려주면 두려움은 누그러지지만, 쥐는 그 연관성을 완전히 '잊지는' 않는다. 적절한 조정으로 이런 두려움은 언제든 다시 불붙을 수 있다.

우리가 자극에 대해 적극적인 감정 반응을 했을 때도 이와 똑같은 원리가 적용된다. 단서와 기억 간의 관계가 일단 확립되면, 그 관계는 절대로 완전히 분리되지 않는다. 많은 사람들이 담배를 끊은 지 몇십 년이 지나도 담배를 피우고 싶다는 충동을 때때로 느낀다. 담배는 보상이라는 약속을 지닌 '강렬한' 자극으로 남아 있다.

이런 사실에도 불구하고 새로운 배움은 가능하며, 이 새로운 배움으로 인해 우리는 대부분의 시간 동안 충동에 따라 행동하지 않는다. 새로운 행동을 실천하고 새로운 생각을 배우면서 옛날의 행동과 생각을 억제할 수 있다. 결국은 이 새롭게 배운 것들이 우리가 과거에 했던 반응만큼이나 자동적이 될 수 있으며, 그렇게 될 때 자극은 희미해지기 시작한다.

위험한 상황을 피하는 것이 한 가지 방법이긴 하지만, 도처에 음식 단서들이 있는 세상에서(먹고 싶은 것을 맘껏 먹을 수 있는 나라에서) 그것만으로는 충분하지 않다. 맛있는 음식의 유혹을 완전히 피하는 것은 불가능하다. 자극에 대한 반응을 성공적으로 바꾸기 위해서는 다양한 인지·행동 도구들을 사용할 수 있어야 한다. 자극에 의해 생기는 반응을 바꿀 수 있을 때까지 단호하고 열심히 그 도구들을 사용해야 한다.

Chapter 37
습관을 바꾸기

뇌에게 보내는 단서의 초대장을 거절한다는 것은 오래 지속해온 습관을 바꾸는 것을 의미한다. 우선 자신의 행동을 주의해서 통제하는 것으로 시작해야 하지만, 장기적으로는 자동으로 나오는 일련의 행동들을 새로운 행동으로 대체해야 한다. 레이몬드 밀텐버거는 이렇게 말한다. "새롭게 익힌 반응이 확실하게 자리를 잡고 완전히 자동적이 되어서 우리 행동의 한 부분이 되어야 합니다. 그래서 유혹적인 음식 앞을 지나갈 때 '냄새가 좋군. 하지만 먹을 생각은 없어'라고 말할 정도가 되어야 합니다." 그리고 가던 길을 계속 가야 한다.

그러려면 반복되는 실천과 눈에 보일 정도의 행동 변화가 요구된다. 그런 다음에는 변화를 지속하는 능력을 키워야 한다. 결국, 변화를 지속하기 위한 동기부여 요소가 있어야 한다. 옛날 습관으로 돌아가는 일이 없도록 충분한 보상을 주는 새로운 습관을 배워야 한다.

제임스 레크만은 말했다. "이것은 굉장히 어려운 일입니다. 그리고 처음에 해보려다가 잘 안 되거나 시도를 해보았다가 단지 부분적인 성공만 거둔다면 낙담하기 쉽습니다. '내 능력과 통제력 밖이야'라고 생각하는 겁니다."

무력감은 성공의 가장 큰 장애물이다. 만일 우리가 습관대로 행동할 수밖에 없다고 느낀다면, 그 습관적인 행동을 유발하는 자극은 계속될 것이다. 하지만 습관적인 행동에 빠질 필요가 없다는 사실을 자각하고 통제력을 키우려 한다면, 자극은 사라지기 시작할 것이다.

습관을 바꾸는 능력은 자신에게 달려 있다. 습관을 바꾸기 위해서는 인식, 경쟁 행동, 경쟁 생각, 지지자, 이 네 가지 요소가 필요하다. 이 네 가지 요소는 행동심리학과 인지심리학 논문에 근거하며 반복적인 행동을 치료하는 데 효과적인 것으로 입증되었다. 또한 다섯 번째 요소인 정서 학습은 원래 습관 바꾸기 요소에 속하지 않았지만, 가장 바꾸기 어려운 습관을 다루는 데 중요한 역할을 할 수 있다. 가장 바꾸기 어려운 습관의 범주에는 조건반사 과잉 섭취와 그 핵심에 있는 충동적인 행동이 포함된다.

습관 바꾸기의 가르침을 따른다면 자신의 행동에 대한 통제력을 회복하고 조건반사 행동을 극복하는 데 도움을 얻을 수 있다.

인식이 그 첫 번째 단계다.

인식한다는 것은 주어진 상황의 위험성을 깨닫는 것을 의미한다. 밀텐버거는 이렇게 말했다. "음식을 먹도록 유도하는 상황, 그러니까 행동의 사슬을 유도하는 상황을 인식해야 합니다. 이것이 확실한 첫 번째 단계입니다. 행동 사슬을 만드는 모든 자극들, 모든 상황들, 모든 단서들을 알아야 합니다."

레크만은 '전조 충동premonitory urge', 말하자면 자동적으로 나오는 행동을 암시하는 충동에 대해서도 이야기했다. 전조 충동은 자극-반응 장애의 전형적인 특징이다. "이런 장애가 있을 때 감각 정보의 홍수를 막아주는 문은 제대로 작동하지 않습니다." 자극에 취약한 사람들은 많은 감각을 마주할수록 더 강렬한 충동을 느낀다. 그러면 적어도 일시적으로는 충동을 가라앉혀주는 익숙하고 반복적인 행동으로 반응한다.

"이것은 강박 장애고, 투렛증후군Tourette's syndrome[목의 연축이나 성대 경련 따위의 불수의 운동을 되풀이하는 신경학적 질환]이며, 인생입니다." 레크만이 말했다. 치료가 필요한 장애를 갖고 있든 아니든 모든 사람들이 어느 정도는 감각 자극에 반응한다는 의미다. "문제는 우리가 그런 장애를 갖고 있는지 아닌지가 아닙니다. 어느 정도나 많이 갖고 있는가 하는 겁니다."

감각 신호, 스트레스를 주는 상황, 강력한 기억 모두 통제력이 상실된 음식 섭취로 이끄는 초대장이다. 그런 단서를 통제할 수 있는 힘을 가지려면 먼저 그런 단서를 인식하고 그것이 자극하는 행동을 알아야 한다.

"일단 단서를 발견하면, 그리고 전조 충동을 느끼면, 이미 너무 늦은 겁니까?" 내가 물었다.

"아닙니다. 바로 그때가 통제력을 발휘해야 하는 순간입니다." 레크만은 분명하게 대답했다.

"'나는 충동을 인식하고 있어. 그리고 지금은 결정을 해야 하는 순간이야. 문을 열고 들어가서 초대를 받아들일까 아니면 방향을 돌려 다른 문으로 걸어갈까?'라고 말해야 하는 순간입니다."

해야 하는 선택이 있음을 깨닫는다는 것은 상황과 자신의 습관적인 반응을 의식 속으로 가져오는 것을 의미한다. 예일 의과대학의 아동정신의학과 유전학 교수인 매튜 스테이트는 이렇게 말했다. "상황과 자신의 반응에 확실하게 주의를 기울여 자기 점검을 시작할 수 있어야 합니다. 일단 그렇게 한다면, 습관적인 행동을 중단할 수 있는 능력을 갖게 됩니다."

습관 바꾸기의 두 번째 요소는 경쟁 행동을 시작하는 것이다.

밀텐버거가 "행동을 당기는 힘"이라고 표현한 것에 저항하기 위해서는 이전과는 다른 반응을 만들고 익혀야 한다. 가령 밤에 집에 가서 냉장고로 곧장 가는 대신 주방 쪽으로는 아예 가지도 않는 식이다. 혹은 출근할 때 우리를 유혹하는 패스트푸드점 골목을 피해 다른 길로 돌아가거나, 식료품을 무제한으로 사는 일이 없도록 목록을 작성해 식구에게 주면서 대신 사다 달라고 부탁할 수도 있다.

옛 습관들과 성공적으로 경쟁하기 위해서는 단서를 만나기 전에 이 경쟁 행동을 계획해야 한다. 뇌가 원치 않는 초대를 받을 때 어떻게 반응할지를 정확하게 알아야 한다.

"습관과는 다른 행동을 준비해야 합니다. 먹을 것에 가까이 갈수록 그 먹을 것은 더 강한 유혹이 되고 충동을 더 강하게 만들기 때문입니다." 밀텐버거가 말했다. "그렇게 되기 전에 일찌감치 새로운 행동을 시작해 유혹의 길로 빠지지 않는다면, 아마도 성공할 겁니다."

자극과 반응의 패턴을 깨기 위해서는 위험성이 높은 환경에서 벗어나게 인도해주는 로드 맵을 가지고 있어야 한다. 습관적인 반응을 버리고 경쟁 행동을 하려면 집행 통제 기능을 사용해야 하는데, 이렇게 할 때 이전에 고정된 뇌의 회로를 바꿀 수 있다. 그러려면 새로운 행동들을 끊임없이 익혀야 한다고 레크만은 말한다.

습관 바꾸기의 세 번째 요소는 옛날 생각들과 경쟁하여 그것을 억누르는 생각을 만드는 것이다. "말로 자신의 태도를 형성하고 말을 하면서 문제를 해결해나가는 경우가 아주 많습니다." 캐나다의 심리학자 필립 데이비드 젤라조는 이렇게 말했다. 다시 말하자면, 새로운 행동을 하고 옛날 행동을 효과적으로 처리하는 데 도움이 되는 인지 각본을 쓰는 것이다.

생각, 그리고 그 생각을 표현하기 위해 사용하는 언어는 옛날 습관의 결과를 기억하게 해주고, 우리를 다른 행동으로 이끌며, 성공의 강화 가치를 높여준다. 우리는 이전 생각을 없애고 새로운 생각을 시작할 수 있다. "저 초콜릿 아이스크림은 정말 맛있어 보여. 조금만 먹어봐야지"라고 생각하는 대신 "보나 마나 한 입만 먹고 그

만둘 수는 없어. 한번 먹기 시작하면 계속 먹게 될 거야"라고 자신에게 말하는 것이다. 목표를 스스로에게 이야기할 수도 있다. "지금 먹고 싶은 걸 참으면 내일 기분이 더 좋아질 거야"라든가 "그렇게 반응하지 않을 거야. 이렇게 반응할 거야" 혹은 "할 수 있어. 식욕을 통제할 수 있어"라는 식으로 스스로에게 자신감을 불어넣을 수도 있다.

즉각적인 보상에 대한 기대로 습관적인 반응을 하는 대신, 맛있는 음식을 먹었을 때 생기게 될 훗날의 결과를 의식해야 한다. 컬럼비아 대학에서 감정, 자기 통제, 지각에 관련된 심리와 신경 과정을 연구하는 케빈 옥스너에 따르면, 이처럼 관심의 방향을 바꾸는 것은 "자극의 의미에 대해 생각하는 방식을 바꾸는 것을 포함하는" 인지적 통제를 얻는 방법이다.

설탕 쿠키를 먹어서 얻는 즐거움뿐만 아니라 그 쿠키가 체중 증가에 미칠 직접적인 영향도 생각하는 법을 배울 때 우리는 인지적 통제력을 얻을 수 있다. "결과에 대해 생각할 수 있다면 상황을 이전과는 다른 식으로 받아들일 수 있습니다"라고 옥스너는 말한다.

음식에 대한 생각을 바꾸면, 새로운 사고방식으로 우리가 한때 원했던 것에 이전과는 다른 의미를 부여하는 법을 배울 수 있다. 옥스너는 이렇게 설명한다. "자극의 모습을 마음속에서 재구성하고 그것을 자신의 행동을 통제하는 데 사용하는 겁니다."

습관 바꾸기의 네 번째 요소는 지지자다. 위에서 말한 변화를 이

루기란 쉽지 않으므로, 단서를 인식하고 피할 수 있도록(그리고 성공을 인정할 수 있도록) 도움을 줄 사람들이 주변에 있다면 모든 과정이 훨씬 수월해진다. 선택을 하는 것은 우리 자신의 몫이지만, 지지해주는 가족이나 친구, 동료, 의료 종사자들이 있으면 훨씬 좋은 성과를 얻을 수 있다.

사람들은 혼자 있으면 습관적인 행동을 하기 쉽다. "행동 계획을 세워놓았고 어떻게 해야 하는지 알고 있다 해도, 집에 혼자 있으면 그 계획을 깨기 쉽습니다." 밀텐버거가 말했다. "하지만 내 계획을 알고 있고 내 곁에 있을 수 있는 사람에게서 지지를 받는다면 성공할 가능성이 훨씬 높아집니다. 과식하지 않겠다고 약속한 친구나 배우자 앞에서 과식을 한다면 당황스러운 일이 될 테니까요."

곁에 지지자를 두는 것은 조건반사 과식을 더는 하지 않으려는 결심을 지속하는 한 가지 방법이라고 밀텐버거는 덧붙였다. "그렇게 하면 충동을 자극하는 상황에 처해서도 즉각적인 반응을 보이지 않게 됩니다. 우리가 약속을 한 사람이 곁에 있기 때문에, 약속을 깨기가 어려운 겁니다."

당연히 올바른 지지자를 찾는 게 중요하다. 그렇지 않으면, 지지자로 인해 오히려 불리한 상황에 놓이고 없애고 싶은 바로 그 행동을 하게 된다. 권위 있는 의학 잡지인 《뉴잉글랜드 저널 오브 메디신》에 실린 논문을 보면, 사회적인 네트워크가 비만을 조장할 수 있다는 주장이 나와 있다. 비만인 친구들, 형제자매, 배우자들과 함께 있는 사람은 그 자신 또한 비만이 될 가능성이 높다는 것이다. 목표를 이루는 데 주변의 지지자들이 도움이 되지 못한다면 혼자 하는 편이 낫다.

하지만 올바른 지지자는 큰 역할을 한다. 우선, 사회적 유대감 그 자체가 경쟁 행동이나 대체 보상 역할을 할 수 있다. 또한 주위에 올바른 지지자가 있다면 과거의 행동을 포기하면서 느끼는 불안과 "노"라고 얘기할 때 느끼는 상반되는 감정도 줄어든다. 그리고 마지막으로, 내가 좋아하는 사람들을 실망시킬 수 있다거나 나를 도와주려고 하는 사람들의 반감을 살 수도 있다는 생각 때문에 포기하지 않을 수 있다.

Chapter 38
습관을 바꾸는 규칙

조건반사 과잉 섭취의 핵심에는 충동적인 행동이 있다. 조건반사 과잉 섭취를 하는 사람들은 음식 단서에 아주 민감하기 때문에 먹겠다는 결정을 충동적으로 하는 경향이 있다. 그런 혼란스러운 행동을 하지 않기 위해서는 자극을 피하기 위한 일련의 규칙들을 정해놓을 필요가 있다.

규칙은 단계적으로 습관을 바꾸는 데 도움이 된다. 규칙을 정해두면 행동 체계가 마련되므로 유혹적인 자극을 만날 경우에 대비할 수 있으며 실제로 그 상황을 만났을 때 주의를 다른 곳으로 돌릴 수 있다. 규칙은 우리가 의식적으로 행하는 것이므로 외부의 자극으로 반응을 보이는 조건반사 반응과는 정반대다. 규칙은 의식적이다. 그리고 규칙은 말로 표현될 수 있다. 우리는 규칙을 기억하고 새로운 상황에 적용할 수 있다.

누구나 지나친 흡연이나 음주를 삼가야 한다는 것을 알고 있듯 몸무게를 줄이려면 고당분, 고지방, 고염분 음식을 삼가야 한다는 것을 알고 있다. 하지만 이론적으로 안다고 해도 실천하기란 쉽지 않다. 올바른 행동을 그저 아는 것만으로는 충분하지 않다.

우리에게 필요한 것은 조건반사 과잉 섭취를 유발하는 자극적인 음식을 만날 때 미리 계획된 반응을 하는 것이다. 개인성과 자기 규제에 대해 연구하는 컬럼비아 대학 심리학과의 월터 미셸은 이렇게 설명했다. "계획은 사람들이 미처 통제하지 못하고 언제든 자동적으로 할 수 있는 우발적 행동을 하지 않도록 보호 장치 역할을 합니다. 계획을 세워두면 어떤 상황을 만났을 때 미리 정해놓은 행동을 할 수 있습니다."

유혹적인 음식을 만나는 상황에 미리 대비해두는 것은 올바른 생각("고지방 음식은 그만 먹어야 해")을 하는 것보다 훨씬 유용하다. '만일—한다면' 형태의 구체적인 규칙은 유용하고 효과적이다. 이 개념은 위험한 상황을 벗어나는 행동을 미리 정해두는 것이다. "만일 이 단서를 만난다면, 이런 식으로 행동하면서 내 반응을 조절할 거야."

케빈 옥스너는 이렇게 말했다. "이런 규칙들을 기억하고 있으면, 어떤 행동을 할지 준비하는 데 도움이 됩니다." 일단 자극의 순간에 처하면(단서의 감정적 힘을 경험하면), 해야 할 행동을 생각하기가 훨씬 어려워진다.

예일 의과대학의 매튜 스테이트는 이렇게 말했다. "규칙은 조건 반응에 대한 대안을 제시하고 습관적인 행동과는 다른 행동을 하도록 해주는 역할을 합니다." 나의 뇌가 자극적인 음식이 근처에 있다는 신호를 받고 그 음식을 먹는 즐거움을 기억할 때, 나는 규칙을 기억하면서 스스로에게 이렇게 말하는 것이다. "음식 앞에서 멈추지 마. 그냥 지나쳐 가. 관심을 다른 데로 돌려." 규칙을 정하고 지키면, 얼마 지나지 않아 욕구가 줄어들 것이다.

규칙의 효과는 과학적으로도 입증된다. 저탄수화물, 고단백 식사 혹은 저칼로리, 저지방 식사를 하는 사람들은 금지된 음식에 대한 갈망이 별로 없다. 그 음식과 짝을 이루었던 자극이 사라지면, 음식을 먹고 싶은 욕구도 줄어든다.

규칙을 정하는 것과 의지력은 다르다. 의지력은 충동과 욕구를 부추기는 자극의 힘과 그것에 저항하려는 우리의 결단력이 서로 싸울 때 발휘되는 것이며, 이 두 거인이 충돌할 때 우리는 아주 불편해질 수도 있다.

"음식에 저항하기 위해 의지력을 사용하는 것과 규칙을 정하는 것의 차이는 무엇입니까?" 나는 버클리의 캘리포니아 대학에서 인지 통제를 연구하는 실비아 번기에게 물었다.

"규칙을 정해놓으면 원치 않는 행동을 하지 않는 데 더 큰 도움이 됩니다. 왜냐하면 그 행동을 하지 말아야 할 이유를 제시하는 배경을 갖기 때문입니다. 규칙을 정해놓으면 충동에 굴복할 때 생길 부정적인 결과와 굴복하지 않을 때 생길 긍정적인 결과를 명확하게 구분하게 됩니다. 아무런 배경이나 동기가 없으면, 원하는 것에 반응하는 행동을 막을 이유도 없습니다."

규칙은 뇌의 상위 기능으로 처리되며, 무의식적인 행동을 대체할 수 있으려면 이 규칙들을 항상 '기억하고' 있어야 한다고 번기는 말했다. 여기에서 또 한 번 인지 각본의 개념이 필요하다. 이것은 습관적인 반응을 유발하는 단서 앞에서 새로운 행동으로 반응하기 위해 단어와 생각을 의식적으로 사용하는 전략을 말한다. 규칙이 명확할수록, 규칙을 기억하고 알맞은 행동을 떠올리기가 쉽다. "나는 프렌치프라이는 먹지 않아"나 "디저트는 먹지 않을 거야"와 같은 구체적인 규칙은 지키기가 훨씬 쉽다.

새롭게 익힌 반응을 반복해서 실천한다면 결국에는 이전 반응처럼 자동적이 된다. 나는 미셸에게 물어보았다. "만일 내가 단서를 발견한다면, 만일 내가 스트레스를 받고 있다면, 그래서 갈망이 생긴다면, 어떻게 규칙으로 이 모든 격렬한 자극을 없앨 수 있습니까?"

"규칙을 끊임없이 실천해 몸에 익히지 않는다면 그럴 수 없을 겁니다. 단지 올바른 생각을 하는 것에 그치지 않고 올바른 행동을 실천해 익히지 않는다면 아무런 성과도 거둘 수가 없습니다."

미셸은 알코올을 예로 들며 "나는 알코올 중독으로 죽을 거야. 정말이지 더는 술을 마시고 싶지 않아"라고 말하는 것으로는 부족하다는 점을 강조했다. 생각만으로는 원하는 결과를 얻을 수 없다. 단지 행동을 바꾸고 싶다고 원하는 것에 그치지 않고 정말로 행동을 바꾸려면 규칙을 정하고 습관이 될 때까지 실천해야 한다.

"목표는 외부의 자극을 통제하는 규칙을 만드는 것"이라고 미셸은 말했다. 그럴 때만이 우리는 변화하고 싶다는 바람에서 변화 그 자체로 완전하게 옮겨갈 수 있다.

나는 샌프란시스코 공항에 있는 푸드 코트에 갈 때마다 튀김만두

앞에 멈춰 서고 싶은 유혹을 느낀다. 그 순간 튀김만두 앞에서 멈춰 서는 내 모습이 머릿속에서 또렷하게 그려진다. 나는 만두를 먹으면 보상을 받을 거라는 것을 안다. 이어서 다른 모습, 유혹을 물리치고 그냥 지나치는 모습 또한 머릿속에 그려진다. 상반된 두 개의 모습이 우세를 점하려고 서로 경쟁한다. 실비아 번기는 이렇게 말했다. "이 두 가지 행동이 서로 경쟁을 하다가 어느 쪽이든 강한 것이 이길 겁니다."

설탕, 지방, 소금에 대한 욕구가 더 강한 모습을 띠는 경향이 있다고 번기는 말한다. "외부로부터의 단서에 반응하는 행동은 튀김만두 앞에서 멈추는 것입니다." 이 행동이 바로 학습과 습관이 지시하는 것이다. 바로 이것이 뉴런을 자극하는 것이다. 바로 이것이 나의 기본적인 욕구를 충족하려는 반응이다.

하지만 체중을 줄이고 건강에 좋은 음식을 먹겠다는 목표를 이루기 위해서는 다르게 행동해야 한다. 문제는 나의 뇌가 "멈춰 서지 않으면 건강과 외모에 더 좋을 거야"라는 메시지에 반응하도록 훈련이 되어 있지 않다는 것이다. 뇌는 즉각적인 구강감각이 주는 보상에 반응하는 것에 더 익숙하다. 하지만 이런 사실이 장기적인 보상이 중요하지 않음을 의미할 수는 없다.

바로 이 시점에서 뇌의 전두엽 앞쪽 부위에 있는 전전두피질(집행 통제를 담당하는 뇌의 부분)이 핵심 역할을 하면서 맛있는 음식에서 얻는 보상보다는 다른 목표의 힘을 강조한다. 번기는 이렇게 설명했다. "전전두피질은 문자 그대로 약한 행동에 자극을 주는 에너지를 보내고, 그것에 힘을 주고, 그 행동에 관계되는 뉴런을 활성화합니다. 그 결과 먹을 것을 그냥 지나치는 능력을 조절하는 뉴런이 활발하게 활동합니다."

다시 말해, 푸드 코트 앞에 멈추려는 반응, 그러니까 습관에 의한 반응은 그냥 지나쳐 가라고 신호하는 집행 기능과 경쟁한다. 시간이 지나면서 만일 내가 눈에 띄는 단서를 무시하는 데 자주 성공한다면, 새롭게 익힌 행동이 이전 행동을 대체하면서 단서의 영향력도 줄어든다. 전전두피질은 한 가지 행동('계속 가는 것')을 신호하는 뉴런들을 활성화하면서 다른 행동('멈춰 서서 먹는 것')을 억누른다. "이렇게 해서 전전두피질로부터 내려오는 행동 계획이 이길 가능성이 생긴다"고 번기는 말했다.

행동 계획은 뇌에게 보내는 초대장을 거절하는 수단을 제공해준다.

내가 푸드 코트에 다가갈 때 일어나는 뉴런의 변화에 대해 아주 중요한 사실을 나는 경험으로 배웠다. 푸드 코트 앞에서 멈추려는 충동은 오래 지속되지 않는다는 것이다. 내가 정한 규칙("헤매지 마. 수하물 찾는 곳으로 곧장 가")에 집중하고 그 규칙을 따른다면 자극으로부터 관심을 거둘 수 있다. 일단 유혹의 부름을 안전하게 피하면, 내 뉴런들이 안정되면서 나는 더는 유혹을 받지 않는다. 나는 튀김 만두를 먹으면 안 된다는 사실을 받아들인다.

그 경험으로 또 다른 교훈도 얻을 수 있었다. 음식을 먹지 않는다는 규칙으로 단서에 대한 반응을 조절할 수 있다는 것이다. 프라이드 치킨을 먹을 수 없다는 걸 안다면 그 음식의 감각 신호는 신경 활동을 유발하지 않는다. 만일 우리가 가장 가까운 KFC도 몇 킬로미터 가야 겨우 볼 수 있는 산꼭대기에 산다면, 프라이드 치킨의 사진을 본다고 해도 보상 경로가 별로 활성화되지 않을 것이다.

맥길 대학교 몬트리올 신경학 연구소Montreal Neurological Institute 의 신경학자인 알랭 다거는 기대가 뇌 활동에 미치는 영향을 알아보기 위해 흡연자들을 대상으로 영상화 기술을 사용해 실험을 했다. 알랭 다거는 실험 참가자들 중 몇 사람에게만 실험이 끝난 직후에 담배를 피울 수 있다고 얘기했다. 나머지 사람들에게는 실험이 끝나고도 네 시간 동안은 담배를 피울 수 없으며 그들이 지시를 따랐는지 확인하기 위해 일산화탄소 측정 검사를 할 거라고 얘기했다. 그런 다음 모든 참가자들의 뇌 사진을 촬영했다.

다거가 촬영한 뇌 사진을 보면, 실험이 끝난 다음에 담배를 피울 거라는 기대를 하지 않은 사람들은 자극과 주의에 관여하는 뇌의 영역이 닫혀 있었다. 다거는 이렇게 말했다. "보상에 대한 기대를 없앰으로써 담배 단서에 대한 행동 반응과 뇌 영상 반응을 줄일 수 있다는 사실을 이 연구로 확인했습니다. 결론적으로, 사람들은 반응을 억제할 수 있는 능력을 가지고 있습니다. 보상을 얻을 수 없다고 판단되면, 우리가 아주 근본적이고 자동적인 반응이라고 생각했던 반응을 하지 않게 됩니다."

보상이 당장은 오지 않을 거라고 인식할 때 뇌는 주의를 다른 곳으로 돌리는 것 같다. 음식이라는 보상을 얻을 가능성을 차단하고 다른 것에 초점을 맞추는 방법으로 이러한 뇌의 기능을 이용하기 위해 규칙을 만드는 것이다.

규칙에 따라 행동하다 보면, 시간이 지나면서 그 행동들이 제2의 천성이 된다. 하지만 그렇게 될 때까지는 늘 규칙을 '기억'했다가 필요한 순간마다 규칙에 따라 행동해야 한다. 여기에는 주의와 연습과 사전 계획이 필요하다. 그리고 마침내는 새로운 방식으로 감정적인 만족을 얻을 거라는 기대가 동기부여의 역할을 한다. 자신이 정한 규칙을 따른다면 결국 그에 따른 보상을 얻는다.

Chapter 39
정서 학습

 새로운 방식의 행동을 배우기 위해서는 원하는 것으로 다가가거나 혹은 더는 바람직해 보이지 않는 것에서 멀어져야 한다. 학습은 이 두 가지가 동시에 일어날 때 가장 잘 이루어진다.

 다른 여러 습관들 이상으로, 조건반사 과잉 섭취에는 우리가 편안함을 위해 찾는 자극이 포함된다. 그리고 그 자극이 주는 긍정적인 기대감으로 행동이 유발된다.

 "우리는 음식이라는 자극에 대해 아주 긍정적인 연상을 키워왔습니다." 토론토 대학의 필립 데이비드 젤라조가 말했다. 체리 파이 한 조각을 볼 때 우리는 그것의 한 면(매력적인 맛)만을 생각하면서 자신이 원하는 대로 평가한다.

 하지만 젤라조는 대상을 훨씬 더 복합적으로 볼 수 있다고 말한다. "체리 파이 한 조각을 보는데도 무수히 많은 방법들이 있습니다. 우리의 관심, 우리의 기억, 우리의 기대로 체리 파이는 우리가 인식하는 단서가 됩니다." 여러 면들을 의식적으로 인식할수록, 파이 조각은 전혀 다르게 보이기 시작한다.

행동을 바꾸기 위해서는, 음식의 가치에 대한 평가를 바꿔야 한다. 음식의 가치를 평가하는 자신의 능력을 인식하는 것으로 그 과정을 시작할 수 있다. 설탕, 지방, 소금을 찾는 행동을 부정적인 관점에서 보고, 그런 음식에서 관심을 돌리는 행동을 중요하게 여긴다면 습관을 바꿀 수 있다.

심리학자 아놀드 워시튼은 마약 중독과 싸우는 어느 의대생의 이야기를 하면서 옛 습관들의 감정적 기반, 새로운 행동을 익히는 도전을 구체적으로 설명했다. 그 젊은이가 처음 병원에서 약을 빼돌리다가 잡혔을 때는 재활치료를 받도록 권유받았다. 두 번째 걸렸을 때도 치료를 권유받았지만, 대신 이번에는 한 번만 더 약을 훔치면 학교에서 쫓겨날 거라는 경고도 함께 받았다.

워시튼은 이렇게 말했다. "아마도 젊은이는 의과대학 교육 과정을 마치고 의사가 되는 것 말고는 다른 인생의 목표가 없었을 겁니다. 그것이 그에게는 가장 큰 가치고, 그의 모든 자부심과 자존심도 거기에 달려 있다고 생각했을 겁니다." 하지만 그 학생은 또다시 약을 빼돌렸다. "그 학생에게는 약이라는 자극이 주는 가치가 진로라는 가치보다 훨씬 컸던 겁니다."

그런 종류의 행동을 바꾸기 위해서는 엄청난 노력이 필요하다고 워시튼은 인정했다. "비판적인 시각을 갖는 것은 자극의 의미를 평가하는 한 방법입니다. 같은 대상을 놓고 아주 강렬한 감정적인 평가에서 또 다른 강렬한 평가("정말 환상적이야"에서 "세상에서 가장 역겨운 거야. 근처에도 가기 싫어")로 바꿀 수 있습니다.

익숙한 자극을 새로운 방식으로 평가할 때 그 자극에 끌려가지 않을 수 있다. 대상에 대해 부정적인 연상을 하는 것을 '반대조건부여counterconditioning'라고도 하는데, 이 방법은 담배를 줄이는 데 효과가 있는 것으로 입증되었다. 지난 10여 년 동안 담배에 대한 사람들의 인식에는 많은 변화가 있었다. 이제 담배는 섹시하고 매혹적인 대상이 아닌 혐오스럽고 치명적인 대상이 되었다. 내 동료 하나는 담배를 피우고 싶다는 유혹을 느낄 때마다 담배꽁초가 꽉 찬 재떨이에 코를 대고 깊게 숨을 들이마신다고 한다. 그렇게 흡연을 부정적인 느낌과 연관 짓는 방법은, 건강에 해롭기 때문에 담배를 끊어야 한다고 막연하게 생각하는 것에 그치지 않고 담배라는 물건은 친구가 아닌 혐오스러운 적임을 실감하는 데 도움이 된다는 것이다.

"그렇게 하면 담배 근처에 간다는 생각만 해도 끔찍할 만큼 싫다는 느낌을 갖게 된다"고 월터 미셸은 설명했다. "흡연은 부정적인 느낌과 생각을 활성화합니다. 그런 느낌과 생각 때문에 흡연에서 멀어지게 됩니다."

아놀드 워시튼은 이렇게 말했다. "우리는 환자를 치료할 때 끝까지 테이프를 돌려보라고 말합니다. 행복한 기억만을 떠올리고 좋은 부분만 선택해서 생각하려고 할 때 이를 깨닫게 하는 인지 전략입니다. 마음속에서 테이프를 끝까지 돌려보면서 말하는 겁니다. '어떻게 될지 뻔해. 2분 동안은 기분이 좋겠지. 그 다음에는 끔찍한 느낌이 들 거야.'"

새로운 행동은 그 나름의 보상을 주는 정서 가치를 가져야 한다. "그 대상과 함께 사는 것보다 그 대상이 없이 사는 것이 훨씬 낫다고 확실하게 인지 이동을 하지 않는 한 원하는 결과를 얻을 수 없다"고 워시튼은 말했다.

미셸도 이에 동의했다. "사람들은 금연을 기분 좋은 일로 생각합니다. 반면 흡연은 즐거운 것이 아닌 혐오스러운 것이 되었죠." 음식이 담배처럼 혐오스러운 대상이 되기는 어려울지 모르지만, 내 경우를 말하자면 이제 너무 많은 양의 음식을 보면 정말로 역겹다는 생각이 든다. 그리고 고기 위에 아보카도, 체다 치즈, 사과나무 훈제 베이컨, 달콤한 양파 링이 쌓인 클레임 점퍼 레스토랑의 버거를 생각해보라. 위도우 메이커 버거〔과부를 만드는 버거라는 뜻〕라는 장난스러운 이름에 담긴 진짜 의미를 생각해보면 혐오가 욕구를 이길 것이다.

───

고당분, 고지방, 고염분 음식의 단서를 보면 정서적으로 긴장되며(심리적 자극을 받는다), 음식을 먹으면 자극으로 야기된 긴장이 완화된다. 이렇게 보상을 얻는 행동을 반복하고 그 결과를 기억하면서 습관이 만들어진다.

시간이 지나면서 자극에 대한 연상은 자동으로 긍정적인 기억으로 이어진다고 오하이오 주립대학교 심리학과 교수이자 인간 태도 형성과 발전의 전문가인 러셀 파지오는 말한다. "그렇게 자동으로 일어나는 긍정적인 기억에 따라 대상을 인식하고 판단하는 겁니다."

흡연자가 담배는 해롭다는 사실을 알거나 뚱뚱한 사람이 튀긴 음식이 체중 증가의 원인이라는 사실을 안다고 해서 자동적인 반응을 반드시 막을 수 있는 것은 아니다. 동기부여와 기회 역시 필요하다. 파지오는 말했다. "적절하게 동기부여가 된다면 자동으로 나타나는 반응을 극복할 수 있지만, 여기에는 노력과 심적 자원 또한 필요합니다. 우리는 일상생활 속에서 늘 하던 생각과 행동을 하면서 충동을 억제하겠다는 동기를 아예 갖지 않을 때가 많습니다."

자극에 대한 기존의 연상을 바꾸기 위해서는 자극을 재평가하면서 '직접적인 공격'을 할 필요가 있다고 파지오는 말한다. 파지오는 사람들이 마음속에 새로운 연상을 만들어내도록 제작된 영상이나 그림을 피실험자들에 계속 보여주었다. 광고회사들이 올림픽 선수와 스니커즈를 연결 짓거나 매력적인 여성을 새로운 광고와 연결 짓는 광고를 하면서 의도하는 바가 바로 이런 것이다. "그 결과 자동으로 나타나는 태도에 실제로 변화가 있었습니다."

과식을 억제하고 싶어 하는 사람들은 장기적으로 식욕을 조절하기 위해 이런 식의 노력을 해야 한다. "다이어트에 성공하는 사람들은 초콜릿 케이크를 보면 자동적으로 부정적인 연상을 합니다"라고 파지오는 말했다.

"어떻게 하면 설탕을 보면서도 충동을 느끼지 않는 지점에 이를 수 있습니까?" 내가 물었다.

그것은 어떻게 대상을 파악하는가의 문제라고 파지오는 설명했다. "초콜릿 케이크는 칼로리가 높기 때문에 다이어트를 하려면 먹지 말아야 한다는 걸 누구나 알고 있습니다. 초콜릿 케이크에 대한 그런 부정적인 해석이 그 음식은 특별한 즐거움이라는 해석을 압도할 수 있어야 합니다." 설탕, 지방, 소금이 즐거움이라는 보상을 준다는 기존의 연상을 없애고 대신 그런 음식에게서 멀어지게 하는 새로운 연상을 만들어야 하는 것이다. 전문가들은 여러 방식으로 이 점을 강조한다. 제임스 레크만은 뇌에게 보내는 초대장을 거부하는 방식으로 이를 설명한다. 행동심리학자들은 '반대조건 부여'라는 용어를 사용하며, 케빈 옥스너는 자극을 평가하는 방식을 바꾸는 과정으로 이야기한다. 워시튼은 인지 패러다임 변화를 만들 필요에 초점을 맞추고, 심리학에서는 비판적인 인식 변화로 설명한다.

하지만 이 모두는 본질적으로 같은 것을 의미한다. 자극을 새로운 방식으로 보는 것이다. 어떤 식으로 이 변화를 이루느냐 하는 것은 개인에 따라 다르다. 나의 경우에는, 많은 양의 음식에 대한 인식을 바꾸었다. 한때는 음식이 가득 담긴 커다란 접시가 내가 원하는 것이며 기분이 좋아지는 데 필요한 거라고 생각했다. 이제는 그 음식 접시를 있는 그대로 본다. 지방 위에 설탕 위에 지방 위에 지방으로 이루어진 그 음식은 결코 지속적인 만족감을 줄 수 없으며 더 먹으라고 나를 계속 끌어당길 뿐이다. 이처럼 비판적인 인식 변화를 하고 나서는 많은 양의 음식이 전혀 다르게 보인다. 나는 자극의 보상 가치를 바꾼 것이다.

───

이러한 정보를 토대로 조건반사 과잉 섭취를 치료하기 위해서는,

두 가지 핵심 원칙과 그 원칙들이 어떻게 연결되는지 이해하는 것이 필요하다.

이미 말했듯, 단서로 유발되는 행동은 자동적인 행동이다. 일단 음식 단서와 정서적 보상 사이의 연관성이 뇌에 자리를 잡으면, 우리는 높은 보상을 주는 음식에 관심을 빼앗긴다.

둘째, 우리가 음식 자극을 인식하는 방식은 그 자극에 반응하는 태도에 직접적으로 영향을 미친다. 만일 보상을 주는 음식이 친구라고 생각한다면, 우리는 아마도 그것을 얻으려 할 것이다. 하지만 그것을 적이라고 생각한다면, 혐오감을 느끼며 관심을 다른 데로 돌릴 것이다.

언뜻 보면, 이 두 원칙은 어딘가 모순되는 것 같다. 만일 행동이 자동적으로 나오는 것이라면, 자극에 대한 우리의 견해가 어째서 중요한가? 섭식행동을 조정하는 것은 음식 단서를 마주했을 때 자동적으로 나오는 반응을 의식적으로 통제하고 바꾸는 능력에 달려 있기 때문이다. 뇌의 더 높은 기능들을 사용해 인식을 바꾸면 이 과정이 한결 수월해진다.

자극이 있을 때, 조건반사 과잉 섭취를 하는 사람들은 더 높은 뇌 영역들을 효율적으로 사용하지 못하는 경향이 있다. 가끔씩 사람들은 보상을 얻으려는 욕구에 따라 행동하는 것을 합리화한다. "나는 이렇게 할 자격이 있어"라든가 "조금만 먹을 거야"와 같은 생각들은 목표에 부합되지 않는 행동을 하면서 느끼는 불편함을 덜기 위한 전략이다.

음식 선택의 장단점에 대한 내적 논쟁에서 이기기 위해서는 뇌의 좀 더 높은 기능을 사용하는 것이 필요하다. "이 음식이 맛이 좋긴

하겠지만 먹으면 안 된다는 걸 알아"라고 스스로에게 말하는 것은 통제력을 얻는 방법이다(그 자극에 지나치게 몰두하면 오히려 역효과가 날 위험도 있지만).

　뇌의 집행 기능을 조금 더 유용하게 사용하는 방법이 있다. 자극에 대해 확실한 견해를 형성하는 것이다. 아주 맛있는 음식을 부정적인 것으로 인식할 때, 그리고 그 인식을 작동 기억에 저장해두었다가 언제든 빠르게 이용할 수 있을 때, 자동적인 반응을 차단하고 조금 더 건강에 좋은 음식 선택을 할 수 있는 준비를 잘 갖출 수 있다.

　조건반사 과잉 섭취를 효과적으로 치료하기 위해서는 이처럼 인식 변화를 하고, 결국에는 예전 행동만큼 보상을 줄 새로운 행동을 배우는 것이 필요하다.

5부

음식의 재구성

───

포만감을 느끼기 위해 필요한 양을 판단하는 효과적인 방법 한 가지는
평소에 먹던 식사량의 절반만 먹어보는 것이다.
십중팔구는 그 정도 양으로도 충분하다는 생각이 들 것이다.
그 이상은, 포만감이 아닌 보상을 위해 먹는 것이다.

Chapter 40
치료의 기초

한 국가의 체중 문제는 잘못된 정보가 만연해 있다는 증거다. 사람들의 태도, 사고 과정, 정서, 그릇에 놓는 음식의 조합을 바꾸는 데 도움을 주는 다이어트 방법들이 끊임없이 개발되어 팔리고 있다. 이러한 방법들 중에 체중을 줄이는 데 도움이 되는 것들도 있긴 하지만, 어떤 것도 체중 감량 효과를 오랫동안 지속시키진 못했다.

사람들이 처음에 어떻게 음식 섭취에 대한 통제력을 잃게 되었는가와 그것에 관한 지식을 어떻게 하면 우리에게 유리하게 사용할 수 있는가에 대한 이해가 애초에 빠져 있었다. 문제의 본질, 다시 말해 우리가 음식을 보상을 주는 대상으로만 본다는 사실이 해결책을 제시해준다. 이제 음식의 재구성에 대해 생각해볼 시점이다.

음식에 대한 기대를 재조정하려면 새로운 시각을 갖는 것이 필요하다. 나의 경우 이 책을 쓰면서 시각이 변했다. 언젠가 샌프란시스코의 한 레스토랑에서 식사를 한 적이 있는데, 그때 먹은 음식을 미국 최고의 푸드 코치로 인정받는 여성에게 이야기했다. 나는 그날 식사의 양이 적당하다고 생각했고, 디저트를 먹지 않은 것을 내심 뿌듯해했다. 하지만 내가 애피타이저와 메인 코스로 뭘 먹었는지 이야기하자, 그 푸드 코치는 딱 잘라 말했다. "필요한 양의 두 배를 먹었군요."

나는 깜짝 놀랐다. 그 순간, 내가 포만감을 느낄 수 있는 양을 모르고 있었다는 사실을 깨달았다. 그 이후로 그것을 알아내려고 노력했고, 조금 더 적은 양의 음식에서 보상을 찾는 법을 배웠다. 시간이 흐르면서 그렇게 하는 것이 훨씬 쉬워졌다. 사실, 통제력을 얻는 것 그 자체가 보상이 되었다. 더는 설탕, 지방, 소금에서만 만족감을 얻으려 할 필요가 없었다.

음식 재구성은 음식 자극을 새로운 방법으로 보는 핵심이다. 일단 무한한 양의 맛있는 음식에서가 아니라 다른 방법으로 보상을 찾기로 결심하면, 환경을 바꾸고 새로운 행동을 학습하고 새로운 보상을 찾을 수 있다.

음식 재구성을 시작하기 전에 기억해야 할 몇 가지 전제가 있다.

- ◆ 조건반사 과잉 섭취는 성격의 결함이 아니라 생물학적인 문제다. 과식을 의지력의 결핍으로 보는 것을 멈춰야 회복이 가능하다.
- ◆ 조건반사 과잉 섭취를 치료한다는 것은 그 증상을 완전히 고칠

수 있는 것이 아닌 관리가 필요한 만성적인 문제로 인식하는 것을 의미한다.

- 설탕, 지방, 소금에 대한 욕구에 따라 행동하고 그 결과로 보상을 얻을 때마다, 다음에 다르게 행동하는 것이 점점 더 어려워진다. 가장 효과적인 치료는 조건반사 과잉 섭취의 핵심에 있는 단서-충동-보상-습관의 사이클을 깨는 것이다.
- 조건반사 과잉 섭취의 특징인 통제력 상실은 음식을 먹지 못한다고 생각할 때 더 악화된다.
- 새롭게 익힌 행동이 완전히 정착되려면 거기에서 만족감을 얻을 수 있어야 한다. 그 행동 때문에 배고프고 불행하고 화나고 불만스러워진다면 변화를 지속할 수 없다.
- 음식 섭취에 대한 통제력을 되찾으려면 포괄적인 접근법, 즉 여러 방법이 맞물리는 접근법이 필요하다. 효과를 거두기 위해서는 조건반사 과잉 섭취의 여러 행동, 인지, 영양 요소에 초점을 맞추는 전략이 필요하다.
- 실패를 할 수도 있다. 대부분의 경우에 조건반사 과잉 섭취는 완전한 치료가 되지 않는다. 시간이 지나면서 성공이라는 보상을 얻고 옛 습관들이 어느 정도 힘을 잃는다 해도, 옛 습관들의 유혹에 우리는 언제나 취약하다. 새롭게 익힌 행동을 실천할 때, 어디에서 비틀거릴지 깨닫게 해주는 수단, 그리고 새로운 행동을 익힐 필요를 기억나게 해주는 장치로 그 '실패'를 유리하게 이용하는 방법을 찾아야 한다.
- 마침내, 우리는 우리를 지탱해주고 배고픔으로부터 보호해주는 음식의 가치를 인식하고 삶을 지배하는 권위를 음식에게 주

지 않으면서 음식을 다른 시각으로 보게 될 것이다.

여기에서 설명한 음식 재구성 프로그램의 전제는 다른 배경에서도 사용되고 시험되었으며 조건반사 과잉 섭취 치료를 위해 엄격하게 평가될 필요가 있다. 하지만 그럼에도, 나는 이 내용이 사람들에게 어떤 도움을 줄 수 있을 것이라 믿는다.

음식 섭취의 방식을 바꾸기 위해서는, 자신이 음식에 어떻게 접근하는지 주의 깊게 관찰하고, 철저하게 지킬 수 있는 계획을 세우고, 진척은 점진적으로 이루어지며 꾸준한 노력이 필요하다는 사실을 깨닫는 것이 필요하다. 여기에 제시된 제안들은 아주 실제적이고 또한 아주 유연하다. 여기에서는 습관을 바꾸기가 쉽지 않다는 것을 인정한다. 과거에 음식에서 얻었던 보상 가치를 다시 찾고 싶어지는 때도 있을 것이다. 이것은 실패의 신호가 아니다. 예전 행동을 없애기가 어렵다는 사실을 기억할 수 있는 기회일 뿐이다.

나는 만능 방법을 제시할 마음이 없다. 그런 것은 없다는 사실을 알기 때문이다. 새롭게 익힌 행동을 지속하려면 그 행동이 자신에게 특별한 의미와 중요성을 가지는 것이어야 한다. 어떤 방법으로 환경을 만들고 새로운 행동을 자기 것으로 만들지 결정하기 위해서는 각자의 상황을 고려해야 한다. 여기에서 제시한 방법들을 취합하고 조화시켜 자신에게 가장 효과적인 방법들을 찾아야 한다.

Chapter 41
계획해서 먹기

앞에서 말한 것처럼, 조건반사 과잉 섭취를 치료한다는 것은 예전의 섭식행동과 경쟁할 새로운 섭식행동을 만들어내는 것을 의미한다. 그 방법 중 하나로 '계획해서 먹기'를 생각해보자. 임상적으로 입증된 행동 수정 방법을 기초로 하는 계획해서 먹기는 네 가지 요소에 근거한다. 그 네 가지 요소란 체계를 세워 혼란을 없애기, 알맞은 양을 먹기, 포만감을 주는 음식을 선택하기, 좋아하는 음식을 먹기다. 이 모든 요소들은 맛있는 음식과 음식의 단서에 대한 습관적인 반응을 없애고 새로운 행동을 만들어내는 데 도움이 된다.

계획해서 먹기를 실천할 때 얼마 안 가 행동을 변화시킬 수 있다. 계획해서 먹기를 하기 위해서는 충동을 조절하면서 먹을 수 있는 음식과 한때 과식했던 음식처럼 충동을 자극하는 음식을 구별하는 능력이 필요하다.

체계를 세워 혼란을 없애기

계획해서 먹기를 실천하려면 체계를 세워 혼란을 없애야 한다. 그래야 주의를 끄는 강렬한 자극에서 시선을 돌려 단서에 반응하지 않고 보상을 얻으려는 충동적인 행동을 억제할 수 있다. 체계를 갖추고 있다면 무엇을 먹어도 되고 무엇을 먹으면 안 되는지 알 수 있고, 자극에 취약해지는 순간에 음식에 대해 결정을 할 필요가 없어진다. 유혹을 그냥 지나쳐 만족을 주는 음식을 향해 가는 새로운 행동들을 반복적으로 할 수 있게 된다. 체계를 갖출 때 정상적으로 사회생활을 하고 일을 하면서도 식습관이 흐트러지지 않는다.

이런 체계를 지탱해주는 규칙들은 바쁜 생활을 하면서도 지킬 수 있을 정도로 단순해야 하지만, 음식 선택의 모호함을 없애줄 만큼은 명확해야 한다. 하루 종일 통제력을 잃고 아무렇게나 되는대로 음식을 먹는 대신에, 제대로 된 식사 계획과 만족을 주는 음식의 목록을 만들어야 한다. 이런 음식들은 계속 우리의 흥미를 끌 만큼 충분히 다양해야 하지만, 자극에 따라 행동하지 않고 무엇을 먹을지 그때그때 결정을 할 필요가 없을 만큼 예측 가능해야 한다.

식사 대용식(체중 감량을 위해 식사 대신 먹는 파우더, 셰이크 형태의 식품)의 뒤에 숨어 있는 비밀이 바로 이 예측 가능성이다. 이 식사 대용식을 먹는 동안은 실제 세상에서 일어나는 분별없고 반복적인 먹기가 철저히 금지된다. 하지만 이것은 단기간에만 효과가 있다. 사람들은 아마도 식사 대용식을 오랫동안 견디지 못하고 그들의 시간 대부분을 다른 사람들과 어울리고 일을 할 것이다.

사회와 직장에서 활동을 하고 친구나 가족들과의 식사 자리에 참석하면서도 지킬 수 있는 체계라야 더 오래 지속된다.

체계는 외부에서 부여되는 것이다. 체계란 무엇을 언제 얼마나 많이 먹을지 정하는 식사 계획이다. 식사 시간과 간식 시간에 자신의 접시에 무엇을 담을 것인가를 미리 결정한 다음 그 외의 것은 모두 차단하는 것이다. 이때 한 가지 중요하고 엄격한 규칙이 안내자가 되어줄 것이다. 그 규칙은 내가 정한 체계에 속하지 않는 음식은 절대 먹지 않는다는 것이다. 이로써 머릿속의 줄다리기는 사라진다.

이 체계를 실천할 때 초기 단계에서는 융통성의 여지가 없어야 한다. 유혹이 주는 긴장을 누그러뜨려야 하며, "저 음식을 먹고 싶어. 하지만 먹으면 안 돼. 아니, 먹게 될 거야"라고 싸워대는 목소리들을 억눌러야 한다.

하지만 시간이 지나면서 이런 상황은 변할 수 있다. 일단 새로운 행동 패턴을 확립하고 음식 섭취에 더는 혼란을 느끼지 않게 되면, 다른 음식들로 향하는 문을 열 수 있다. 계획표를 짜지 않는다고 해도, 배고픔을 없애는 법을 배우고 적은 양의 음식으로도 만족감을 느낄 수 있다는 것을 깨달으면 편안한 마음으로 식사에 얼마간의 융통성을 발휘할 수 있다. 식사 조절의 기술을 습득하고 새로운 습관을 확립하고 과식을 유발하는 자극이 힘을 잃기 시작하고 있음을 깨달을 때, 설탕과 지방과 소금의 함량이 높은 음식도 어느 정도는 허용할 수 있다.

만일 햄버거를 좋아하는 사람이라면, 나중에는 햄버거도 먹을 수 있는 식사 계획을 짤 수 있다. 치즈와 베이컨이 층층이 쌓인 거대한 버거는 곤란하지만 그렇지 않으면서 맛이 좋은 햄버거는 상관없다. 완전히 금지해야 하는 음식은 별로 없다. 지나치게 음식에 탐닉한다는 죄책감을 느끼는 일 없이 음식이 주는 즐거움을 누릴 수 있을 것이다.

알맞은 양을 먹기

계획해서 먹기는 적절한 음식의 양을 정하는 것, 다시 먹을 시간이 될 때까지 포만감을 느끼려면 그릇에 얼마나 많이 담아야 할지를 아는 것을 의미한다. 대부분의 사람들에게 알맞은 식사는 약 네 시간 동안 배고픔을 느끼지 않게 하는 양이다. 알맞은 간식은 약 두 시간 동안 포만감을 느끼게 하는 양이다.

식사나 간식의 양이 얼마나 되어야 하는지 미리 생각하고, 딱 그만큼만 그릇에 담는 것이 중요하다. 위가 보내는 피드백 신호는 우리가 너무 많이 먹고 나서도 한참 뒤에 오며, 앞에 음식이 있으면 뇌의 활동이 분주해져 조건반사 과잉 섭취 성향이 있는 사람들에게 그만 먹도록 해주질 못한다. 자신에게 알맞은 식사량을 정하는 것은 아무 생각 없이 더 먹으려고 음식 쪽으로 가는 습관을 막아주는 자동 안전장치 역할을 한다.

조건반사 과잉 섭취를 하는 사람들은 다음 식사 시간까지 포만감을 유지하기 위해 필요한 식사량을 과대평가하는 경향이 있다. 바로 그런 이유로 내게 필요한 양의 두 배를 먹었다는 말을 푸드 코치에게서 듣고서 내가 그렇게 놀랐던 것이다.

알맞은 양을 미리 정해놓으면 이런 일은 일어나지 않는다. 포만감을 느끼기 위해 필요한 양을 판단하는 효과적인 방법 한 가지는 평소에 먹던 식사량의 절반만 먹어보는 것이다. 그런 다음 30분 뒤에 느낌이 어떤지 주의를 기울여보고, 다시 90분 뒤에 주의를 기울여본다. 만일 진짜 배가 고파진다면, 평소 양의 4분의 3으로 다시 똑같은 실험을 해본다. 십중팔구는 그 정도의 양으로도 충분하다는 생각이 들 것이다. 그 이상은, 포만감이 아닌 보상을 위해 먹는 것이다. 평소보다 얼마나 더 적은 양으로도 포만감을 느낄 수 있는지 알게 되면 아마 충격을 받을지도 모른다.

어떤 사람들은 자신이 얼마나 많이 먹는지 아는 가장 쉬운 방법이라고 생각해서 칼로리를 계산한다. 또 어떤 사람들은 1인분의 양을 결정하기 위해 음식의 무게를 재려고 한다. 하지만 그런 방법들은 시간이 너무 많이 걸리고 굉장히 어렵기 때문에 별로 실용적이지 않다. 이보다 더 나은 방법은, 포만감을 느끼는 데 필요한 양에 대해 직관적인 감각을 계발하는 것이다. 어느 정도의 양을 먹었을 때 얼마나 오랫동안 포만감을 느끼는가에 면밀히 주의를 기울여본다면, 짐작했던 것보다 적은 양으로도 아무 문제없이 지탱된다는 사실을 알게 될 것이다.

이 과정에는 인지 요소가 강력하게 작용한다. 내가 만족스럽다고 인식하는 것이 실제로 그런지 아닌지에 상당한 영향을 미친다. 만일 음식 한 그릇을 앞에 놓고 "먹고 나도 배가 고플 거야"라거나 "저걸로는 충분치 않을 거야"라고 말한다면, 아마도 더 많이 먹고 싶어질 것이다.

하지만 앞에 놓인 음식만으로 포만감을 느끼는 데 충분하다고 믿는다면, 그렇게 될 것이다. 미시소거에 소재한 토론토 대학 사회심리학 교수인 패트리샤 플라이너는 사람들은 정식 식사라고 생각하고 음식을 먹었을 때 애피타이저라고 생각하고 먹었을 때보다 나중에 배고픔을 덜 느낀다는 사실을 증명했다.

더 적은 양을 먹어도 배고프지 않다는 사실을 알게 되면, "그 정도로 충분해", "배가 꽉 찼어" 혹은 "이 정도로 딱 맞아"라고 생각하도록 스스로를 훈련할 수 있다.

포만감을 주는 음식을 선택하기

무엇을 먹을까를 생각하는 것은 얼마나 많이 먹을까를 결정하는 것만큼이나 계획해서 먹기에 중요한 요소다. 오랫동안 사람들은 이 요소의 중요성을 제대로 인식하지 못했는데, 바로 그런 이유로 한때 대부분의 감량 정보가 주로 저지방 음식들로 구성된 식단을 강조했다. 사람들은 포만감을 느끼지 못했기 때문에 그런 다이어트를 계속하지 못했다. 배고프게 하는 다이어트는 절대 성공하지 못한다.

최근 몇 년 동안 포만감에 관한 과학적인 연구들이 이루어졌고, 대부분의 사람들은 단백질이 가장 큰 포만감을 주는 영양소라고 생각한다. 단백질은 1분에 4칼로리라는 비교적 느린 속도로 위에서 없어지기 때문에, 단백질을 섭취하면 칼로리를 적게 섭취해도 배고픔이 잘 느껴지지 않는다. 반면 설탕은 1분에 약 10칼로리의 비율로 위에서 빠져나가기 때문에 일시적인 포만감만을 줄 뿐이다. 단 음식을 먹으면 보통 한 시간 정도 포만감이 지속된다.

섬유소가 풍부한 음식은 흡수 속도가 늦기 때문에 포만감도 오래 지속된다. 섬유소가 풍부한 음식은 전반적으로 있는 그대로의 통음식이다. 다시 말해 가공 처리되지 않은 자연 상태의 음식이다. 흰 밀가루와 쌀보다는 통밀가루와 현미, 고기 혼합물로 만든 음식보다는 고기, 사과 소스보다는 사과에 섬유소가 풍부하게 들어 있다. 고섬유질 식품은 섬유 조직이 그대로 보존되어 있어 위에서 아주 천천히 빠져나간다.

지방은 조금 더 복잡하다. 지방은 1분당 2칼로리의 속도로 빠져나가기 때문에 포만감을 오래도록 지속시킨다. 하지만 우리 몸이 포만감의 신호를 천천히 처리하기 때문에 우리는 고지방 음식을 계속 먹으면서도 배부르다고 느끼지 못한다. '지방 패러독스'는 바로 이런 현상에서 나온 개념이다. 특히 설탕과 혼합될 때나 설탕과 소금과 혼합될 때, 높은 보상 가치만큼이나 높은 지방의 칼로리 양은 심각한 문제가 있다.

설탕도, 흰 밀가루와 파스타처럼 몸속에서 설탕처럼 작용하는 정제된 탄수화물도 음식에 많은 양이 들어가지 않는다. 이들 재료는 입 속에서 아주 쉽게 부서지고 위장관에서 아주 빠르게 처리된다. 그리고 굉장히 많은 칼로리를 포함하고 있어, 우리가 좀 더 포만감을 주는 음식에서 칼로리를 얻을 여지가 없어진다.

이 모든 사실을 종합해보면, 포만감을 주는 음식이 어떤 건지 알 수 있다. 자연 상태를 유지하며 주로 고섬유질이나 복합 탄수화물로 구성되어 있으며(정백하지 않은 곡물과 여러 채소들처럼) 지방 함량은 적고 단백질은 적당히 들어 있는 음식이다. 식사 때마다 이런 음식을 먹을 수는 없겠지만, 이런 음식들이 주를 이루는 식단을 구성할 때 더 큰 포만감을 얻게 된다.

다시 말하자면, 주로 저지방 단백질과 정백하지 않은 곡물 혹은 콩류를 기본으로 과일과 전분이 들어 있지 않은 채소가 포함된 식단이 바람직하다. 평일 식단을 예로 들면, 아침으로 오믈렛, 점심으로 구운 치킨 샌드위치, 두 번의 간식으로 치즈 한 조각과 과일 한 컵, 저녁으로 잎채소를 곁들인 생선 요리 정도다.

이런 범위 안에서, 포만감을 줄 수 있는 음식을 찾는 것이 중요하다. 이것은 철저히 개인의 선택에 달려 있다. 내가 아는 어떤 사람들은 아침으로 베이컨 몇 조각이나 치즈 약간, 점심으로 적당한 크기의 간단한 햄버거, 저녁으로 중간 크기의 파스타와 샐러드를 먹는다. 그들은 자신의 음식 섭취를 적절하게 조절한다.

좋아하는 음식을 먹기

섭식 계획이 효과가 있으려면, 자신이 살아오는 동안 축적해온 취향을 중심으로 계획을 짜야 한다. 사람들의 관심을 사로잡은 수많은 체중 감량법의 숨은 비결이 바로 이것이다. 매일 아침 주로 단백질을 먹게 하는 다이어트 방법이든 아니면 복합 탄수화물이나 그레이프프루트를 먹게 하는 다이어트 방법이든, 성공의 핵심은 허용된 그 음식을 우리가 좋아할 수 있어야 한다는 것이다.

체계를 세웠고 포만감을 주는 음식을 적당한 양으로 먹을 수 있다고 자신한다면, 음식의 종류에서 얼마든지 융통성을 발휘할 수 있다. 하지만 현실적으로 볼 때, 설탕과 지방, 소금의 혼합물 대부분은 충동을 자극하기 때문에 적당한 양만 먹고 그만 먹기가 힘들어진다. 따라서 이런 음식들은 위험성을 안고 있다.

그렇기 때문에 조절할 수 있는 음식을 즐길 수 있어야 한다. 음식에서 얻는 즐거움과 음식을 먹는 행동에 의식적으로 주의를 기울이는 것은 음식의 보상 가치를 높이는 효과적인 방법이다.

누구나 음식이 주는 보상을 필요로 한다. 그러므로 지금 먹고 있는 음식에서 보상을 받지 못한다면 다시 잘못된 섭식행동에 빠질 수 있다. 자신이 조절할 수 있는 음식들(예를 들어 비스코티, 프로즌 요거트, 맛있는 초콜릿 작은 조각 하나, 과일 디저트 등)을 선택하는 방법으로 체계와 보상을 결합할 수 있다. 어떤 단체에서는 이런 전략을 "해로움 줄이기 harm reduction"라고도 표현한다. 이것은 박탈감을 느끼지 않는 효과적인 방법이다.

시각화 연습

이 모든 과정이 강력한 상대와 싸우는 운동 경기로 생각될 수도 있다. 매 경기에서 이길 수는 없겠지만, 꾸준한 실천과 훈련으로 이길 가능성을 높일 수는 있다. 이 과정을 또 다른 면에서도 운동 경기와 비교할 수 있다. 두 경우 모두 시각화 연습으로 좋은 효과를 거둘 수 있다.

시각화 연습에는 두 가지 목적이 있다. 하나는 인지 과정을 통해 경기 감각을 미리 느껴보는 것이고, 또 하나는 스스로에게 동기부여를 하는 것이다. 인지 과정이란 경기하기 전에 전략, 경기 방법, 경기 계획을 머릿속으로 그려보는 것을 말한다. 동기부여는 자신감을 북돋아주고, 불안감을 줄이고, 집중력을 강화하는 역할을 한다. 시각화 연습을 하면 조건반사 과식에서 흔히 나타나는 혼란을 줄일 수 있으므로 성공의 가능성이 높아진다.

시각화 연습을 섭식행동에 적용해 말하자면, 단서를 예상하고 반응하는 데 필요한 기술을 갖추는 데 도움이 된다. 해야 할 행동을 미리 그려보는 과정은 단서가 있는 고위험 환경에 들어가기 직전 단 1~2분밖에 걸리지 않는다. 사건보다 앞서서 모든 행동 단계를 연습하는 것이다. 빵이 식탁에 놓일 때 그것을 향해 손을 뻗지 않기로 결심하는 자신을 시각화해보자. 설탕과 지방과 설탕이 가득 들어 있고 층층이 쌓인 음식 대신 계획해놓은 음식을 선택하는 자신의 모습을 상상해보자. 뉴욕 대학 심리학과 교수인 피터 골비처는 이 과정을 "목적 심기"라고 부른다. 미리 계획한 반응을 "만일—그렇다면"이라는 말과 함께 뇌에 심는 것이다. ("만일 이런 상황을 만난다면, 이런 식으로 행동할 거야.")

우리의 목표는 외부 자극에 정신을 빼앗기지 않고 가까이 있는 과제에 초점을 맞추는 것이다. 머릿속으로 골프 스윙하는 모습을 그려보든 테니스 코트에서 상대의 공격을 받아내는 모습을 그려보든, 훌륭한 운동선수는 모든 동작을 미리 그려보면서 시각화를 한다. 다이빙대에서 뛰어내리기 직전의 순간에 다이빙 선수는 관중의 함성이 아닌 반복하고 반복해서 연습했던 연기 내용에 집중한다. 정신을 한데 모으기 위해 자신의 연기를 마음속으로 그려보고 언어 단서(예를 들어 자신감을 북돋아주는 한마디)를 사용한다.

시각화 연습은 목표에 초점을 맞추고 생각을 통제해 섭식행동을 조절하는 데 도움이 된다.

Chapter 42
과거를 놓아주기

과식을 유발하는 것이 무엇인지 알아내고 그에 따라 계획을 짠다면 과식을 통제하기가 훨씬 수월해진다. 하지만 그러고도 한참 동안은 과식을 유발하는 조건 반응들과 싸워야 한다. 우리를 맛있는 음식으로 이끄는 감정들을 처리해야 한다. 컴퓨터 하드 드라이브에 저장된 정보처럼, 단서-충동-보상-습관의 사이클을 만든 신경 경로는 쉽게 없어지지 않는다. 하지만 그것을 조절할 수는 있다.

   단서를 보면서도 이전처럼 보상을 찾으려 하지 않는다면, 새로운 학습이 머릿속에 정착되면서 단서가 주는 강력한 연상은 사라진다. 흡연자들을 대상으로 한 알랭 다거의 실험을 다시 떠올려보자. 실험이 끝난 다음에도 몇 시간 동안은 담배를 피울 수 없다는 얘기를 들은 사람들은 실험이 끝나자마자 담배를 피울 거라고 기대한 사람들에 비해 자극의 표시를 거의 보이지 않았다. 보상을 기대하지 않는 사람들에게 담배의 흡인력은 약화되었다.

단서에 자동적으로 반응하는 일이 줄어들수록, 단서는 보상에서 분리된다. 충동은 완화되고, 얼마 지나지 않아 자극은 누그러진다.

의식적으로 통제하기

의식적으로 통제한다는 것은 주의를 집중한다는 의미고 그 주의가 얼마나 빨리 분산되는지를 의식한다는 의미다. 또한 이 개념은 자동적인 행동을 유발하는 자극(가령 뜨거운 피자 한 조각, 멕시코 레스토랑의 타코 칩, 혹은 향기로운 찰리 쿠키)을 기억하고 미리 계획한 음식으로 대체하는 것을 의미한다. 떠들썩한 군중, 요란한 음악, 환한 불빛, 친한 친구들과 같은 주변 분위기와 기분이 좋아지려는 욕구가 지금 먹고 있는 음식에 집중하는 능력을 어떻게 없애버리는지를 의식하는 것도 이 개념에 해당된다.

감정적인 스트레스 요인에 주의를 기울이는 일 역시 의식적인 통제를 하는 것에 속하며, 이런 노력을 통해 습관적으로 반응하는 대신 방어적으로 행동할 수 있다. 음식이 적어도 일시적으로는 기분을 좋게 만들 수 있다는 걸 알고 나서부터 우리는 긴장이 고조될 때면 음식에 의존하는 습관을 키워왔다. 과거의 경험으로 인해 우리는 초점이 흐려지고, 음식은 강렬한 감정을 달래는 유일한 방법이라는 왜곡된 인식을 갖게 된다. 스트레스에 대한 조건반사 반응은 먹는 것이 된다.

스트레스를 받을 때마다 음식에 손을 뻗는 습관을 없애주는 유용한 수단은 자신이 경험하는 감정에 이름표를 붙여보는 것이다. 단순히 "슬퍼", "피곤해", "두려워"라고 말하는 것으로 시작할 수도 있다. 자신의 감정을 인식하고 서술하는 방법은 대처해야 하는 상황을 조금 더 객관적으로 보는 데 도움이 된다. 대부분의 사람들이 설탕과 지방이 많이 든 음식을 먹고 나서 잠깐 동안은 기분 좋게 느끼는 것이 사실이다. 하지만 우리는 "그 기분이 지속될 것이다" 혹은 "같은 결과를 얻으려면 그런 음식을 먹는 방법밖에 없다"라는 식으로 사실을 왜곡한다. 스스로에게 이런 질문을 해보자. "음식을 먹는 것이 그런 느낌을 갖는 데 진정 도움이 되는가?" 대부분의 시간 동안은 그렇지 않다.

이런 사실을 깨닫고 나면 주의를 집중하고 다른 반응들을 생각해 볼 수 있다. 라지타 신하는 "전두엽의 활동을 지속하는 것"에 대해 이야기한다. 말하자면, 강력한 감정에 어떻게 반응할지 의식적으로 선택해서 습관적인 행동을 억누르는 것이다.

과식을 자극하는 도전에 맞설 때 미리 준비를 갖추고 있다면 모든 것이 훨씬 쉬워진다. 심리적 혼돈을 겪는 상황에서 기분을 달래주는 것이 무엇인지 생각해보자. 그것은 친구에게 전화하거나 거리를 걷거나 스트레스를 줄여주는 운동을 하는 것처럼 단순한 일일 수도 있다. 습관을 대신할 반응 목록을 준비해놓았다가, 감정이 격렬해지면서 음식 쪽으로 가고 싶은 충동이 느껴질 때 준비한 반응 중에서 재빨리 선택할 수 있게 해야 한다.

"모든 상황에 잘 적응할 수 있도록 뇌를 구성하는 것이 목표"라고 신하는 말한다.

단서의 진로를 벗어나기

일단 단서가 우리의 행동을 지배하고 나면, 그 단서가 주위에 있는 동안은 긴장이 되고 오로지 음식만이 위안이 된다. 그러니 가능하다면 일단 단서를 피해야 한다.

자극의 공격을 받을 때, 새로운 학습에 초점을 맞출 수 있는 조용한 공간을 찾기란 불가능하다. 단서들을 지속적으로 만난다면, 그러니까 찬장을 열 때마다 캔디를 보거나 습관적으로 과식을 하는 장소에 끊임없이 가게 된다면, 맛있는 음식에 저항하기 위해 날이면 날마다 순전한 의지력을 동원해야 할 것이다.

이러한 음식들의 손아귀에서 벗어나기 위해서는 우선 그 음식들 대부분을 시야에서 완전히 없애야 한다. 하지만 이와 같은 철저한 절제(우리가 지으라고 재촉한 방화벽)는 위험을 다루는 법을 배울 때까지만 필요하다.

여기에 몇 가지 가이드라인을 제시해보겠다.

무엇이 과식으로 이어지는지 알아낸다. 자신이 조절할 수 없는 음식과 상황의 목록을 만든다. 무엇이 충동을 만들어내고 결국에는 행동을 강요하는지 안다면, 그것에 대한 방벽을 세울 수 있다. 특히 장소가 갖는 단서의 힘을 경계해야 한다.

조절할 수 없는 모든 것을 거부한다. 목록에 있는 모든 음식들을 끊어버리고 과식 행동의 사이클을 조장하는 상황에 들어가지 말아야 한다. 설탕, 소금, 지방이 들어 있거나 층층이 쌓인 음식이 나오는 레스토랑을 멀리하고, 슈퍼마켓에서도 고당분, 고지방, 고염분 가공식품은 사지 않는다. 과식을 부추기는 식습관을 가진 친구들과는 식사 자리를 피한다. 만일 누군가가 당신이 과식하는 음식을 앞에 놓으면 밀어내라.

언젠가 저녁에 호텔 방에 들어갔더니 갓 구운 초콜릿 칩 쿠키 한 접시가 나를 기다리고 있었다. 내가 눈 깜짝 할 새에 쿠키 한 접시를 다 먹어치울 수 있다는 걸 잘 알고 있었다. 그리고 쿠키를 먹으면 안 된다는 것 또한 잘 알고 있었다. 선택할 수 있는 행동은 분명했고, 재빠르게 실천에 옮겨야 했다. 나는 쿠키를 쓰레기통에 던져 넣어 시야에서 사라지게 했고, 조건반사 행동이 시작되기 전에 그것을 중지했다.

대안을 만든다. 샌프란시스코 공항에 있을 때 습관은 내게 멈춰서서 튀김만두를 먹으라고 지시하지만, 의식은 내가 원하지 않는다는 것을 떠올려준다. 이제 공항에 갈 때면 나는 스스로를 보호하기 위한 조처를 취한다. 튀김만두 옆을 지나지 않는 경로를 선택하는 것이다. 대안을 마련해놓을 때 평소라면 저항하기 힘들었을 단서에 저항할 수 있다.

노출을 제한한다. 단서를 완전히 피할 수 없다면, 그 단서에 노출되는 시간을 제한해야 한다. 자극을 주는 환경에 오래 있으면 있을수록, 더 많이 먹게 된다. 이는 사회생활을 하면서 흔히 겪는 문제다. 처음에는 단서를 외면할 수 있을지도 모른다. 하지만 단서의 존재는 우리가 굴복할 때까지 지속적인 유혹을 보낸다. 그러니 미리 정한 음식을 다 먹고 나면 바로 그곳을 벗어나야 한다. 그렇지 않으면, 조건반사 과식을 유발하는 뇌 회로가 우리의 욕구를 계속 자극할 것이다.

위험성을 기억한다. 계획을 짜는 동시에, 만일 단서에서 멀어지지 않으면 어떤 일이 벌어질지를 잘 기억해야 한다. 자신의 습관적인 반응을 곰곰이 생각해보라. 한 입을 먹는 순간 음식이 다 없어질 때까지 계속 먹는, 피할 수 없는 행동의 고리를 생각해보라. 그러고 난 다음에 어떤 기분이 드는지 기억하라.

주의를 다른 곳으로 돌린다. 단서에서 비롯되는 반응을 밀어내기 위해 작동 기억이 다른 생각에 몰두하도록 만들어야 한다. 지루하거나 산만해지면, 그 다른 생각들이 머물 자리를 마련해주어야 한다.

적극적인 저항을 익힌다. 다른 사람들이 우리를 위험에 빠뜨릴 때, 우리에게는 저항할 권리가 있다. 겉보기에 선의의 행동이라 해도 악의의 행동으로 재구성해 스스로를 보호해야 한다. 과식을 조장하는 마케팅과 광고, 레스토랑에서 제공되는 많은 양의 음식, 어디에서나 볼 수 있는 고염분, 고지방, 고당분 음식들에 분노를 느껴야 한다.

충동을 조절하기

단서의 길목을 벗어나기 위해 열심히 노력한다 해도, 현대의 음식 환경에서는 그 단서들이 우리를 찾아온다. 그런 단서들을 처리하는 기술에는 "생각 멈추기"가 있다. 단서를 긍정적인 연상이 아닌 부정적인 연상으로 규정하는 것이다. 그리고 충동을 무시하는 것이다.

생각 멈추기. 약물 중독 회복 일을 하고 있는 UCLA의 리처드 로손이 만든 용어인 생각 멈추기는 보상의 끌어당기는 힘에 반응하지 않겠다는 단호한 결정이다. 자극이 일으키는 행동을 차단하는 것이다. 로손은 이렇게 말한다. "텔레비전처럼 생각하는 겁니다. 채널을 바꾸는 거죠."

생각 멈추기는 즉각적이어야 한다. 로손은 말했다. "우리에게 결정권이 있습니다. 단 그 결정을 빨리 해야 합니다." 충동 앞에서 어떻게 해야 할지 생각하느라 시간을 허비할수록, 결국은 충동에 굴복할 가능성이 더 커진다. 일단 "해야 하나 말아야 하나?"를 생각하기 시작하면 이미 그 전쟁에 진 것이다.

단서를 만나면 그것과 연관된 생각을 끊어버려라. 모호함도 안 되고 가정도 안 된다. 궁리하느라 시간을 낭비해서는 안 된다. 반응과 싸우지 마라. 그 반응을 그냥 작동 기억에서 없애버려야 한다. 충동에 대해 단호하고 분명하고 확실한 반응을 나의 일부로 만들어야 한다.

충동을 자극하는 음식에 대해 완전히 우세를 점할 때까지 중용은 바람직하지 않다. 켄터키 대학교의 아놀드 루트비히는 이렇게 말한다. "완벽한 전환이 필요합니다. '예스'는 '아마도'나 '노력해볼게'가 아닌 '아니오'가 되어야 합니다." 그 반대도 마찬가지다. 그러므로 하나의 끝점에서 다른 끝점으로 단호하게 이동해야 하며, 그 사이 어느 지점에서 멈춰서는 안 된다.

보상에서 관심을 거두고 원치 않는 생각이 정착하는 것을 막기 위해서는 뭔가 다른 일에 마음을 쏟는 것도 좋다. 다른 목표 지향적인 행동들(관심이 생기고 추구해야 할 동기를 느끼고 집중할 수 있는 것들)에 관심을 돌린다면, 그 일이 정신 공간을 충분히 차지하기 때문에 단서로 유발되는 생각이 자리를 잡을 수가 없다.

자극과 맞닥뜨렸을 때 자신이 할 수 있는 뭔가 다른 일이 있다는 것을 뜻밖의 사실로 생각하는 사람들이 있다. 단서-충동-보상-습관의 사이클에 단단히 갇혀서 다른 반응들도 가능하다는 사실을 알지 못했던 것이다.

로손은 약물 복용자들 이야기를 했다. "그들에게 자신이 생각하고 있는 것을 생각해보라고 하는데, 대부분의 사람들이 생소해합니다. 우리의 교육 과정에서는 생각이 시작과 끝이 없는 의식의 자동적인 흐름이 아니라는 사실을 이해시키려고 합니다." 약물 복용자들은 이런 교육 과정을 통해 습관적인 생각을 멈추고 주의를 다른 곳으로 돌릴 수 있다는 사실을 배운다. 그러니 우리도 그렇게 할 수 있다.

단서를 부정적인 연상으로 규정하기. 또 다른 방법은 단서를 긍정적인 연상이 아닌 부정적인 연상으로 규정하는 것이다. 이것은 반대조건 부여이며, 생각 멈춤과 마찬가지로 즉시 그리고 상반되는 감정 없이 이루어져야 한다.

나초 접시라는 단서를 보았을 때, "저것은 내가 원치 않는 몇백 칼로리로 내 몸에 남아 있을 거야"라고 생각하는 것이다.

아이스크림 가게 옆을 지나면서는 스스로에게 이렇게 말한다. "저 아이스크림을 먹으면, 나중에 끔찍한 느낌이 들 거야."

이것은 음식의 보상 가치를 약화하고 자극을 누그러뜨리는 방법이다. 그리고 충동적인 행동에 휘말려 결과를 생각하지 않고 행동하는 사람들이 잘 알지 못하는 방법이다. 도박꾼들은 줄어드는 은행 잔고를 생각하지 않으며, 상점에서 충동적으로 물건을 훔치는 사람들은 그들이 체포된 다음에 배우자에게 해야 하는 굴욕적인 전화를 생각하지 않는다.

만일 그런 결과를 먼저 생각했다면 행동을 더 잘 통제할 수 있었을 것이다. 미네소타 대학의 존 그랜트는 상점에서 물건을 훔친 전력이 있는 환자들에게 상점에 가기 전에 쇼핑 목록을 작성하고 난 뒤 딱 두 개의 항목을 더 넣으라고 한다. 그 두 가지란, 과거의 체포를 기억나게 하는 수갑과 감옥에서 밤을 보내는 동안 아마도 먹게 될 볼로냐 샌드위치다. 존 그랜트는 이렇게 말했다. "사람들에게 행동의 결과를 분명하게 인식하도록 하는 겁니다. 또 그들에게 자기혐오도 떠올리게 합니다."

그리고 그랜트는 환자들에게 익숙한 시나리오를 상상하도록 한다. 상점에 들어가고, 뭔가를 갖고 싶다는 욕망에 직면하고, 욕망을 행동에 옮기는 것이다. 그런 다음 그랜트는 환자들에게 결과에 대한 느낌을 기록해보게 했다. "자, 당신은 뭔가를 가져옵니다. 철제 수갑이 손목에 채워질 때 느낌이 어떻습니까? 누군가가 당신을 보고 있음을 알아차릴 때 어떤 느낌이 듭니까? 이제 당신은 배우자에게 전화를 합니다. 어떤 느낌이 듭니까? 아이들을 잃을지도 모른다는 걱정이 듭니다. 어떤 느낌인가요?" 수치스러운 순간을 반복해서 들려주는 것은 행동의 결과를 기억하게 한다. 같은 이유로 그랜트는 환자들에게 결과 목록을 만들어 눈에 잘 띄는 장소에 붙이고 매일 되새기도록 하고 있다.

이런 방법을 과식을 조절하는 데도 적용할 수 있다. 냉장고에 적나라한 사진을 붙여놓을 수도 있고, 과체중이 되면 겪게 될 끔찍한 일들을 적어서 주방 식탁에 붙여놓을 수도 있다. 이처럼 확실한 기억 수단을 이용하면 행동의 결과를 늘 의식하게 되고 한때 보상을 준다고 생각했던 대상들을 악마처럼 여기게 된다. 그렇게 하다 보면 시간이 지나면서 단서의 영향도 바뀐다.

충동을 무시하기. 무의식적인 생각을 마음에서 몰아낼 수 없다면, 자극을 가라앉힐 반응을 배울 수도 있다. 말하자면 충동을 무시하는 것이다. 음식을 볼 때 다음과 같이 생각해보자.

- 음식을 먹어도 기분이 좋은 건 잠깐뿐이야.
- 음식을 먹으면 단서-충동-보상-습관 사이클에 계속 갇히고 말 거야.
- 음식을 먹으면 함정에 빠지는 거야. 다음에 단서를 보게 되면, 이 음식이 또 먹고 싶어질 거야.
- 음식을 먹으면 기분이 나빠질 거야.
- 음식을 먹으면, 내가 벗어날 수 없다는 것을 증명하는 거야.
- 음식을 먹지 않으면 행복해질 거야.
- 음식을 먹지 않으면 내일 몸무게가 줄어들 거야.

자극에 저항해야 할 때 떠올리면 좋을, 힘을 주는 단어나 구절을 찾아보는 것도 한 가지 방법이다. "나는 식욕을 조절할 수 있어"라든가 "나는 건강한 선택을 하는 건강한 사람이야"라는 말을 반복하는 것은 굉장히 효과적이다.

보상을 주는 대안―운동

맛있는 음식에서 얻는 종류의 보상을 얻을 수 있는 가장 좋은 대안은 운동이다. 운동은 칼로리를 태우는 것보다 지속적인 행복을 느끼게 한다는 데 더 큰 가치가 있다.

1,000칼로리를 섭취했을 때 그만큼을 빼려면 15킬로미터를 걸어야 하지만, 운동은 장기간에 걸쳐 아주 중요한 영향을 미친다. 운동은 대체 보상을 주기 때문에 꾸준한 감량에 가장 확실한 지표다. 운동이 기분을 좋게 만드는 다른 보상들과 동일한 신경 부위에 관계되고 유사한 화학 반응을 일으킨다는 것이 수많은 연구에서 밝혀졌다. 흡연자가 자신에게 담배가 필요하다고 생각하는 것처럼, 규칙적으로 운동을 하는 사람은 운동이 주는 긍정적인 효과를 필요로 한다.

운동을 하면 변화된 자아상을 가질 수 있다. 스스로를 건강하고 활발한 사람, 긍정적인 선택을 할 수 있는 사람으로 인식하며, 이것이 행동을 지속적으로 통제할 수 있는 동기부여 역할을 한다. 새로운 습관들이 옛날 습관들을 대체하고, 섭식 계획을 충실히 지키기가 더 쉬워진다.

이러한 효과를 얻기 위해 격렬한 운동을 할 필요는 없다. 평생 앉아서 지낸 사람이라면, 매일 잠깐씩 걷는 것만으로도 변화를 만들기에 충분하다. 생활 습관을 점차 바꾸면서 신체 활동을 조금씩 늘려가면, 시간이 지나면서 꾸준히 강도를 높일 수 있다.

Chapter 43
무엇을 먹느냐는
개인의 선택에 달려 있다

음식 섭취를 조절하기 위해서는 각자 삶의 현실과 취향에 맞는 방법으로 먹을 필요가 있다. 자신의 행동을 재정리하고, 환경을 바꾸고, 그렇게 할 수 있도록 해주는 보상을 주는 태도 목록을 구성할 때 마법은 일어난다.

페니라는 여자가 도움이 될 만한 전략 몇 가지를 소개해주었다. 공교롭게도 그녀는 내가 이 책 앞부분에서 소개한 저널리스트로 성전주의자들을 쫓는 것보다 엠앤엠스를 먹지 않는 것이 더 힘들다고 한 앤드류와 결혼했다.

페니는 기운을 얻기 위해 필요한 음식을 먹고 도움이 되지 않는 음식은 피한다. 페니의 그런 태도는 어느 날 오후 뉴저지 고속도로를 지나는 여행에서 확실히 나타났다. 페니와 앤드류는 워싱턴에서 북쪽으로 차를 몰고 가는 중이었다. 페니가 배가 고프다고 말하자, 앤드류는 주유소에 잠깐 들러 캔디바를 사자고 제안했다. 페니는 그럴 필요 없다고 대답했다.

페니가 음식에 어떤 태도를 취하는지를 분명하게 보여주는 순간이었다. "배가 많이 고프지만 그런 걸 먹을 수는 없어요"라고 페니는 말했다. "그걸 먹으면 기분이 별로일 거예요. 그런 음식으로는 만족할 수가 없어요."

페니가 원하는 것은 지속적으로 위를 채워줄 음식이다. 페니 앞에 쿠키 한 접시를 놓으면, 그녀는 이렇게 얘기할 것이다. "아니, 괜찮습니다." 페니는 단백질이 자신에게 잘 맞는다는 걸 알고, 점심으로 치킨 샐러드나 빵 한쪽을 뺀 칠면조 샌드위치를 먹는다. 그리고 스테이크와 샐러드는 페니가 저녁으로 즐겨 먹는 메뉴다.

페니는 먹는 음식의 양을 굳이 측정하려 하지 않는다. 자신에게 알맞은 양에 대해 본능적인 감각을 발달시켰다. 그녀는 멈추라고 몸이 보내는 신호나 "꽉 찼다"고 말하는 위의 메시지를 기다리지 않는다. 지나치게 먹지 않고 포만감을 느끼려면 무엇을 얼마나 먹어야 하는지 잘 알고 있다. "나는 내 몸이 움직이는 데 필요한 것을 먹을 뿐이에요. 어떤 음식을 얼마나 먹어야 기분 좋아지는지를 알고 있어요."

나는 페니에게 음식에 대한 페니의 태도와 앤드류의 태도가 어떻게 다른지 물어보았다. 그녀는 이렇게 대답했다. "한 가지 큰 차이점이라면 음식이 앞에 있을 때 나는 주의를 기울이고 앤드류는 그렇지 않다는 거예요. 그의 뇌는 예고도 없이 이렇게 말하는 것 같아요. '아, 여기 맛있는 게 있어.' 그러면 앤드류는 그 음식을 먹죠." 반대로 페니는 음식의 존재를 의식하고 음식을 먹으면 어떻게 될지를 판단한다. "나는 음식을 보면서 말해요. '아, 음식이 있구나. 지금 배가 고픈가? 이 음식이 내게 좋은 건가? 잘 판단해보자.'"

페니는 무언가를 먹으면 기분이 좋아질지를 늘 자신에게 묻는다. "이걸 먹고 나면 기분이 좋아질까? 만족감을 느낄까?"

그런 질문들이 앤드류의 머릿속에는 절대 나타나지 않는 것 같다.

페니는 대부분의 사람들이 하지 못하는 것을 한다. 자신만의 규칙을 만들고 지킨다. 당시의 식이요법을 따라한 것도 아니고 보편적이지도 않았지만, 그 규칙들은 페니에게 효과가 있다. 우리들 역시 페니와 마찬가지로 자신의 필요에 근거한 규칙을 만들 수 있다. 그렇게 할 때 자극이 아닌 영양을 위해 음식을 먹고 박탈감이 아닌 만족감을 느낄 수 있다.

자신에게 효과적인 전략을 알아보기 전에, 먼저 변할 준비를 해야 한다. 그렇게 하기로 결정하는 것 역시 철저히 각 개인에 달려 있다.

프랭크라는 남자는 어린 시절부터 몸무게와 싸워왔다. 그는 언제나 "뚱뚱한 아이," 프로스팅[아이싱이라고 부르는 설탕으로 만든 달콤한 혼합물]을 캔에서 바로 꺼내 먹고 리틀 데비 케이크를 그의 손에 닿지 않는 곳에 놓아두려는 엄마의 노력을 무색하게 하는 아이였다. 프랭크는 집에서 저녁을 먹고는 늦게 저녁을 먹는 친구들 집에 가서 또 먹었다.

20대 후반이 되면서 프랭크의 체중은 정상 체중에서 30킬로그램이 초과되었다. 하지만 그를 괴롭힌 것은 체중만이 아니었다. 혼자 집에 앉아서 파파 존스의 커다란 페페로니, 버섯, 피망 피자를 먹던 날 저녁, 프랭크는 변해야 한다는 생각을 했다. 몸이 아프기도 했지만, 정말 두려운 것은 자신의 행동을 조절할 수 없다는 자각이었다.

행동할 필요를 깨닫고 나서 프랭크는 하루의 음식 섭취를 조절할 전략을 세웠다. 그에게 최선의 전략은 식사 때마다 포만감을 줄 서너 가지 음식을 선택하고 고지방, 고당분 음식들은 모두 제외하는 것이었다. 시간이 지나면서 칼로리를 계산하지 않아도 적당한 1인분의 양을 알게 되었다. 폭식을 막기 위해 적어도 세 시간에 한 번은 식사나 적당한 간식을 먹으려 노력했고, 계획을 잊게 만들 수도 있는 저녁 초대는 거절했다. "정해진 규칙을 따르는 겁니다. 그러면 유혹에서 벗어날 수 있습니다." 프랭크는 그가 사용한 방법의 핵심 원칙을 이렇게 설명했다.

또한 과식의 통제를 개인적인 도전으로 인식한 것도 프랭크에게는 중요한 성공 요소였다. 페니처럼 프랭크도 강력한 감정적 기반 위에 음식에 대한 태도를 확립했다. 두 사람은 자신에게 맞는 섭식 각본을 써서 그들이 먹는 음식을 즐기고 좋은 기분을 느끼는 법을 배웠다. 맛있는 음식을 먹을 때 느끼는 좋은 기분이 순간적이라면, 그들이 느끼는 좋은 기분은 오래도록 지속되는 것이었다.

―

뉴욕 시에서 다이어트 컨설턴트로 일하는 조던 캐롤도 내가 말한 조건반응과 음식에 관련된 욕구를 그녀의 고객들에게 가르치려고 노력한다. 캐롤은 음식 단서, 과도한 업무, 스트레스, 사회적 기대가 존재하는 세상에서도 음식을 즐기고 조절하도록 안내하는 사람이다. 그녀는 고객들에게 "나는 다이어트 중이야"라는 말을 절대 하지 말라고 한다. 그런 말은 일시적인 박탈감을 의미한다고 생각하기 때문이다. 캐롤이 고객들에게 훈련시키고자 하는 것은 평생에 걸친 행동 변화다.

캐롤은 조건반사 과잉 섭취의 생물학적 근거를 공부한 적이 없었지만, 내 설명을 이해했다. 캐롤은 이렇게 말했다. "우리가 음식이라는 대상이 더 강력해지도록 내버려둔다면, 음식은 어느 때고 우리를 지배할 겁니다."

캐롤은 개인별 섭식 계획을 통해 음식의 힘을 줄이는 전략을 마련한다. 전략 수립을 위해서는 우선 고객의 하루 업무가 어떤가를 파악해야 한다. 캐롤은 고객의 회사 사무실에서 몇 시간을 보내기도 하고 고객인 트레이더가 증권 거래소를 바쁘게 누비는 모습을 지켜보기도 한다. 또한 고객들과 1대 1 대화를 많이 하면서 그들의 스트레스를 파악하고 그들이 어디에서 길을 잃을 가능성이 있는지를 알아낸다. 그렇게 정보를 수집한 다음에는 고객들과 함께 작업하면서 자동적인 행동이 될 정도로 단순하고 체계적인 식사 계획을 만든다. "체계가 서 있으면 혼란이 일어나지 않습니다." 캐롤은 이렇게 말한다.

캐롤의 황금률이라면 "적게 먹고 식사 계획을 따른다"이다. 캐롤은 아침으로 50그램의 단백질 음식, 점심으로 70에서 110그램, 저녁으로 110에서 170그램(여자들은 110, 남자들은 170)의 단백질 음식을 먹고 여기에 하루 기준으로 과일과 채소 4와 2분의 1컵을 보충하도록 고객들을 교육한다. 캐롤은 고객에게 딱 맞는 식단을 짜려고 노력한다.

"저녁 식사 자리에서 웨이터가 300그램의 양을 가져오면 어떻게 합니까?" 내가 물었다.

"거기에서 3분의 1을 덜어내 돌려주어야지요. 덜어낸 음식을 옆에 있는 그릇에 놓으면 안 돼요. 눈앞에서 치워버리세요."

캐롤의 방법은 전체적으로 융통성이 있다. 예를 들어, 눈대중으로 적절한 식사량을 알 수 있는 사람이라면 점심으로 더 먹고 저녁으로 덜 먹을 수 있다. 그렇다면 이따금씩 피자나 켄터키 프라이드 치킨 한 조각도 먹을 수 있을까? 처음에는 아니지만 1인분의 양을 적절하게 유지할 수 있는 정도가 되면 괜찮다고 캐롤은 말한다.

다시 한 번 말하지만, 식사 계획은 각 개인에게 맞는 것이어야 한다. "식사 계획은 개인에 따라 달라집니다." 캐롤은 이렇게 설명하면서, 꼭 싫어하는 것을 먹거나 좋아하는 음식들을 피해야 하는 것만은 아님을 강조했다. 하지만 자신의 취약점을 이해할 필요는 있다. 어떤 사람은 크래커를 조절하면서 먹을 수 있지만, 한 상자를 모두 먹을 가능성이 큰 사람이라면 아예 입에도 대지 말아야 한다.

본질적으로, 조건반사 과잉 섭취가 있는 사람들은 자기 자신의 푸드 코치가 되어야 한다.

Chapter 44
함정 피하기

장기간의 성공을 보장하는 한 가지 조건은 음식에 집착하지 않고 보통의 양을 먹는 능력이다. 조건반사 과잉 섭취를 하는 사람들이 그런 지점에 도달하기 위해서는 오랜 시간의 노력이 필요하다. 그렇게 되기 전까지는, 손을 빼내려 할수록 더 단단히 손목을 죄는 수갑과도 같은 함정에 쉽게 빠질 수 있다.

이미 얘기했듯, 통제를 하는 데는 의식이 절대적으로 중요하다. 옆에 있는 케이크에 자동적으로 가는 손을 막는 것이 필요하다. 대개의 사람들이 처음에는 강박관념 비슷하게 집중을 해야 스스로를 보호할 수 있다. 행동경제학자 조지 에인슬리가 말한 아주 높은 정도의 조직화를 포함하는 '통치 과정'과도 비슷하다.

하지만 음식 보상을 피하는 데 열심히 집중하다 보면, 오히려 그 음식의 보상 가치를 증가시킬 위험도 있다. 쿠키에 대해 집중해서 의식한다는 것은 그 쿠키가 유발하는 충동을 끊임없이 처리해야 한다는 것을 의미한다.

그 위험성은 음식과 섭식 계획에 과도하게 초점을 맞추는 데 있다. 강박관념은 일반적으로 상충하는 욕구들이 있을 때 발달한다. 어떤 행동을 피하기 위해 모든 감정적 에너지를 쏟아 부을 때 불안해지고 긴장이 된다. 그러면 박탈감이 느껴지고, 박탈감에 굴복함으로써 그 감정을 누그러뜨리려는 유혹에 저항하면서 갈등은 더 커진다. 단서와 그 단서가 일으키는 갈등이 정신적인 피로를 일으키는 것이다.

대표적인 비만 연구자인 존 포렛은 20년 가까이 매일 매 순간 치열한 노력을 한 결과로 체중을 유지해온 어느 여성 환자에 대해 이야기했다. 그 여성은 아주 엄격한 규칙들을 만들었고 해가 지나도 거의 똑같은 음식(똑같은 아침, 똑같은 점심, 똑같은 저녁)을 먹었다. 다만 선택이 가능한 구운 생선이나 고기를 약간 변형해 곁들였을 뿐이다.

포렛은 이 여성이 성공을 한 건지 아닌지 물었다. 그 대답은 오직 그의 환자만이 결정할 수 있다. 다른 사람들의 눈에는 그 여성이 정한 규칙들이 과하게 보일 수도 있지만, 그녀는 그 규칙들 덕에 체중을 유지할 수 있었고 그 규칙들을 지키면서 살기로 선택을 했다.

그럼에도 나는 우리가 더 잘할 수 있다고 생각한다. 최종적인 목적은 강박관념을 넘어설 수 있을 정도의 통제력을 얻는 것이다.

우리를 인질로 잡을 힘을 가지고 있는 과식 같은 자극-반응 장

애는 굉장히 악화될 수 있다. 초콜릿 칩 쿠키처럼 보잘것없어 보이는 것이 우리 삶에서 그렇게 강력한 힘을 띨 때면, 우리가 온전한 능력을 갖춘 성인이라기에는 어딘가 부족하다는 느낌을 갖게 된다. 이 느낌은 비참한 생각으로 이어진다. 왜 나는 이 행동을 멈출 수 없는 걸까? 어떻게 그처럼 무력할 수 있을까?

하지만 우리가 우세를 점할 때, 그 반대 결과 역시 일어날 수 있다. 건강하지 못한 음식을 찾도록 만드는 사이클을 깼다는 만족감은 그 자체로 우리에게 강력한 보상을 준다.

단서에 대한 반응을 조절할 수 있는 능력과 더불어 자기 통제라는 보상이 온다. 단서를 받을 때, 우리는 충동에 쉽게 반응할 수도 있지만 그러지 않기로 선택한다. 그런 결단 때문에 시간이 흐르면서 단서의 힘은 약화된다. 이제 우리는 충돌하는 욕구들의 손아귀에 갇히지 않으며, 이러한 변화와 함께 새로운 자신감과 자부심도 생긴다.

이 과정에서 좌절은 불가피하다. 통제력을 유지하려는 노력이 보상에 대한 욕구와 충돌할 때, 우리는 실패라는 상황으로 한 발자국 다가간다. 만일 우리의 안내자가 충동의 첫 번째 신호를 받아들이면, 충동은 특별히 매력적인 단서에 반응하도록 우리를 유혹한다. 다음 순간 유혹에 굴복하는 행동을 합리화하는 내면의 대화가 시작된다. 직장에서 기분이 나빴던 일, 말썽 부리는 아이, 심지어는 저울 위에서 맛본 실망감도 합리화의 이유가 될 수 있다.

이제 우리는 보상을 추구할 수밖에 없는 변명을 만들어낸다. "나는 이럴 자격이 있어…… 그렇게 하면 기분이 나아질 거야…… 이번 주에 잘 해냈잖아…… 조금만 먹으면 될 거야." 보상에 접근하기 쉬워지는 상황으로 조금씩조금씩 다가가면서 내면의 전쟁이 시작되고("이걸 먹어야 하나 말아야 하나?"), "노"라고 말하려는 결심은 결국 무너진다.

어떤 사람들은 체중이 최고점에 달했을 때 통제력을 유지하기가 가장 어렵다고 느낀다. 그 시점에서는 감량이 너무도 요원한 목표로 보인다. 자신이 원하던 체중에 도달하고 나서 조건반사 과식과의 전쟁은 평생 계속된다는 것을 깨달을 때가 가장 큰 도전이라고 생각하는 사람들도 있다. 이런 현실을 깨닫는 것은 방심하지 않는 데 도움이 된다. 실패를 막기 위해서는 자극을 주는 음식의 유혹을 물리칠 만큼 강해지는 것이 아니라 유혹을 처리할 만큼 현명해지는 것이 필요하다.

Chapter 45
비판적인 인식의 변화

결국, 음식의 재구성이 지향하는 목표는 섭식행동을 바꾸는 것만이 아니라 맛있는 음식에 대한 인식을 근본적으로 바꾸는 것이기도 하다. 기존의 섭식행동을 바꾸기 위해서는 맛있는 음식들을 친구가 아닌 적으로 보아야 한다.

과식하지 말아야 한다거나 고당분, 고지방, 고염분 음식을 먹으면 그런 음식을 더 많이 먹게 될 뿐이라는 사실을 아는 것만으로는 부족하다. 아무도 그런 음식이 스트레스를 해소하는 것이 아니라 오히려 악화시킬 뿐이라며 우리를 설득할 수 없다. 우리가 "나는 먹을 자격이 있어" 혹은 "조금만 먹을 거야"라는 생각을 하는 순간, 아무도 우리에게 그 음식을 먹고 나면 후회하게 될 거라는 사실을 상기시켜줄 수가 없다.

우리 스스로가 섭식에 대한 새로운 접근법을 배우고 맛있는 음식의 강력한 영향을 인식할 때, 이러한 개념들을 더 완전하게 내면화

할 수 있다. 그럴 때만이 우리를 단서-충동-보상-습관 사이클에 갇히게 만든 것이 음식이라는 사실을 깨달을 수 있다. 그럴 때만이 음식 보상은 생명이 짧으며 음식이 갖는 장기적인 영향은 계속 먹으려는 우리의 욕구를 지속시키는 것임을 받아들일 수 있다. 그럴 때 우리는 계속 함정에 빠져 있는 한 아무리 먹어도 절대 만족을 느낄 수 없다는 사실을 깨달을 수 있다. 또 그때야 비로소 음식이 기분을 좋게 만들어줄 거라는 기대를 멈출 것이다. 그럴 때 조건반사 과식의 장기적인 결과를 완전하고 분명하게 인식할 것이다.

이제 우리는 음식에 다른 가치를 부여하기 시작한다. 태도를 바꾸고 음식을 새로운 관점에서 보기 시작한다. 우리는 비판적인 인식 변화를 만든 것이다.

6부

과식의 종말

―――

모든 레스토랑에서는 그들이 제공하는 음식의
칼로리 함량을 메뉴에 적게 하고,
모든 식품에는 설탕, 정제된 탄수화물, 지방의 함량이 명확히 표시된
성분 분석표가 부착되어야 하며,
충분한 기금으로 운영되는 교육 캠페인에서는
'자극적인 음식' 문제를 설명해주어야 하고,
식품 마케팅은 감시와 비판의 대상이 되어야 한다.

Chapter 46
우리의 성공이 문제다

조건반사 과잉 섭취를 극복하기 위해서는 비판적인 인식 변화가 필요한 것처럼, 식품 산업에 대해서도 그러하다. 식품 회사의 생산과 마케팅 과정을 솔직하게 평가해보는 것이 좋은 시작이 되며, 사실 이 작업은 이미 시작되고 있다. 식품 산업에 대한 비판이 커지고 있는 유럽이 그 선두에 있다.

얼마 전 나는 런던에 가서 세계 굴지의 영국 식품 회사 고위 임원들과 이야기를 나눴다. 그들은 영국 내 만연한 비만에 대해 식품 산업의 책임을 묻는 언론에 참패를 당하고 있었다. 몇몇 영국 의원은 성분 분석표 요건을 수정하는 등의 규제 방침을 검토하는 중이었다. 그날 식품 회사 임원들을 만나는 자리에서는 정부 부처에서 식품 규제 관련 일을 했던 사람들도 만나 그들의 생각을 들어볼 수 있었다.

그 자리에서 나는 10분간 발표를 하기로 예정되어 있었다. 나는 우선 파워포인트 슬라이드를 펼쳤다. 원의 주변에는 치명적인 질병 이름들이 적혀 있었다. 나는 원 한가운데 '비만'이라고 써 넣었다. 뇌졸중, 고혈압, 고 콜레스테롤, 당뇨병과 비만의 관계를 개략적으로 이야기한 다음, 비만 인구의 엄청난 증가를 입증하는 몇 가지 숫자를 제시했고, 체중이 미리 정해진 점에서 결정된다는 이론의 맹점을 설명했다.

나는 이 책에 나온 정보를 대략적으로 설명하면서 발표를 이어갔다. 사람들이 음식을 쉽게 얻을 수 있을 때 과식의 경향을 보인다는 얘기를 할 때는 임원들의 안색이 변하는 것을 볼 수 있었다. 그들은 내가 식품 산업 모델의 핵심을 이야기한다는 것을 알고 있었다. 나는 설탕, 지방, 소금, 특히 그 세 가지의 혼합물이 주는 자극을 설명했고, 우리의 뇌가 두드러진 자극에 초점을 맞추도록 조정된다는 이야기도 했다. "식품 회사들이 더욱 강력하고 다감각적인 식품을 만들수록, 그 식품이 갖는 보상은 더 커지고 소비도 늘어납니다."

나는 식품이 갖는 보상의 힘을 니코틴이 욕구를 일으키는 힘과 비교해 설명했다. 니코틴은 그 자체로도 어느 정도 강력한 힘을 갖지만, 감각 자극이 더해지고 더해지면서 변하기 시작한다. 포장지의 모양, 포장지의 바스락거리는 소리, 담배에 불을 붙이고 손가락 사이에 끼울 때의 촉감, 첫 모금을 빨았다가 훅 불 때의 감각 특징 모두가 니코틴이 갖는 자극적 성질을 더 강력하게 만든다. 하루 중 담배를 주로 피는 시간과 장소가 있다면, 흡연은 조건반사 행동이 된다. 담배 산업이 몇십 년에 걸친 전략적 광고를 통해 담배에 심어온 정서적 특징과 함께 이 단서들은 니코틴에 대한 욕구를 강하게 만들고, 이제 니코틴은 강력한 자극을 지닌 대상이 된다.

다시 음식 이야기로 돌아와서, 나는 식품 회사의 판매 전략과 사회 규범은 설탕, 지방, 소금이 담배와 흡사한 방식으로 사람들을 자극하도록 조장한다고 말했다. 다시 말해, 사람들의 감각을 유혹하고, 광고를 하고, 언제 어디서든 구할 수 있게 하고, 언제나 먹을 수 있는 문화 분위기를 만드는 것이다.

"결론적으로, 식품 산업은 조건반사 행동과 충동적인 행동을 유발하는 제품을 만들고 있습니다"라는 말로 나는 발표를 마무리했다.

잠깐 동안 실내에는 정적만이 감돌았다. 그러다가 어느 임원 하나가 말했다.

"식품 회사를 성공하게 만든 모든 것이 문제군요."

그리고 나서, 신통하게도 그들은 성분 분석표와 1인분 양에 대한 전략을 재고하기 시작했다.

Chapter 47
식품 산업은 조건반사 과잉 섭취의 암호를 해독한다

나는 캘리포니아 주 산타모니카에서 '아시아와 프랑스 퓨전 요리의 신전'으로 알려진 레스토랑 시노아온메인의 요리사 울프강 퍽을 만나 보았다. 수상 경력도 있는 울프강 퍽은 요리사면서 그 레스토랑의 소유주기도 했다. 그 자리에서 나는 울프강 퍽에게 사람들이 과식을 하는 이유가 무엇인지 물어보았다. 내 질문이 떨어지기 무섭게 그가 대답했다. "설탕, 지방, 소금 때문입니다. 그래서 사람들은 아무리 먹어도 만족하지 못하는 겁니다."

나는 앞에 놓인 커다란 접시를 가리키면서 1인분 양에 대해서도 물었다.

"나는 속도를 낮추고 덜어내라고 사람들에게 말합니다." 울프강 퍽이 유감스럽다는 듯 말했다.

퍽은 시간이 흐를수록 사람들이 접시에 놓인 음식을 자연스레 먹게 되었다고 말했다. "처음에는 먹지 않았습니다. 두 번째에도 먹지 않았어요. 세 번째에는 먹었습니다. 모두들 그렇게 했습니다."

다음에는 컬럼비아 대학 교수며 노벨 경제학상 수상자인 조셉 스티글리츠와 식품 산업에 대해 얘기를 나누었다.

"식품 회사들은 그들이 만들어내는 식품 때문에 사람들이 더 먹게 된다는 사실을 알고 있습니까?" 내가 물었다.

"식품 회사는 그들의 이익을 위해 더 자극적인 음식들을 만들어냅니다. 그들은 어떤 제품을 만들어야 하는지를 경험을 통해 터득합니다." 식품 산업은 학문적 실험이 아닌 실제 경험에서 필요한 정보를 얻는다. 자신들의 아이디어를 사람들에게 시험해볼 수 있으므로 그들에게는 실험용 쥐가 필요하지 않다. 식품 회사의 의사 결정자들은 어떤 제품을 팔아야 하는지 알아보기 위해 인간의 뇌 회로를 분석할 필요가 없다.

칠리스의 연구 요리사는 그가 만드는 음식에 대한 소비자의 반응을 분명하게 인식하고 있었다. "우리는 갈망을 만드는 맛을 생각해냅니다. 그 맛을 한번 본 소비자들은 며칠 안 가 다시 찾아오죠. 거기에는 심리적인 갈망이 있습니다. 그것은 습관의 일부가 됩니다."

강렬한 자극이라는 음식의 성질은 소비자를 끌어들이는 공식의 한 부분일 뿐이다. 이런 소비자의 욕구는 감정에 호소하고 설탕, 지방, 소금의 자극적인 성격을 확대하는 마케팅과 합해지면서 더 강력해진다. 강렬한 자극과 마케팅의 효과가 합해지면 저항할 수 없는 힘이 된다.

식품 마케팅은 세 가지 방식으로 영향력을 발휘한다. 첫째, 식품에 대한 긍정적인 인식을 심어주면서 그 식품을 찾도록 소비자들을 부추긴다. 우리의 행동은 대상을 보는 방식에 직접적으로 영향을 받는다. 누구나 긍정적으로 보이는 것들을 찾고 부정적으로 보이는 것들을 피한다.

둘째, 마케팅은 그 제품을 구입하면 기분이 좋아질 거라는 메시지를 소비자들에게 보낸다. 대부분의 식품 광고를 보면 그 식품의 특징이나 영양적 가치를 적극 광고하지 않는다. 자신들의 제품이 기분을 좋게 만들어줄 거라고 약속할 뿐이다. 오스트레일리아의 어느 산업 전문가는 이렇게 설명했다. "그들은 즐거운 시간을 파는 사람들입니다. 기쁨을 파는 거죠. 무언가에 연결되어 있고 소속되어 있으며 사랑받고 있다는 느낌을 파는 겁니다. 그들이 강조하는 것은 행복해지는 겁니다. 자신을 위해 이 즐거운 장소로 오라는 거죠. 행복하게 먹으라는 겁니다." 마케팅은 감정에 영합한다.

셋째, 마케팅은 보상과 연관된 단서들을 소비자들에게 끊임없이 노출시킨다. "식품 산업은 그 효과를 잘 알고 있습니다." 산업 전문가는 이렇게 설명하면서, 단서를 자주 만날수록 그 단서가 의미하는 대상을 자주 찾게 되는 연관성을 강조했다. 마케팅이 의도하는 것은 어떤 종류의 음식이나 레스토랑의 이름 혹은 제품이 자주 그리고 예기치 않게 불쑥 생각나도록 만드는 것이다. 우리는 왜 갑자기 버거킹이 생각나는 건지 모를 수도 있지만, 마케팅의 힘이 작용하고 있다는 사실은 확신할 수 있다.

효과적인 마케팅은 그 자체로 소비자의 욕구를 강하게 만든다. 소비자들로 하여금 자극과 충동을 주는 음식을 찾도록 만드는 것이다. 식품 산업은 이러한 마케팅이 더욱더 소비자들을 자극하도록 하기 위해 가능한 모든 수단을 동원한다.

뛰어난 마케팅 실력과 함께 고도의 자극을 만들어내는 능력을 가지고 식품 회사들은 조건반사 과식의 암호를 해독하고 소비자들의 섭식행동을 조종하는 방법을 알아냈다. 그들은 또한 자신들이 팔려고 하는 식품을 소비자들이 사도록 만드는 방법을 파악했다.

우리가 해야 할 일은 어떻게 반응해야 할지를 아는 것이다.

Chapter 48
전략과 해결책

식품 회사들은 할 수만 있다면 모든 사람들을 조건반사 과잉 섭취 환자로 만들어 이들이 자기네 상품을 더 많이 먹게 만들고 싶을 것이다. 하지만 저항하는 힘은 결국 우리들에게 달려 있다. 인체생리학, 개인적 경험, 식품 산업의 마케팅이 우리가 과식을 하는 이유에 대한 설명이 되지만, 우리는 이 세 가지가 우리 행동을 지배하도록 허락할 것인가 말 것인가를 선택할 수 있다. 식품 산업이 과식이라는 문제를 만드는 데 일조를 하고 그것을 이용한다는 사실 때문에 우리가 무력해지지는 않는다.

맛있는 음식이 앞에 있다고 해서 그것을 꼭 먹어야 하는 것은 아니다. 그 음식이 메뉴에 있다고 해서 꼭 주문할 필요는 없다. 하지만 이렇게 하기 위해서는 의지력 이상의 것이 필요하다. 자극을 완화할 전략을 만들고 실천해야 한다. 알코올 중독 치료 모임Alcoholics Anonymous은 알코올 중독 환자들에게 병이 그들 잘못인 것은 아니지만 자신의 행동에 책임은 져야 한다고 말한다. 그들이 알코올의 힘에 취약한 것은 인정하지만 그 취약함이 음주에 대한 변명이 되어서는 안 된다는 의미다.

자동적인 충동을 인지 과정과 조화시키는 것은 엄청난 노력이 필요한 일이다. 그것이 알코올의 유혹이든, 약물의 유혹이든, 아니면 섹스나 음식의 유혹이든, 우리들 대부분은 우리 바람과는 반대되는 행동을 하도록 이끄는 자동적인 반응에 내몰린다. 이렇게 해서 생기는 갈등으로 자극은 훨씬 더 큰 힘을 갖는다. 결국은, 서로 충돌하는 욕구들을 조화시키는 것이 우리가 원하는 방향으로 행동하는 가장 효과적인 방법이다.

계획적이고 통제된 방식으로 원하는 음식을 먹는 것은 가능하다. 우리는 각 개인으로서 계획적인 섭식을 실천할 수 있다.

또한 우리는 사회의 구성원으로서 과식을 조장하는 힘을 확인하고, 성분 분석표 부착, 공교육 캠페인, 마케팅 규제, 그리고 어떤 종류의 행동이 수용되고 적절한지에 대한 변화된 인식을 가지고 그 힘을 줄이는 방법을 찾을 수 있다. 또한 일터에 있을 때나 사람들과 어울릴 때 언제 어디에서 음식을 먹는 것이 적절한지에 대해 다시 생각해보는 것도 필요하다.

알코올, 담배, 마약은 멀리해야 오래도록 건강한 삶을 살 수 있으므로, 이러한 중독에 대한 치료는 절제의 원칙을 중심으로 이루어질 수 있다. 하지만 음식을 먹지 않고 살 수는 없기 때문에, 강한 자

극제인 음식에 대한 인식을 바꾸고 그 음식을 가까이 하지 않는 다양한 전략이 필요하다. 최고의 목표(조건반사 과잉 섭취를 하는 사람들뿐 아니라 책임 있는 식품 회사들 경우에도)는 과식을 촉발하지 않고도 감정적 보상을 제공하는 음식을 찾는 것이다.

사람들을 강렬한 자극에서 떼어놓기 위한 효과적인 전략은 흔히 대체 보상을 중심으로 이루어진다. 알코올 중독 치료 모임, 알코올 중독자 구제회, 마약 중독 치료 모임과 같은 단체들에서는 유사한 문제를 지닌 사람들끼리 교류할 기회를 만든다. 운동 역시 욕구를 가라앉히는 역할을 하는데, 운동이 음식과 같은 종류의 보상을 뇌에서 만들기 때문이다.

보상을 주는 음식의 대용품은 대개 다른 보상을 주는 음식, 조건반사 과잉 섭취를 유발하지 않으면서도 우리가 즐길 수 있는 음식이다. 어떤 음식을 선택하는지는 각 개인에게 달려 있다. 부정적인 느낌을 없애주고 강력한 자극을 주지 않고 칼로리가 낮으면서도 좋은 기분을 느끼게 해주는 음식을 선택하는 것이 중요하다. 과식으로 이어지지 않으려면 합리적인 양으로 음식을 구입할 수 있어야 하고 적절한 환경에서 먹을 수 있어야 한다.

우리의 자동적인 행동을 주의 깊게 관찰하는 것도 도움이 될 수 있다. 다양한 자극-반응 장애 치료 중에는 책임의 주체를 바꾸는 방법이 있다. 어떤 치료법에서는 욕구를 내면에서 몸 밖으로 끌어낸 다음 그것을 우리가 거부할 수 있는 외부의 대상으로 보게 한다. 예를 들자면, 강박 장애 환자들에게는 자극에 응답하는 치료법을 사용한다. 식욕부진증 환자들은 자신의 병을 외부의 힘으로 보는 법을 배운다. "식욕부진증은 내게 이렇게 하고 있어. 음식을 원하지 않는 사람은 '나'가 아니고, 내가 음식을 원하지 않는다고 말하는 '식욕부진증'이야"라고 말하는 법을 배우는 것이다.

주로 젊은이들을 대상으로 하는 최대 규모의 금연 교육 캠페인인 '진실 캠페인'도 이와 비슷한 치료법을 사용한다. 여기에서는 담배에 대한 욕구가 자신에게서 나오는 것이 아니라 속임수를 쓰고 이윤을 추구하는 담배 산업에서 비롯되는 것이라 주장한다. 담배가 이런 관점으로 확실하게 재정의되고 나면 그 물건을 욕구의 대상으로 볼 수 있다.

이러한 방법들, 즉 자극을 야기하는 조건과 싸우는 데 효과적으로 입증된 방법들은 조건반사 과잉 섭취를 임상적·전략적으로 조절할 수 있음을 시사한다. 이런 기술들은 또한 공공정책들이 중요한 역할을 할 수 있다는 사실을 입증한다. 그중 특히 효과를 거둘 만한 정책 네 가지를 소개해보려 한다.

첫째, 모든 레스토랑에서는 그들이 제공하는 음식의 칼로리 함량을 메뉴에 적게 한다. 자발적으로 하지 않는다면 강제로라도 하게 한다. 이렇게 하면 소비자들에게 음식 선택의 근거가 되는 핵심 정보를 줄 수 있고, 뿐만 아니라 레스토랑 쪽에서는 적절한 섭취량(아침으로 300칼로리, 점심으로 400~500칼로리, 저녁으로 500~700칼로리)의 가이드라인을 따르는 사람들을 위해 더 다양한 음식을 제공하려는 동기가 된다. 이런 음식은 맛있고 눈에 띄어야 하며, 레스토랑에서는 적어도 자극적인 음식들만큼 공격적으로 광고해야 한다.

둘째, 모든 식품에는 설탕, 정제된 탄수화물, 지방의 함량이 명확히 표시된 성분 분석표가 부착되어야 한다.

셋째, 충분한 기금으로 운영되는 교육 캠페인에서는 '자극적인 음식' 문제를 설명해주어야 한다. 사람들은 설탕, 지방, 소금이 잔뜩 들어 있고 층층이 쌓인 음식을 팔고, 제공하고, 먹는 것이 부정적이며 건강하지 못한 결과로 이어진다는 사실을 여러 경로를 통해 반복적으로 들어야 한다.

넷째, 식품 마케팅은 감시와 비판의 대상이 되어야 한다. 식품 산업이 조건반사 행동과 충동적인 행동을 유발하는 초자극적인 식품을 만들어내는 상황이라면, 마케팅은 중립적인 정보를 제시하는 것이 아니다. 해로운 행동을 조장하는 것이다.

이처럼 공중보건 문제에 관한 전략과 해결책을 개발해야 하는 이유는 우리의 아이들을 보호해야 하기 때문이다. 소아과 의사인 나로서는 이런 문제가 가장 큰 관심사 중 하나다. 미래 세대를 이끌어 갈 어린아이들에게 우리가 줄 수 있는 가장 큰 선물은 단서-충동-보상-습관 사이클의 장악에서 벗어나는 방법이다.

단서로 자극받고 충동적으로 먹는 행동에서 자유로운 사람은 거의 없다. 도처에 음식이 있고, 1인분의 양이 점점 많아지고, 마케팅에 끊임없이 노출되고, 언제 어디에서든 먹는 것이 용인되는 사회적 분위기가 생기면서 점점 더 많은 사람들이 위험에 빠진다. 그 결과 점점 더 많은 사람들이 조건반사 과잉 섭취를 한다.

이런 유행병이 퍼지도록 내버려둔 것은 바로 우리다. 그리고 그 유행병을 없앨 방법을 찾을 수 있는 사람도 바로 우리다. 사회 규범은 어떤 종류의 행동이 적절하고 어떤 행동이 적절하지 못한지를 알려준다. 사회적 규범은 우리가 어떻게 살아야 하는지에 대한 가이드라인을 제시하면서, 어떤 종류의 행동을 조장하고 다른 종류의 행동을 금지한다. 사회적으로 용인되는 범위를 침해하는 사람들이 언제나 있긴 하지만, 대다수의 사람들은 사회 구성원들에 의해 확립된 기준 안에서 사는 것을 가장 편안해한다.

그런 이유로 사회 규범을 재확립하는 것은 아주 강력한 수단이 된다. 법규와 규정이 중요한 역할을 하지만, 합리적인 행동의 정의를 바꾸는 우리의 능력이 가장 큰 힘을 발휘한다는 사실을 과거의 주요 공공 보건 전쟁에서 배웠다. 담배가 그 한 예다. 흡연을 용인하는 사회 분위기가 변했고, 많은 사람들이 흡연을 비정상적이고 불쾌감을 주는 행동으로 보게 되었다. 담배와 담배 제조 산업 역시 혐오스러운 대상으로 생각한다. 찬양에서 비난으로 태도를 바꾼 것이다.

인식 변화는 명령으로 만들어낼 수 없으며 사회적 합의로 이루어져야 한다. 우리의 목표는 모든 음식과 그 음식을 제공하는 사람들을 비방하는 것이 아니라, 칼로리가 높은 음식, 영양 가치는 별로 없이 소금과 설탕과 지방이 잔뜩 들고 층층이 쌓인 거대한 음식에 대한 생각을 바꾸는 것이다. 그런 음식을 제공하는 사람들과 장소를 다른 시각으로 볼 필요가 있다. 우리의 행동을 조종하는 힘이 완전히 드러날 때, 우리를 유혹하는 단서의 힘은 사라진다. 모든 사교 모임이나 업무 장소에 음식이 있는 걸 당연히 여기지 말고, 식사 시간 이외에 제공되는 음식에 관심을 갖지 말아야 한다.

미래에는 새로운 사회적 규범과 사회적 가치가 나타날 것이고, 적은 양의 음식을 선택하는 것이 '올바른 선택'으로 생각될 것이다.

그것이 우리가 기대하는 것이고 우리가 원하는 것이다.

그때까지 우리는 스스로 조절하면서 음식을 먹고 건강한 체중을 유지하기 위한 자신만의 규칙들을 만들어야 한다. 계획적인 섭식의 틀 안에서 살기 위해서는 음식에 대한 자신의 태도를 알아보고 자신이 먹는 모든 음식에 주의를 기울여야 한다. 자극적인 음식이 아닌 것에서 만족감을 찾는 법을 배우고 우리를 걱정하는 사람들에게서 도움과 격려를 얻어야 한다. 뇌가 어떻게 자극을 처리하며 음식과 음식 단서 앞에서 어떻게 행동을 이끄는지 인식해야 한다. 그리고 음식 산업이 우리에게 무엇을 팔려고 하는지, 왜 그런지를 늘 기억해야 한다.

그럴 때만이 우리는 우리 앞의 접시에 무엇이 있는지 명확하게 볼 수 있다.

맺음말

앞에서 고백했듯, 나는 분명 과식하는 사람들의 범주에 속해 있다. 오랜 세월 동안 설탕, 지방, 소금이 내 행동을 지배했다. 내 몸무게는 줄었다가, 다시 늘었다가, 다시 줄었다가를 계속 반복했다. 나는 모든 사이즈의 옷들을 가지고 있었다.

나는 웬만한 일에는 언제나 먼저 생각하고 신중하게 행동한다. 하지만 자극을 주는 음식, 그리고 그 단서들 앞에서는 별다른 생각 없이 그리고 의지에 반해서 행동하곤 했다. 보상을 얻고자 하는 충동이 내 인지 능력을 이길 때가 종종 있었다.

그래서 고백컨대 이 책을 구상하고 쓰기 시작할 때 나는 개인적인 바람 비슷한 것을 가지고 있었다. 나는 이 여정이 영양과 인체생리학의 세상으로 더 깊이 나를 인도해주길 바랐고 결과적으로 그렇게 되었다. 그러면서 동시에 우리의 행동이 어떻게 정신 작용에 지배당하는지를 탐구하고 싶은 욕심도 생겼다.

우리는 알코올, 섹스, 약물, 도박, 음식과 같은 자극들이 우리 행동에 강력한 영향을 발휘할 수 있다는 사실을 오래전부터 알고 있었다. 그리고 근래에 들어서는 이런 자극들이 근본적으로 같은 메커니즘으로 작용하며, 대체로 유사한 영향을 미친다는 것을 알게 되었다. 대체로 유사한 영향이란 이런 것이다. 이런 자극들은 우리의 주의를 지배하고 작동 기억을 차지하고 느낌을 바꾸고 관심을 끈다.

충동적이고 강박적인 행동의 핵심에는 우리의 생각과 행동을 조종하는 자극의 힘이 존재한다. 두드러지는 자극의 영향은 병리학의 영역에서만 느껴지는 것이 아니라 일상생활의 감정적인 반응에서도 느껴진다. 우리가 긍정적인 매력 때문에 보상 쪽으로 이끌리든 아니면 근심과 같은 부정적인 감정을 피하기 위해 그쪽으로 가든, 우리는 자신도 의식하지 못하는 힘에 아무 의식 없이 반응한다.

몇 세기에 걸쳐 철학자, 신학자, 과학자들은 사람들이 자신의 행동을 통제하지 못하는 이유를 밝혀내고자 노력했다. 폴과 어거스틴은 그 이유를 육체의 허약함으로 보았다. 싯다르타가 말한 욕망의 위험은 불교의 핵심이다. 프로이트는 본능적인 행동 대부분이 쾌락에 대한 욕구에서 비롯된다고 말했다. 융은 우리 안에서 불편을 야기하는 수많은 콤플렉스들 혹은 단편적인 개인성들에 대해 '그림자'라는 용어를 사용했다. 로베르토 아사지올리와 같은 현대 정신과 의사와 심리학자들은 '마음의 다양성'을 이야기한다. F. 미흘러 비숍은 '집합체로서의 마음'을 언급하며, 리처드 슈워츠는 자아를 형성하는 부분들을 이야기한다.

비록 이들이 서로 다른 원리를 제시하지만, 그들이 설명하려는 내용은 모두 같다. 왜 우리는 이따금씩 의도와 상관없이 행동하는가? 신경생물학자들 역시 우리의 반응 속에 포함된 메커니즘을 지적하면서 이해를 돕고자 했다. 그럼에도 여전히 많은 수수께끼가 남아 있다. 왜 같은 생물학적 원리들이 모든 사람들에게 동등하게 영향을 미치지 않는지 우리는 여전히 이해하지 못한다. 사실, 몇백만 명의 사람들이 조건반사 과잉 섭취 행동을 보이지만, 다른 몇백만 명의 사람들은 그렇지 않다. 일부 사람들은 두드러진 자극에서 벗어나려는 본능을 가지고 있다. 그런가 하면 일부 사람들은 그 자극에 충동적으로 이끌린다. 그리고 두드러진 자극에 다가가는 사람들 중 일부는 음식에 아주 강력하게 반응하며, 또 일부는 뭔가 다른 것에 더 큰 자극을 받는다.

우리가 행동을 유발하는 기본 메커니즘을 정확히 볼 수 있을 때 우리가 만들어낸 음식 문화와 환경의 결과는 명백해진다. 우리 자신의 미묘한 생물학적 특징을 이해한다면 식품 산업의 의도를 이제까지와는 전혀 다른 관점에서 바라보게 된다. 식품 산업이 설탕과 지방과 소금 함량이 높은 음식을 어디에서든 손에 넣을 수 있도록 만들면서 수익을 올릴 때 어떤 일이 일어났는가? 그들은 우리로 하여금 그들의 제품을 긍정적인 감정과 연관 짓도록 했고, 그런 긍정적인 연상을 조장하는 환경을 만들었다.

이 문제를 더 깊게 통찰할 때, 우리는 또한 체중을 조절하기 위해서는 무엇이 효과가 있는지 그리고 무엇이 효과가 없는지도 조금 더 확실하게 이해하게 된다. 이제 우리는 섭식행동을 근본적으로 바꾸기 전까지는 아무 효과도 없는 감량 계획에 계속해서 몇십 억 달러를 낭비할 수밖에 없다는 현실을 깨달아야 한다. 효과적인 예방과 치료 전략을 더 빨리 만들고 실천할수록, 우리 마음과 몸에 대한 통제력도 더 빨리 되찾을 것이다.

  그럴 때 모든 일들이 변하기 시작할 것이다.

감사의 말

《과식의 종말》은 오랫동안의 작업 끝에 탄생했다. 캐린 파이덴의 노고가 없었다면 이 작업은 끝나지 않았을 것이고 따라서 이 책도 빛을 보지 못했을 것이다. 캐린 파이덴의 글 솜씨와 내 의도를 파악하는 능력은 타의 추종을 불허한다. 지난 20년간의 수많은 연구 결과를 취합한 이 책에 캐린은 모든 노력과 재능과 통찰력을 쏟아 부었다. 설탕과 지방과 소금이 잔뜩 들어가고 층층이 쌓인 음식을 수도 없이 함께 먹고 밤늦게 전화통화를 하면서 캐린은 이 작업이 사람들의 건강에 얼마나 중요한지와 우정의 의미를 이해했다.

훌륭한 편집 능력과 비판적인 시각을 보여주고 언제나 내게 올바른 방향을 제시해준 딕 토드에게도 고마움을 전한다. 제프 골드버그 역시 이 책의 가치를 높이기 위한 소중한 조언을 아끼지 않았다.

알 고어는 나와 이 책을 로데일 출판사의 대표인 스티븐 머피에게 소개해주었다. 스티븐 머피는 이 원고를 보자마자 열렬한 반응을 보였고 내가 하고자 하는 일이 무엇인지 이해했다. 조 클라인은 내게 도움을 줄 캐시 로빈스를 만나게 해주었다. 캐시 로빈스는 정확하고 열정적인 조력자가 되어주었다. 모두에게 감사드린다.

로데일과의 인연은 내게 커다란 행운이었다. 카렌 리날디는 이 책을 위해 최선을 다해주었다. 카렌 리날디는 나 못지않게 이 책에 애정을 보였다. 그리고 줄리 윌의 편집 솜씨는 완벽했다. 낸시 N. 베일리, 베스 데이비, 크리스티나 고글러, 베스 램에게도 감사를 드린다.

논문 조사에서 인터뷰 약속과 기록, 사실 확인, 교열에 이르기까지 모든 일에서 크리스 제롬, 리처드 올윈 피셔, 칼 존슨, 해리 슬로모비츠, 조쉬 마르크스, 밥 마쉬, 메간 오닐, 제니퍼 혼스비, 범버다 토어, 낸시 루트만에게 도움을 받았으며, 특히 뎁 테일러는 누구와도 비교할 수 없는 도움을 주었다.

내가 전하고자 하는 뜻을 이해하고 그 생각을 표지에 정확하고 아름답게 표현해준 칩 키드에게도 고마움을 전한다.

작업 초기에 조사를 맡아준 제리 만데와 엘리자베스 드라이에게 특별히 고마움을 표한다.

닉 김벨의 탁월한 법률 지식 덕에 당면한 문제들에 집중할 수 있었다. 거기에 대해서도 특별한 감사를 드린다.

초고를 읽고 설득력 있는 지적을 해준 브룩 시어러, 마테아 팔코, 조엘 에렌크란츠, 그리고 오타를 찾아내준 내 친구들 코니 케이시, 린 그릴, 루스 카츠, 니나 퀘스탈에게도 감사한다. 이제는 고인이 된 앤 릿과 아이들이나 음식에 대해 이야기를 나누는 시간은 항상 즐거웠다. 마시 로빈슨, 제프 네스빗, 짐 오하라, 샤란 제인, 드류

알트만, 티나 호프, 더그 레비 덕에 공중 보건에 관한 이야기를 이 책에서 전할 수 있었다.

매년 개최되는 식습관연구학회 Society for the Study of Ingestive Behavior에는 섭식의 생물학을 연구하는 과학자들이 모인다. 그들의 협조와 날카로운 분석에서도 나는 큰 도움을 받았다. 나에게 많은 가르침을 준 수많은 과학자들에게 감사하며, 함께 연구를 해준 동료들 엘리사 에펠, 다나, 스몰, 안드라스 하즈날, 제프리 그림, 다이안 피글레위츠, 제니퍼 펠스테드, 가에타도 디 키아라, 마이클 에크리, 디나 헬미, 타냐 아담스에게도 특별한 감사를 전한다. 우리가 알고 있는 것들을 내가 정확하게 표현했기를 바란다.

오랜 연구를 하는 동안, 스튜어트와 린다 레스닉 부부, 마크와 린 베니오프 부부, 라이오넬 핀커스에게서 재정적인 도움을 받았다. 그들이 나와 내 작업에 보여준 믿음은 큰 힘이 되었다. 그들에게 감사한다. 나는 몇 개 식품 회사의 자문기관에서 활동하거나 그들의 고문 역할을 했다. 내가 무자비하게 공격했다는 것은 알지만, 우리가 서로에게서 뭔가를 배웠다면 좋겠다.

작업을 하는 과정에서 캘리포니아 대학의 생화학자인 케이스 야마모토와 이야기를 나누는 영광을 얻었고, 삶에 대한 그의 침착하고 고결한 자세에 늘 감동을 받고 있다. 케이스, 감사합니다.

음식을 비롯해 많은 것들을 즐길 수 있도록 가르쳐준 부모님에게도 감사한다.

내 아이들, 엘리스와 벤은 내게 마르지 않는 기쁨과 자부심을 주는 존재다. 지금의 모습으로 자라 준 그 아이들을 보노라면 말로 표현할 수 없는 감동을 느낀다. 이 책의 내용에 늘 솔직한 의견을 말해주었던 아이들에게 진심으로 감사한다.

그리고 대학 시절 간이식당에서 데이트하던 시절부터 사랑했던 내 상담자이자 아내인 폴렛. 그녀가 기다리는 아래층으로 어서 내려가야겠다.

옮긴이의 말

 왜 우리는 언제나 당근이 아닌 당근 케이크를 향해 손을 뻗을까? 어째서 과자 봉지를 일단 열고 나면 바닥이 드러날 때까지 먹는 것을 멈출 수 없는 것일까? 하루의 대부분을 음식 생각을 하면서 보내는 이유는 무엇일까? 비만이 여러 질병의 원인임을 알면서도 여전히 패스트푸드점으로 향하고 식당에서 먹고 남은 음식을 집으로 가져오는 이유는 무엇일까? 삶 전체에 부정적인 영향을 미치는 줄 알면서도 이런 행동들을 버리지 못하는 이유는 대체 무엇일까?
 언제부턴가 음식은 우리 몸에 필요한 에너지 공급원이 아닌 우리의 욕구와 집착을 제 맘대로 조종하는 괴물이 되어버렸다. 우리는 이 괴물과의 전쟁에서 번번이 패하고 그럴 때마다 자신의 나약한 의지를 탓하며 좌절했다. 여기에 더해, 수많은 다이어트 전문가들과 의사들까지도 과식과 비만을 온전히 개인의 책임으로 돌리고 개인의 노력으로 해결해야 하는 문제로 간주했다.

전 미국 식품의약국 국장이며 소아과 의사이기도 한 케슬러 박사는 과식의 원인을 단순한 개인의 의지력 부족이 아닌 좀 더 포괄적이고 복합적인 문제로 이해한다. 그 출발점에서 케슬러는 설탕, 소금, 지방의 혼합물이 어떻게 우리의 뇌를 변화시키며 그 결과 그런 음식들을 더욱더 갈망하게 만드는지를 수많은 연구와 실험에서 얻어진 과학적이고 객관적인 이론을 들어 설명한다. 또한 식품 산업이 이윤 추구라는 목적을 위해 어떻게 사람들을 과식의 늪에 빠뜨리는지를 식품 산업 종사자의 정직한 증언을 통해 생생하게 밝힌다. 덧붙여 과식을 조장하는 문화적 배경도 간과하지 않는다.

과식이라는 문제에 여러 원인들이 복잡하고 단단하게 얽혀 있는 만큼 그 고리를 끊기 위한 방법 역시 그리 쉽고 단순하지만은 않다. 이에 대해 케슬러가 내린 처방은 음식에 대한 인식과 섭식행동을 바꾸는 것이다. 케슬러는 이 책에서 이를 실천할 수 있는 구체적이고 유용한 방법들을 제시해준다. 또한 과식이 한 개인의 문제가 아니라는 전제 하에 사회·정치적인 노력도 강조한다. 모든 식당에서의 칼로리 공개, 모든 식품에 정확한 성분 분석표 부착, 식품 마케팅에 대한 감시와 비판 등이 그 예다.

어떤 음식을 어떻게 먹는가의 문제는 건강하고 정돈된 삶을 사는 데 아주 중요한 요소다. 그런 의미에서 이 책은 특정한 음식을 마주했을 때 뇌에서 어떤 변화가 일어나는지 그리고 이제까지 식품 회사의 탐욕스러운 마케팅과 광고 전략에 어떻게 조종당해왔는지를 모르는 채 과식의 덫에 갇혀 자신의 의지 탓만을 해온 수많은 사람들에게 싸워야 할 적의 실체를 정확히 인식하도록 도와주는 가치

있고 귀중한 성과라 할 수 있겠다. 케슬러는 현대인들을 괴롭히는 과식이라는 현상에 기존의 이론들과는 전혀 다른 관점으로 접근해 객관적이고 정확한 설명과 근본적이고 통찰력 있는 해법을 제시해주고 있다.

음식에 그처럼 집착하는 이유를 알고 싶어 하는 사람들, 음식을 공허함을 메우는 수단이 아닌 영양의 원천으로 보는 방법을 배우고 싶어 하는 사람들, 무분별한 식습관 때문에 좌절하고 과식의 습성에서 벗어나는 것을 고통스러운 과정으로 여기는 사람들에게 이 책이 유용한 지침서가 되리라 생각한다.

케슬러는 오늘날 많은 사람들이 최소한의 노력으로 최대한의 쾌감을 얻게 해주는 음식들과 힘겨운 전쟁을 치르고 있다고 말하며 그 전쟁에서 승리할 수 있는 무기를 제공해준다. 이 든든한 무기로 무장한다면 음식에 대한 인식과 섭식행동을 바꾸고 내 몸에 들어가는 음식을 올바르게 선택할 수 있을 것이다. 소금과 설탕과 지방으로 한껏 치장하고 우리를 유혹하는 음식 앞에서 그리 고통스럽지 않게 "노!"라고 외치고 돌아설 수 있을 것이다.

이순영

감수자의 말

'비만의 제국' 미국에서는 비만에 대해 다양한 각도에서 접근한 책들이 봇물 터지듯 쏟아져 나오고 있다. 이 책은 비만의 원인을 '과식overeat' 때문으로 진단하고 과식으로 이어질 수밖에 없는 생물학적 작용 기전을 재미있게 설명한다. 설탕, 지방, 소금의 삼박자가 어우러져 쾌감중추를 자극하면 보상, 학습, 기억으로 뇌에 각인되면서 우리 몸의 본능적인 항상성을 교란시키기 때문에 과식하게 만든다는 것이다.

과식은 분명 비만으로 이어지는 중요한 원인이다. 하지만 양파껍질 까듯 파고들면 들수록 더 혼란스러워지는 '비만'이라는 질병의 원인을 과식 하나로 설명하기엔 부족하다. 설탕과 지방이 주는 '감칠맛palatability'이 에너지밸런스의 항상성을 유지하는 수준보다 더 많이 먹게끔 만드는 건 분명하지만 이것이 단순히 맛 때문만은 아니다. 그 아래에는 만성 스트레스, 우울감, 수면부족 등이 깔려 있다. 우리 몸의 조절기능을 교란시키거나 신진대사를 망가뜨리는 유해물질도 한몫을 한다.

일반적으로 과식은 많이 먹는 것을 의미한다. 하지만 오해의 소지가 없어야 한다. 이 책에서 과식의 의미는 우리가 흔히 알고 있는 '배가 터질 정도로 식사를 많이 하는 개념'보다는 '내 몸에서 필요로 하는 칼로리 이상의 잉여 칼로리를 섭취하는 개념'에 더 가깝다. 채소를 듬뿍 넣은 비빔밥이나 샐러드는 배부르게 과식을 해도 감자튀김에 콜라를 곁들인 햄버거 세트 메뉴보다 칼로리가 더 낮다. 이 책에서 강조하는 설탕과 지방의 조합은 '칼로리 밀도'가 높은 음식들이다. 다시 말해 섭취 칼로리는 빠르게 올라가는데 배는 금방 부르지 않는 음식들이란 얘기다. 칼로리 밀도가 낮은 채소류는 아무리 과식해도 살찌지 않는다.

그렇다면 과식하면 누구나 살이 찔까? 반대로 과식하지 않으면 살이 찌지 않을까? 진료실 경험은 그렇지 않다. 하루 한 끼나 두 끼만 먹는데도 살이 찌는 사람들이 있는가 하면 아무리 많이 먹어도 살이 안 찐다고 호소하는 사람들도 있다. 음식 섭취뿐 아니라 개인의 신체 활동량도 고려해야 하고, 무엇보다도 에너지 소비의 가장 큰 부분을 차지하는 신진대사(기초대사량)가 제대로 돌아가고 있는지 총체적으로 보아야 한다.

어쨌든 독자들은 이제 둘 중 하나를 선택해야 한다.

설탕, 지방, 소금의 조합이 지복점 bliss point에 다다라서 내게 쾌감을 주는 음식을 선택하고 건강을 포기할 것인가, 아니면 내 몸의 항상성을 파괴하는 정제 가공식품을 멀리해서 '감칠맛'을 멀리하고 건강을 선택할 것인가.

비만 치료가 '무조건 적게 먹는 것'만이 아님을 일깨워주는 책이 나와서 반갑기 그지없다.

압구정동 진료실에서

박용우

옮긴이 이순영

고려대학교 노어노문학과와 성균관대학교 대학원 번역학과를 졸업했으며, 현재 전문번역가로 일하고 있다. 옮긴 책으로《도리스의 빨간 수첩》,《워런 13세와 속삭이는 숲》,《남자다움이 만드는 이상한 거리감》,《이기는 공식》,《이반 일리치의 죽음》,《워런 13세와 모든 것을 보는 눈》,《나는 더 이상 너의 배신에 눈감지 않기로 했다》,《사람은 무엇으로 사는가》,《상실 그리고 치유》,《키친하우스》,《집으로 가는 먼 길》,《무엇을 더 알아야 하는가》,《고독의 위로》등이 있다.

과식의 종말

탐욕스러운 식욕을 어떻게 통제할 것인가

1판 1쇄 발행 2010년 2월 25일
1판 12쇄 발행 2022년 11월 20일

지은이 데이비드 A. 케슬러 | **옮긴이** 이순영
펴낸곳 (주)문예출판사 | **펴낸이** 전준배
출판등록 2004. 02. 12. 제 2013-000360호 (1966. 12. 2. 제 1-134호)
주소 04001 서울시 마포구 월드컵북로 21
전화 393-5681 | **팩스** 393-5685
홈페이지 www.moonye.com | **블로그** blog.naver.com/imoonye
페이스북 www.facebook.com/moonyepublishing | **이메일** info@moonye.com

ISBN 978-89-310-0665-0 03300

◦ 잘못 만든 책은 구입하신 서점에서 바꿔드립니다.

❀문예출판사® 상표등록 제 40-0833187호, 제 41-0200044호